ルミナコイドの保健機能と応用
―食物繊維を超えて―
Physiological Function of Luminacoid for Human Health
―Beyond Dietary Fiber―

《普及版／Popular Edition》

監修 池田義雄

ルミナコイド（Luminacoid）はヒトの小腸内で消化・吸収されにくく，健康維持に役立つ食品成分。食物繊維，難消化性オリゴ糖，糖アルコールなどを含む。日本食物繊維学会が世界に発信した新用語。

シーエムシー出版

『ルミナコイドの保健機能と応用－食物繊維を超えて－』監修者の言葉

　2005年（平成17年）わが国に食育基本法が成立した。食育によって国民が生涯にわたって健全な心身を培い，豊かな人間性を育むことを目的とした画期的なものである。食育という言葉は，明治時代に当時の西洋医学・栄養学批判を展開した石塚左玄によって1897年（明治30年）頃，「体育智育才育は即ち食育なり」としたことに由来している。そして食の在りようについては「白い米は粕である」と言い玄米をすすめ，「白米飯やパンや肉が多く，野菜の少ない食事は心身の健康を害する」と唱えた。

　昨今注目の生活習慣病を代表するメタボリックシンドロームでは「好きなものばかり食べる」，「夜遅くに食事をする」，「お酒を飲み過ぎる」など食生活の乱れや偏りが肥満を招き，インスリン抵抗性を基盤に動脈硬化が促進される。これの予防に役立つ食生活のポイントは厚生労働省と農林水産省による「食事バランスガイド」に詳しい。すなわち日々の献立に際しては，主食は色のついたままの穀類とし，一汁三菜（主菜1，副菜2品）においては大豆製品，野菜，海草，茸類を豊富に摂り，一日一回は果物と乳製品（ヨーグルトなど）をしっかり摂ることで，ルミナコイドとして一括される食物繊維並びにそれに準ずる食品素材を過不足なく摂取することが肝要である。

　本書はこのような日常の健康的な食生活を推進する上での基本情報を「ルミナコイド」という視点で取りまとめている。執筆者は30余名を数え，その内容は大きく以下の3編，31章から成り立っている。

　第1編　総論（1章～4章）：ルミナコイドの科学，分析，安全性，疾病予防など
　第2編　ルミナコイド素材（5章～24章）：20品目のルミナコイドとしての食品素材
　第3編　ルミナコイドの応用（25章～31章）：食品製造，腸内細菌，腸管免疫，大腸疾患，
　　　　がん，糖尿病，メタボリックシンドロームまで

　ところで本書出版の計画は2007年に持ち上がった。しかしこの時すでに日本食物繊維学会では「食物繊維―基礎と応用―」（第一出版㈱）の刊行に向けての作業が行なわれている状況にあった。そこで同種の書籍となる本書を先に出版することは当然の事ながらためらわれた。その結果本書の刊行準備が具体化したのは上記が出版された直後からとなった。そして予定期日内の刊行に向けて執筆者も編集者も大車輪で事に当たった。その結果，一部のテーマを欠くことにはなったが，ここに目出度く上梓の運びとなったのはご同慶の至りである。本書がルミナコイドの啓発と，beyond dietary fiberへの理解に少しでも役立てられたなら幸いである。最後に編集を担当された吉倉，三宅の両氏には深甚なる謝意を表し監修者の言葉とする。

　2009年7月

タニタ体重科学研究所
池田義雄

普及版の刊行にあたって

　本書は 2009 年に『ルミナコイドの保健機能と応用―食物繊維を超えて―』として刊行されました。普及版の刊行にあたり，内容は当時のままであり加筆・訂正などの手は加えておりませんので，ご了承ください。

2015 年 8 月

シーエムシー出版　編集部

執筆者一覧（執筆順）

池田　義雄	タニタ体重科学研究所　所長；日本生活習慣病予防協会　理事長	
桐山　修八	ルミナコイドラボ；北海道大学名誉教授	
金谷　建一郎	㈶日本食品分析センター　シニアマネージャー	
池上　幸江	大妻女子大学　家政学部　食物学科　教授	
青江　誠一郎	大妻女子大学　家政学部　食物学科　教授	
和田　　正	フジ日本精糖㈱　機能性素材本部　研究開発室　研究開発室長	
小林　敏樹	㈱はくばく　企画開発本部　研究開発グループ　課長	
奥　　恒行	長崎県立大学シーボルト校　大学院人間健康科学研究科　教授	
中村　禎子	長崎県立大学シーボルト校　大学院人間健康科学研究科　助教	
小島　正明	伊那食品工業㈱　研究開発部　上席研究員	
前﨑　祐二	日本化薬フードテクノ㈱　研究所　次長	
石原　則幸	太陽化学㈱　ニュートリション事業部　研究開発グループ　次席研究員	
清水　寿夫	清水化学㈱　開発課　課長	
前田　浩明	㈱オリジン生化学研究所　代表取締役	
安井　謙介	日清ファルマ㈱　健康科学研究所	
真田　宏夫	千葉大学名誉教授	
山根　千弘	神戸女子大学　家政学部　教授	
古田　　均	不二製油㈱　蛋白素材海外販売部　部長	
志多伯　良博	㈱カイゲン　食品事業部　次長	
岸本　由香	松谷化学工業㈱　研究所　第一部　1グループ　主任研究員	
大隈　一裕	松谷化学工業㈱　研究所　取締役・副所長	

向井 和久	㈱林原生物化学研究所　開発センター　食品開発室　アシスタントディレクター	
喜瀬 光男	㈱ファンケル　総合研究所　基盤探索研究所・新規機能開発グループ　グループマネジャー	
与那覇 恵	㈱琉球バイオリソース開発　研究室　研究課　課長	
有塚 勉	日本甜菜製糖㈱　総合研究所　取締役所長	
中村 智彦	キリンビバレッジ㈱　開発研究所　プロジェクトマネジメント担当　部長代理	
海老原 聡	ダニスコジャパン㈱　スイートナーズ事業部　マーケティング　マネージャー	
大和谷 和彦	大日本住友製薬㈱　フード＆スペシャリティ・プロダクツ部　研究開発第1グループ　グループマネージャー	
辨野 義己	㈳理化学研究所　知的財産戦略センター　辨野特別研究室　特別招聘研究員	
杉 由高	日本大学　大学院生物資源科学研究科　生物資源利用科学専攻	
細野 朗	日本大学　生物資源科学部　食品生命学科　准教授	
高橋 恭子	日本大学　生物資源科学部　食品生命学科　講師	
上野川 修一	日本大学　生物資源科学部　食品生命学科　教授	
松生 恒夫	松生クリニック　院長	
江頭 祐嘉合	千葉大学大学院　園芸学研究科　応用生命化学領域　教授	
土井 邦紘	医療法人社団紘仁会　土井内科　理事長	
森 豊	東京慈恵会医科大学附属第三病院　糖尿病・代謝・内分泌内科　准教授	

執筆者の所属表記は，2009年当時のものを使用しております．

目次

【第1編：総論】

第1章 ルミナコイドの科学 －beyond dietary fiber－ 　池田義雄, 桐山修八

1 はじめに …………………………… 1
2 小麦ふすまによる便秘の解消 ……… 1
3 わが国における"dietary fiber"との取り組み ………………………………… 2
4 ルミナコイドの定義と分類 ………… 3
5 おわりに …………………………… 5

第2章 分析　　金谷建一郎

1 はじめに …………………………… 7
2 ルミナコイド第1グループの分析 … 7
3 ルミナコイド第2グループの分析 … 10
4 ルミナコイド第3グループの分析 … 11
5 ルミナコイド第4グループの分析 … 15
6 おわりに …………………………… 15

第3章 安全性の評価　　池上幸江

1 ルミナコイド（食物繊維）の安全性として考えられてきた問題 …………… 17
2 ミネラルの吸収に対する食物繊維の影響 …………………………………… 17
3 ビタミン類の吸収に対する食物繊維の影響 …………………………………… 18
4 消化管に対するルミナコイド（食物繊維）の影響 …………………………… 19
5 子どもにおける食物繊維の安全性 … 20
6 食物繊維を含む特定保健用食品の安全性評価 ………………………………… 20

第4章 疾病予防とエビデンス　　青江誠一郎

1 はじめに …………………………… 24
2 腸疾患予防とエビデンス …………… 25
　2.1 排便・便性改善効果 …………… 25
　2.2 腸疾患の予防効果 ……………… 26
3 代謝性疾患予防とエビデンス ……… 26
　3.1 糖尿病予防 ……………………… 26
　3.2 脂質異常症の予防 ……………… 29
4 その他の疾患予防とエビデンス …… 31

【第2編：ルミナコイド素材】

第5章　イヌリン　　和田　正

1　イヌリンとは …………… 34
2　イヌリンの生物学的機能 …… 35
　2.1　大腸機能における効果と腸内菌叢改善効果 …………… 35
　2.2　ミネラル吸収促進効果 …………… 37
　2.3　脂質代謝の改善効果 …………… 38
　2.4　血糖値の上昇抑制効果 …………… 39
3　イヌリンの食品加工上の特性と利用例 …………… 40
4　結論 …………… 41

第6章　大麦粉（β-グルカン）　　小林敏樹

1　はじめに …………… 43
2　製造方法 …………… 44
3　組成・構成 …………… 45
4　β-グルカン …………… 45
5　生理作用 …………… 47
　5.1　血清脂質改善効果 …………… 47
　5.2　食後血糖の上昇抑制効果 …………… 48
　5.3　プレバイオティク効果 …………… 49
　5.4　その他 …………… 50
6　おわりに …………… 50

第7章　オリゴ糖　　奥　恒行，中村禎子

1　はじめに―オリゴ糖の概要とその特徴― …………… 53
2　難消化性オリゴ糖の種類 …………… 54
　2.1　天然の植物由来 …………… 54
　2.2　ショ糖由来 …………… 54
　2.3　乳糖由来 …………… 56
　2.4　デンプン由来 …………… 56
　2.5　動物由来のオリゴ糖 …………… 56
3　難消化性オリゴ糖の代謝と生体利用性の評価 …………… 57
　3.1　難消化性オリゴ糖の代謝 …………… 57
　3.2　難消化性オリゴ糖の生体利用性の評価 …………… 58
　3.3　経口摂取するオリゴ糖のエネルギー換算係数 …………… 60
4　難消化性オリゴ糖の生理作用 …………… 61

第8章　寒天　　小島正明

1　はじめに …………… 64
2　寒天の歴史 …………… 64
3　寒天の原料 …………… 65
4　寒天の製造 …………… 65
5　寒天の形態 …………… 66
6　寒天の構造 …………… 67
7　寒天の物性 …………… 68
　7.1　ゼリー強度 …………… 68

7.2 凝固点および融点 …………… 68	8.2 低強度寒天 ………………… 69
7.3 離水 ………………………… 69	8.3 高粘弾性寒天 ……………… 70
8 寒天の種類と用途 ……………… 69	9 寒天の生理機能 ………………… 70
8.1 即溶性寒天 ………………… 69	10 おわりに ………………………… 72

第9章　キチン・キトサン　　前﨑祐二

1 キチン・キトサンの物理化学的性質 … 74	善作用 ……………………………… 77
2 食物繊維としてのキチン・キトサン … 75	3.2 尿酸代謝に及ぼす影響 ……… 79
3 キチン・キトサンの生理活性 ……… 77	3.3 腸内腐敗産物濃度の減少 …… 81
3.1 キチン・キトサンのコレステロール改	4 キトサンと薬剤との同時摂取 ……… 81

第10章　グァーガム酵素分解物　　石原則幸

1 はじめに ………………………… 84	4 大腸内短鎖脂肪酸産生促進作用 …… 87
2 グァーガム酵素分解物とは ………… 84	5 下痢抑制作用 …………………… 87
3 グァーガム酵素分解物の生理作用 … 86	6 過敏性腸症候群改善作用 ………… 90

第11章　グルコマンナン　　清水寿夫

1 グルコマンナンとは ………………… 95	4.4 体重減少効果（肥満の改善）……… 100
2 グルコマンナンとこんにゃく精粉の違い	4.5 抗アレルギー作用 ……………… 100
…………………………………… 96	5 グルコマンナンの応用について …… 101
3 グルコマンナンの基本構造 ………… 97	5.1 デザート関係 …………………… 101
4 ルミナコイドとしてのグルコマンナンの	5.2 麺関係 ………………………… 101
生理機能 ………………………… 99	5.3 焼き菓子関係 …………………… 101
4.1 血清コレステロールの低下 ……… 99	5.4 不溶化グルコマンナン ………… 102
4.2 血糖調節作用 …………………… 100	5.5 グルコマンナン発泡体（グルコマンナ
4.3 便秘改善効果 …………………… 100	ンスポンジ）…………………… 102

第12章　ケフィランの作用とルミナコイドとしての評価の可能性について
前田浩明

1 はじめに ………………………… 104	3 多糖生産菌 L. kefiranofaciens によるケ
2 新規ルミナコイドとしての実用化の経緯	フィランの生産技術 ……………… 105
…………………………………… 104	3.1 培地の検討 …………………… 105

| 3.2 多糖の工業生産法の確立 ………… 105
| 4 *L. kefiranofaciens* の米培地培養液から
得られた菌体外多糖の化学構造の確認
　………… 106
| 5 生理活性 ………… 106
| 5.1 血圧上昇抑制ならびに抗動脈硬化作用
　　　………… 106
| 5.2 血糖降下作用 ………… 109
| 5.3 整腸作用 ………… 109
| 6 脂質代謝改善作用と作用機序 ………… 110
| 7 おわりに ………… 112

第13章　小麦ふすまとその加工応用　　安井謙介

1 はじめに ………… 114
2 概要 ………… 114
3 成分 ………… 115
4 生理機能 ………… 115
　4.1 便容積保持能 ………… 117
　4.2 大腸憩室疾患予防効果 ………… 117
　4.3 がん予防効果 ………… 117
5 機能性向上への加工応用 ………… 118
　5.1 水溶性ヘミセルロース画分抽出 … 118
　5.2 抗酸化活性画分抽出 ………… 121
6 おわりに ………… 121

第14章　米ぬかアラビノキシラン（バイオブラン）　　真田宏夫

1 はじめに ………… 123
2 米ぬかアラビノキシランの構造とバイオ
ブラン ………… 123
3 米ぬかヘミセルロースの生理機能 … 124
　3.1 癌予防効果および免疫系に関する研究
　　　………… 124
　3.2 肝障害発症抑制作用および抗炎症作用
　　　………… 128

第15章　セルロース　　山根千弘

1 天然セルロース ………… 132
2 再生セルロース ………… 132
3 セルロース誘導体 ………… 133
4 セルロースの結晶 ………… 133
5 市販されているセルロースサンプル … 136
　5.1 溶解パルプ ………… 136
　5.2 綿，リンターセルロース ………… 136
　5.3 微結晶セルロース ………… 137
　5.4 粉末セルロース ………… 139
　5.5 微小繊維状セルロース ………… 140
　5.6 バクテリアセルロース ………… 140
6 市販されていないセルロースサンプル
　………… 141
　6.1 非晶セルロース ………… 141
　6.2 微粒化セルロース ………… 141
　6.3 再生セルロース（アルカリ溶解法）
　　　………… 141
　6.4 グラインダー処理セルロース ……… 143
7 セルロースの食物繊維としての機能
　………… 144

第16章　大豆多糖類　　古田　均 ……… 146

第17章　低分子化アルギン酸ナトリウム　　志多伯良博

1　はじめに ……………………… 154
2　昆布中の機能性成分，低分子化アルギン酸ナトリウム ……………………… 155
3　低分子化アルギン酸ナトリウムの化学構造及び特性 ……………………… 155
4　ソルギンの製造工程 ……………………… 157
5　ソルギンの製品規格 ……………………… 157
6　用途 ……………………… 157
7　安全性試験 ……………………… 158
8　低分子化アルギン酸ナトリウムに含まれているナトリウムの影響 ……………………… 158
9　有効性 ……………………… 158
10　特許 ……………………… 162

第18章　難消化性デキストリン　　岸本由香，大隈一裕

1　はじめに ……………………… 164
2　難消化性デキストリンの製造方法および基本物性 ……………………… 164
3　難消化性デキストリンの生理機能 … 165
3.1　メタボリックシンドロームの改善 … 165
3.2　整腸作用 ……………………… 170
3.3　ミネラル吸収促進作用 ……………………… 170
4　安全性 ……………………… 171
5　食品への利用 ……………………… 172
5.1　生理機能を利用した食品開発 …… 172
6　おわりに ……………………… 172

第19章　乳果オリゴ糖　　向井和久

1　はじめに ……………………… 174
2　乳果オリゴ糖とは ……………………… 174
3　乳果オリゴ糖の免疫調節作用 ……… 176
3.1　腸管免疫の増強作用 ……………………… 176
3.2　アレルギー原因の低減作用 ……………………… 177
4　乳果オリゴ糖の脂肪低減作用 ……………………… 178
5　おわりに ……………………… 180

第20章　発芽玄米－あたらしい全粒穀物としての有用性－　　喜瀬光男

1　はじめに ……………………… 181
2　発芽玄米の食物繊維 ……………………… 181
3　食物繊維を超える機能 ……………………… 184
4　実践栄養における発芽玄米の有用性 ……………………… 185
5　おわりに ……………………… 186

第21章　醗酵バガッセ　　与那覇 恵

1 はじめに …………………… 188
2 バガスと爆砕・発酵 ………… 188
3 醗酵バガッセの腸内環境改善効果 … 190
4 醗酵バガッセの抗酸化活性 ………… 193
5 安全性 ……………………………… 195
6 おわりに …………………………… 195

第22章　ビートファイバー　　有塚 勉

1 はじめに（ビートファイバーとは）… 196
2 製法と製品規格 ………………… 196
3 物性と組成 ……………………… 197
4 安全性 …………………………… 199
5 生理学的性質 …………………… 199
　5.1 整腸作用 …………………… 199
　5.2 血中脂質上昇抑制作用 …… 200
　5.3 実験的大腸ガン発生の抑制作用 … 201
6 食品への利用 …………………… 201
　6.1 パン類への利用 …………… 201
　6.2 めん類への利用 …………… 202
　6.3 畜肉加工品への利用 ……… 202
　6.4 コロッケ類への利用 ……… 202
　6.5 ドーナツへの利用 ………… 202
7 おわりに ………………………… 202

第23章　ビール酵母の機能性食品素材としての開発と応用　　中村智彦

1 はじめに ……………………… 204
2 ビール酵母の特性 …………… 205
3 酵母細胞壁の精製と健康機能性 …… 207
　3.1 ビール酵母細胞壁［Brewer's Yeast Cell Wall：BYC］の分画と精製 … 207
　3.2 BYCの腸内細菌叢・便通改善効果 …………………………… 208
4 ビール酵母細胞壁の食品用コーティング剤としての応用 ………… 209
　4.1 既存の食品用コーティング剤 …… 210
　4.2 食品用コーティング剤［AYC］の製法 …………………………… 210
　4.3 食品用コーティング剤［AYC］の形状的特長 ……………………… 210
　4.4 食品用コーティング剤［AYC］のコーティング特性 ………… 211
　4.5 フィルム性 ………………… 211
　4.6 崩壊性 ……………………… 212
　4.7 ガスバリア性 ……………… 212
5 おわりに ……………………… 212

第24章　ポリデキストロース　　海老原 聡

1 はじめに ……………………… 214
2 食物繊維としてのポリデキストロース …………………………… 215
3 ポリデキストロースの特徴 …… 218
　3.1 難消化性 …………………… 218
　3.2 低カロリー ………………… 218

| 3.3 安全性 ……………………… 219
| 3.4 「お腹の調子を整える」効果 ……… 219
| 3.5 プレバイオティクス効果 …………… 219
| 3.6 腸内腐敗物抑制効果 ……………… 223
| 3.7 脂肪吸収抑制効果 ……………… 223
| 3.8 血糖値に対する影響 ……………… 223
| 3.9 カルシウム吸収促進効果 …………… 224
| 3.10 その他 ……………………… 224

【第3編：ルミナコイドの応用】

第25章 ルミナコイドの食品への応用　　大和谷和彦

1　はじめに ……………………… 226
2　ルミナコイドの食品における機能 … 226
　2.1　増粘 ……………………… 226
　2.2　ゲル化 ……………………… 228
　2.3　乳化安定 ……………………… 229
3　ルミナコイドの食品における応用の実際
　　……………………… 229
　3.1　澱粉との併用 ……………………… 229
　3.2　マヨネーズ，ドレッシング ……… 230
　3.3　小麦粉製品 ……………………… 230
　3.4　冷菓 ……………………… 231
　3.5　嚥下補助食品（とろみ剤）……… 231
　3.6　飲料への応用 ……………………… 231
　3.7　脂肪代替 ……………………… 232
　3.8　タマリンドシードガムのゼリーへの応用
　　……………………… 232
　3.9　ルミナコイドの補給・強化 ……… 234
4　今後の展望 ……………………… 234

第26章 腸内常在菌に及ぼす食事成分およびプロバイオティクスの影響
　　　　　　　　　　　　　　　　　　辨野義己

1　はじめに ……………………… 236
2　培養を介さない手法によるヒト腸内常在菌の多様性解析 ……………………… 236
3　「腸内常在菌プロファイル」法の確立
　　……………………… 238
4　腸内常在菌プロファイルによる疾患把握や食生活の改善 ……………………… 239
5　食事成分と大腸がん発症 ……………… 239
6　プロバイオティクス機能研究 ……… 240
7　おわりに ……………………… 241

第27章 腸管免疫　　杉　由高，細野　朗，高橋恭子，上野川修一

1　はじめに ……………………… 242
2　腸内細菌と腸管免疫系 ……………… 242
3　腸内細菌が修飾する経口免疫寛容 … 244
4　腸内細菌が修飾するIgA産生 ……… 245
5　上皮細胞によるバリア機構 ………… 246
6　腸管免疫系に対するルミナコイドの作用
　　……………………… 247
7　おわりに ……………………… 248

第28章　大腸疾患の予防　　松生恒夫

1　はじめに …………………… 250
2　大腸疾患とは …………………… 250
3　大腸癌と食物繊維 …………………… 250
4　炎症性腸疾患 …………………… 253
5　便秘 …………………… 256
6　過敏性腸症候群 …………………… 259
7　ファイバー・インデックス法 ……… 259

第29章　がん予防　　江頭祐嘉合

1　はじめに …………………… 264
2　動物実験 …………………… 265
　2.1　動物実験における食物繊維のがん予防・がん抑制 …………… 265
　2.2　がん予防機構の諸説 …………… 266
3　臨床研究―がん危険因子の改善― … 268
4　分析疫学研究 …………………… 268
5　プールド・アナリシス …………… 270
6　メタ・アナリシス …………… 270
7　おわりに …………………… 271

第30章　糖尿病への応用―食物繊維の機能性と生活習慣病への応用―
土井邦紘

1　はじめに …………………… 273
2　食物繊維の糖尿病治療への歴史 …… 274
3　我が国の食物繊維の受け止め方と機能性を重視した新しい概念の提案「ルミナコイド」 …………………… 275
4　食物繊維の生理作用 …………… 275
5　食物繊維の生活習慣病，糖尿病治療への応用 …………………… 276
6　食物繊維の糖尿病発症予防ならびに動脈硬化性疾患に対する効果 ……… 277
7　Glycemic index（GI）と糖尿病 …… 280
　7.1　Glycemic index …………… 280
　7.2　GI の効果は何がもたらしているのか …………………… 282
　7.3　GI の血糖コントロールに対する評価 …………………… 282

第31章　メタボリックシンドロームの予防　　森　豊

1　メタボリックシンドロームと糖尿病 … 289
　1.1　糖尿病予備軍としてのメタボリックシンドローム …………… 289
　1.2　境界型とメタボリックシンドローム … 289
2　食後高血糖管理における食物繊維の担う役割 …………………… 290
　2.1　食物繊維の生理作用とわが国における摂取量 …………… 290
　2.2　食物繊維による糖毒性の解除と糖尿病発症予防 …………… 290
　2.3　メタボリックシンドロームの予防対策としての食物繊維の有用性 ……… 291

―― 第1編：総論 ――

第1章　ルミナコイドの科学 −beyond dietary fiber−

池田義雄[*1]，桐山修八[*2]

1　はじめに

　この半世紀の間，食品の持つ様々な機能が順次取り上げられてきている。中でも注目を引いたのが，非栄養素の栄養であり，その端緒になったのが食物繊維であった。そしてこの20年間，わが国では世界に先駆けて機能性食品の開発がすすみ，薬と食品の中間に位置づけられる保健機能食品としての特定保健用食品（トクホ）が大きな市場を形成するまでになっている。

　興味深いことは，このトクホの中で食物繊維並びに食物繊維様効果を有する素材が数多く開発されている点である。本書ではこれらについての具体的かつ科学的な紹介が広範囲に行われている。ここではそれらへの理解を円滑にする上での一助となるよう食物繊維の過去から現在までの流れを概括し，国際的にみても未だ決着をみていない感の強い食物繊維の定義，分類への新たな提案であるルミナコイドという用語の誕生した背景に迫り，ルミナコイドで包括される食物成分について取りまとめる。

2　小麦ふすまによる便秘の解消

　食物繊維の豊富な食品素材として小麦外皮（ブラン）を原料にしたシリアルがトクホとして販売されている。これは自然の食物繊維がたっぷりなので，便秘症状があり，普段の食生活において食物繊維が不足気味な場合の補助食品として有用とされている。しかしこのような利用は何も昨今に始まったことではなく，古代ギリシャで医聖といわれたヒポクラテスの時代から知られ，活用されていた。

　1950年前後から西欧的文明病と食事内容との関係についての疫学的研究がなされ始めた。例えば，Walker[1,2]は南アフリカのバンツー族に動脈硬化症や心臓疾患発症の低い理由は，食事の相違，殊に低脂肪・高食物繊維食によることを示唆した。

　そして血中コレステロールの上昇が動脈硬化症と密接に関係している可能性が明らかにされて

[*1]　Yoshio Ikeda　タニタ体重科学研究所　所長；日本生活習慣病予防協会　理事長
[*2]　Shuhachi Kiriyama　ルミナコイドラボ；北海道大学名誉教授

きた1960年代には，ペクチンその他の水溶性多糖類の血中コレステロール上昇抑制作用の研究が行われ，動脈硬化を食物成分で予防しようという方向性も示されていた。

このような流れの中で小麦ふすまに代表される食物繊維の人体に及ぼす栄養学的並びに医学的な効用についての本格的な観察研究がなされるようになった。その端緒は1970年代初頭，Burkitt[3]とTrowell[4]によって開かれた。すなわちBurkittは南アフリカの農村で原住民と白人に対する診療活動と疫学研究調査から「大腸がんに対する繊維仮説」を発表した。Trowellはこの仮説を受けて，1972年"dietary fiber（DF）"という新しい概念を提唱した。これはHipsley[5]が1953年に名づけたdietary fiberという用語に生理的意味を持たせ，「人の消化酵素の作用を受けない植物細胞の構造残渣」と定義した点が画期的であった。これにより食物繊維のもつ効果が，単に便通の解消に役立つという単純な見方から，栄養学のみならず，疾病の予防と治療という医学の領域にまで，大きなインパクトを与えるものとなった。以後，先進各国を中心に食物繊維に関する研究が広範且つ積極的に展開され今日に至っている。

3　わが国における"dietary fiber"との取り組み

先に述べたペクチンその他の水溶性多糖類の血中コレステロール上昇抑制作用の研究は，わが国の栄養学分野でも関心を集めるところとなった。これに関する最初の報告は1968年の栄養・食糧学会総会（東京）に於いてなされた。すなわち辻らは「粘質多糖類がシロネズミの成長・臓器およびコレステロール代謝におよぼす影響」と題して，コンニャクマンナン（KM），アルギン酸（Na塩），ペクチンを用いた結果について，そして桐山らは「難消化性多糖類の血中コレステロール含量におよぼす影響」と題して，カルボキシメチルセルロース（Na塩），ペクチンを用いた際の効果を発表した。この時の演題にある粘質多糖類，難消化性多糖類などの呼称は，それぞれ3種の多糖類に共通する属性を括るものではあったが，どちらも食物繊維の持つ物理化学的並びに生物学的特性の一面を捉えた初歩的な表現であった[6]。

その後食物繊維の概念についてわが国で本格的に関心がもたれるようになったのは1976年のTrowell[7]によるdietary fiberの定義に関する修正提案以後であった。その内容は食物に含まれる「ヒトの消化酵素で消化されない植物細胞壁成分」というものであり，この不消化物はセルロース，ヘミセルロース，リグニンから成るとし「食物中の粗繊維分」という意味合いのものであった。これを受け入れたわが国に於ける当時の食品分析表には「粗繊維」が記載されているが，研究者間ではdietary fiberの日本語訳について統一がとれず，いくつかの訳語が用いられ混乱を生じていた。

1980年夏，国立栄養研究所（現独立行政法人健康・栄養研究所）の印南は農芸化学会藪田基

第1章 ルミナコイドの科学－beyond dietary fiber－

金の援助を得て，「dietary fiber の定義，用語，定量法に関する研究小集会」を開催した。そしてこの小集会では dietary fiber の日本語訳について討議されている。そこでは「食品繊維」，「食物センイ」などが提案され，多くの論議がなされたが，最終的には「食物繊維」とすることで結着した[8]。その後この分野の研究は目覚ましく進展し，企業の参入も盛んになり，食物繊維（ダイエタリーファイバー）という呼称は広く受け入れられて今日に至っている。なお特筆されるのはこの小集会で桐山が「luminacoids」という新しい独自の呼称を提言していたことである。

その後 1981 年秋には，わが国で初めての食物繊維を主テーマにしたシンポジウム「食物繊維の食品学的および栄養学上の諸問題」が東京で開催された。そして 1982 年には，わが国で最初の学術専門書『食物繊維』（第一出版・東京）が出版された。また 1990 年日本ケロッグ社の後援により，わが国初の国際会議「Dietary fiber シンポジウム」が開催されている。

このような動きの中で 1989 年に「食物繊維研究会」（会長：桐山修八，後援：大塚製薬㈱）が発足し，年1回の研究会が 1996 年まで7回開催された。その後この研究会は 1996 年「日本食物繊維研究会」（初代会長：印南敏）へと引き継がれ，2004 年には「日本食物繊維学会」（初代理事長：池田義雄）に進展した。そしてこの学会は「国際食物繊維シンポジウム 2004」の主催や「Vahouny-ILSI JAPAN 難消化性糖質国際シンポジウム」の後援を行うなどその活動範囲を広げて今日に至っている。

この間研究会そして学会は食物繊維領域における今日的な問題点を整理，解決するためにワーキンググループを設けて活動し，この中の「定義・用語・分類に関する検討部会」は食物繊維の学際的な包括的新用語として"ルミナコイド・luminacoid"を世界に向けて発信している。これはかつて桐山が提言した「luminacoids」を基盤にしたもので，古典的な食物繊維素材とともに食物繊維様作用を有する食品素材の全てをひと括りにした形で分類している点が優れている。

4 ルミナコイドの定義と分類

「定義・用語・分類に関する検討部会」による「ルミナコイド（luminacoid）」の提言は 2000 年の第6回日本食物繊維学会総会に於いて承認された。その内容の要約は以下の如くである。

a）定義は食物中の難消化性成分を対象とし，桐山が 1980 年に提案した luminacoids に修正を加えた表現とする。

「ヒトの小腸内で消化・吸収されにくく，消化管を介して健康の維持に役立つ生理作用を発現する食物成分」

b）食物繊維という用語は難消化性成分の全てを包括するものとしては適切ではないと考える。従って，従来の食物繊維も含め，包括的用語として「ルミナコイド（luminacoid）」を提案する。

c) この包括的用語に属する成分を非デンプン性とデンプン性に大別し，食物繊維は非デンプン性の主要な成分で，植物性，動物性，微生物性および化学修飾性の多糖類とリグニンで構成される。

d) その他の物質群はかつて Trowell[4] が dietary fiber complex と呼んだ物質で，1993 年に Southgate が食物繊維様食品成分の中の (a) に属するものと (d) に属するもののうちこの分類に属さないものを含む。

このような提言によりこれまで議論のあった食物繊維を非デンプン性に限定するか，限定しないかの論争に終止符を打つことが出来，且つ難吸収性または難消化性の糖アルコールあるいは難消化性のオリゴ糖のような低分子化合物に対して，食物繊維という用語を冠することへの疑問も解消できることとなった。

以上の詳細は 2003 年の日本食物繊維学会誌に「日本における Dietary fiber の定義・用語・分類をめぐる論議と包括的用語の提案まで」として報告されている[9]。図 1 はそこに示されているルミナコイドの分類である。なおこれの世界に向けての発信は 2006 年の日本食物繊維学会誌 10 巻 1 号にてなされている[10]。

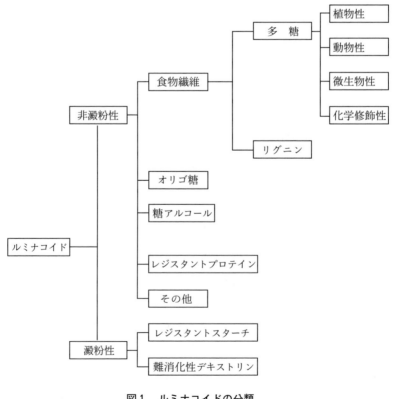

図 1 ルミナコイドの分類

第1章 ルミナコイドの科学－beyond dietary fiber－

5 おわりに

　Luminacoidという用語は，luminal（消化管腔内のという意味），accord（調和），および-oid（-のようなもの，-質の）の3つの単語を癒合且つ縮合した造語である。この用語の持つ意義は，摂取された食物は口腔内から肛門まで消化管内容物として移行していくが，その過程で栄養素は消化・吸収される一方で，ルミナコイドとして包括される非栄養素も，消化管各部位と相互作用しつつ，調和が保たれた消化管内での生理機能を発揮し，人の健康の維持に役立つように働いていくことを適確に表現していることにある。すなわちルミナコイドはこのような非栄養素としての食物成分の全てを包括するものでbeyond dietary fiberとして位置づけられる。

　これは1972年のTrowellによる「食物繊維の概念」に関する提案以後のdietary fiberの定義についての様々な提言による混乱を回避できる内容をもっている。またこれに属する難消化性成分はそれぞれ別個に化学的に分析可能であるところから，個々の食品の成分表示も容易になるものと考えられる。したがってこの用語が国際的にも受け入れられ，今後全ての難消化性成分を研究する分野がルミナコイド科学として発展することが望まれる。

文　　献

1) Walker, A.R.P., The effects of recent changes of food habits and bowel motility, *S. Afr. Med. J.*, **21**, 590-596 (1947)
2) Walker, A.R.P. and Arvidsson, U.B., Fat intake, serum cholesterol concentration, and atherosclerosis in the South African Bantu.1.Low fat intake and the aage 4 trend of serum cholesterol concentration in the South African Bantu, *J.Clin.Invest.*, **33**, 1358-1365 (1954)
3) Burkitt DP, Walker AR, Painter NS, Effect of dietary fibre on stools and transit-times, and its role in the causation of disease, *Lancet*, **2**, 1408-1412 (1972)
4) Trowell, H.C., Crudefiber, dietaryfiber and atherosclerosis, *Atherosclerosis*, **16**, 138-140 (1972)
5) Hipsley, E. H., Dietary "fibre" and pregnancy toxemia. *Brit. Med. J.* **2**, 420-422 (1953)
6) 桐山修八, コレステロール代謝と食品多糖類－非栄養素の栄養学－, 化学と生物, **8**, 468-469 (1970)
7) Trowell HC, Southgate DAT, Wolever TMS *et al.*, Dietary fiber redefined, *Lancet*, **1**, 967 (1976)

8） 印南敏, 薮田研究小集会事後報告, Dietary fiber の定義, 用語, 定量法に関する研究小集会［昭和 55 年 7 月 5 日（土）］, 農化, **54**, 942-944（1980）
9） 桐山修八, 池上幸江, 印南敏, 海老原清, 片山洋子, 竹久文之, 日本における dietary fiber の定義・用語・分類をめぐる論議と包括的用語の提案まで, 日本食物繊維研究会誌, **7**, 39-49（2003）
10） Kiriyama, S.Ebihara, K.Ikegami, S.Innami, S.Katayama, Y.Takehisa, F., Searching for the definition, terminology and classification of dietary fiber and the new proposal from Japan. 日本食物繊維学会誌, **10**, 11-24（2006）

第2章 分析

金谷建一郎*

1 はじめに

ルミナコイド（Luminacoid），すなわち「ヒトの小腸内で消化・吸収されにくく，消化管を介して健康の維持に役立つ生理作用を発現する食品成分」なる概念[1,2]の範疇には，食物繊維（植物性，動物性，微生物性，化学修飾性の難消化性多糖類およびリグニン），難消化性オリゴ糖，糖アルコール，レジスタントプロテイン，ポリデキストロース，レジスタントスターチ，難消化性デキストリンなど物理的・化学的性質あるいは分子量の大きく異なる種々の物質が含まれている（第1章参照）。したがって，ルミナコイドの総体を単一の分析法で定量することは，現時点において極めて難しい。そこで，ルミナコイドの範疇に含まれる食品成分を幾つかのグループに分け，グループごとに定量して合計するのが現実的と思われる。本章では，ルミナコイドを4つのグループ，すなわち第1グループ（食物繊維），第2グループ（難消化性オリゴ糖，糖アルコール，ポリデキストロースおよび難消化性デキストリン），第3グループ（レジスタントスターチ）および第4グループ（レジスタントプロテイン）に分け，それぞれのグループの分析法の現状と展望について記すことにする。

2 ルミナコイド第1グループの分析

第1グループに属するのは食物繊維である。ルミナコイドの定義における食物繊維の範疇には，植物由来の難消化多糖類とリグニン，動物由来と微生物由来の難消化性多糖類，および化学修飾性の難消化性多糖類が含まれる。

1970年代以降，植物由来の難消化多糖類とリグニンの定量を目的として種々の分析法が開発された（表1）。それらの中で，現在，国際的に広く採用されているのが酵素-重量法（enzymatic gravimetric method）の1つであるプロスキー（Prosky）法（AOAC Method 985.29）[3]とその改良法（AOAC Method 991.43）[4]である。これらの方法は，植物由来の難消化多糖類とリグニンの他，動物由来や微生物由来の難消化性多糖類あるいは化学修飾性の難消化性多糖類の

---

* Kenichiro Kanaya ㈶日本食品分析センター シニアマネージャー

表1 食物繊維（難消化性多糖類＋リグニン）定量法の変遷

重　量　法	非　重　量　法
酵素－重量法	Southgate 法（1969）
Hellendoorn 法（1975） Furda 法（1977） Schweizer 法（1979）	
	Selvendran 法（1980）
Asp 法（1983） Prosky 法（1985）	Theander 法（1986） Englyst 法（1988）
Prosky 改良法（1988） Lee らの MES-TRIS 法（1992）	

定量にも適用可能である。プロスキー法の原理は，デンプンやタンパク質などの可消化性高分子を耐熱性 α-アミラーゼ（Termamyl），アミログルコシダーゼおよびプロテアーゼの3種の酵素で分解・低分子化した後，4倍容のエタノールを加えて未分解の高分子物質を析出・沈殿させ，沈殿物をルミナコイドとして重量分析するものである。なお，沈殿物中には使用した酵素試薬類や難消化性のタンパク質（レジスタントプロテイン）あるいは塩類が含まれており，沈殿物中のタンパク質量と灰分量を求めて補正する。タンパク質の定量にはケルダール法を用いる（窒素・タンパク質換算係数：6.25）。図1に AOAC Method 985.29 の操作手順（概要）を示す。

AOAC Method 985.29 では，酵素反応用の緩衝液としてリン酸緩衝液が用いられるが，カルシウムを比較的多く含む試料では，リン酸カルシウムの沈殿が形成され，ルミナコイドの定量値に影響を与えることが知られている。このため，緩衝液を MES-TRIS 系に変更した改良法も AOAC INTERNATIONAL に採用された（AOAC Method 991.43）。リン酸緩衝液の系では pH 6.0（耐熱性 α-アミラーゼ），pH 7.5（プロテアーゼ）および pH 4.3（アミログルコシダーゼ）の3種の pH 条件が用いられるのに対し，MES-TRIS 緩衝液の系では pH 8.2（耐熱性 α-アミラーゼ，プロテアーゼ）および pH 4.3（アミログルコシダーゼ）の2種の pH 条件が用いられる。なお，反応温度については MES-TRIS 緩衝液を用いる場合もリン酸緩衝液の場合と全て同一である。

最近，同一の pH 条件（pH 6.3）で作用する耐熱性 α-アミラーゼ，プロテアーゼおよびアミログルコシダーゼが開発され，それらの酵素を用いて酵素分解処理プロセスを簡便化した改良法も報告されている[5,6]。

これらの方法は，いずれもリグニンと分子中に窒素原子を含まない多糖類についてはその起源にかかわらず適用可能である。他方，甲殻類に含まれるキチンやその脱アセチル化物であるキトサンなどのように構成単位にグルコサミンやガラクトサミンのようなアミノ糖を含む多糖類については，沈殿物中のタンパク質量を求めて補正する際にこれらのアミノ糖の窒素もタンパク質に

第2章 分析

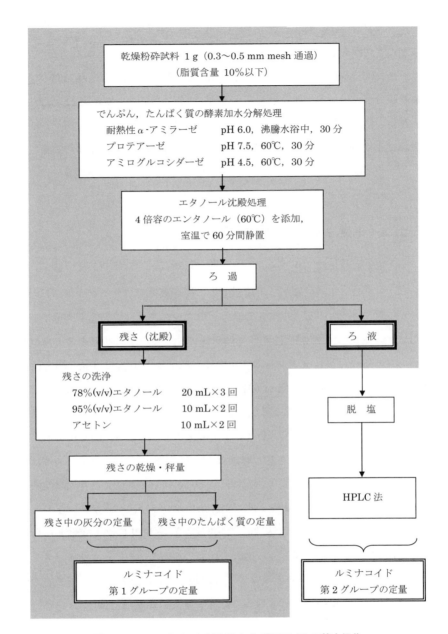

図1 AOAC Method 985.29 および 2001.03 の基本操作
　　■の範囲が AOAC Method 985.29 の操作に相当する。

換算されてしまうので、ルミナコイド量を正しく評価できない。試料中にキチン・キトサンなどアミノ糖含有多糖類が存在する場合の対応については、後述の「ルミナコイド第4グループの分析」を参照されたい。

　他に、ゴボウやネギ類に含まれているフルクタン（イヌリンなど）の場合も、これらの方法の

適用が難しい。フルクタンの一部が，水溶性かつ低分子であるために 80 % v/v 程度のアルコール濃度ではほとんど沈殿を形成しないからである。

わが国では，AOAC Method 985.29 に相当する酵素－重量法が，1999 年公布の「栄養表示基準における栄養成分等の分析方法等について」(平成 11 年 4 月 26 日 衛新第 13 号厚生省（現厚生労働省）生活衛生局食品保健課新開発食品保健対策室長通知)（以下，「厚生省通知衛新第 13 号」と略記)，「食品衛生検査指針 理化学編 2005」ならびに「衛生試験法・注解 2005」に採用されている。

3 ルミナコイド第 2 グループの分析

第 2 グループに属するのは難消化性オリゴ糖，糖アルコール，ポリデキストロース，難消化性デキストリンで，いずれも水溶性であって定量分析に高速液体クロマトグラフ（HPLC）法を適用できるという共通の特徴がある。水溶性で低分子のフルクタンについても同様である。

重合度 3（DP = 3）以上の難消化性オリゴ糖や糖アルコール，ポリデキストロース，難消化性デキストリン，あるいはフルクタンをルミナコイド成分として含む食品の場合には，AOAC Method 985.29 あるいは AOAC Method 991.43 ではルミナコイド量を正確に求めることができない。これらの成分を含む食品に適用できると考えられるのはゴードン・大隈法（AOAC Method 2001.03, Total Dietary Fiber in Foods Containing Resistant Maltodextrin)[7]で，重量法と HPLC 法を組み合わせた複合法である。原理は，約 80 %（v/v）のエタノールで沈殿する第 1 グループ（食物繊維）を酵素－重量法で定量し，約 80 %（v/v）エタノールでは沈殿せずに上澄液中に残される第 2 グループ（難消化性オリゴ糖，糖アルコール，ポリデキストロース，難消化性デキストリン，あるいは低分子で水溶性のフルクタン）を HPLC 法で定量し，合計をルミナコイド量とするものである（図 1 参照）。なお，HPLC 法では，マルトトリオースを指標として重合度 3（DP = 3）以上のものをルミナコイドと定義し，第 2 グループに相当する成分のピーク面積の総和をグルコース量換算で（すなわち，グルコース標準品で作成した検量線を用いて）定量する。

この方法は，わが国の栄養表示基準（厚生労働省）に係る公定法として「厚生省通知衛新第 13 号」に「高速液体クロマトグラフ法（酵素-HPLC 法)」として採用されており，他に「食品衛生検査指針 理化学編 2005」にも採用されている。

なお，この方法では，難消化性オリゴ糖，糖アルコール，ポリデキストロース，難消化性デキストリンおよびフルクタンが区別されることなく一括定量されるので，個々の量を知りたい場合には，別途，HPLC 操作条件をそれぞれの成分に適した条件にして個別定量する必要がある。

第2章　分析

表2　AOAC INTERNATIONAL のルミナコイド素材個別定量法

ルミナコイド素材	定量法の分類	AOAC INTERNATIONAL 採用番号
ポリデキストロース	陰イオン交換クロマトグラフ法	AOAC Method 2000.11
フルクタン（イヌリンなど）	酵素－陰イオン交換クロマトグラフ法	AOAC Method 997.08
	酵素－吸光光度法	AOAC Method 999.03
レジスタントスターチ	酵素－吸光光度法	AOAC Method 2002.02
転移ガラクトオリゴ糖	酵素－陰イオン交換クロマトグラフ法	AOAC Method 2001.02

　近年，ようやくルミナコイド素材の個別定量法についても研究・開発がなされるようになってきており，AOAC INTERNATIONAL は幾つかのルミナコイド素材についてそれぞれの個別定量法を定めている（表2参照）。

4　ルミナコイド第3グループの分析

　第3グループに属するのはレジスタントスターチ（RS）である。RS をルミナコイド成分として含む食品では，AOAC Method 985.29，AOAC Method 991.43 あるいは AOAC Method 2001.03 のいずれによってもルミナコイドを正確に定量できない。それは，RS の一部がこれらの方法で使用する酵素試薬によって分解され，ルミナコイドから除外されてしまうからである。

　この問題の解決策の1つとして，AOAC INTERNATIONAL が RS 定量法として採用している酵素－吸光光度法（AOAC Method 2002.02）を組み合わせる手法が考えられる。AOAC Method 2002.02 の操作概要を図2に示す。試料を膵 α-アミラーゼ（pancreatin）とアミログルコシダーゼで処理（pH 6.0，37 ℃，16 時間）して可消化性デンプンを分解・低分子化した後，等容量のエタノールを加えて RS（すなわち，未消化デンプン）を含めた高分子物質を析出・沈殿させ，遠心分離によって得られる沈殿物中の RS を酵素法で定量する方法である。酵素法による RS の定量操作では，沈殿物中の RS を 2 mol/L KOH に溶解し，アミログルコシダーゼで処理（pH 4.5，50 ℃，30 分）してグルコースに分解し，生成するグルコースをグルコースオキシダーゼ法（glucose oxidase/peroxidase/aminoantipyrine 法）で定量して RS 量に換算する。なお，通常，RS 含量が既知の標準試料を陽性対照として用いる。

　この方法で得られた結果を回腸フィステル形成を施された患者による *in vivo* 法の結果と比較した事例（表3参照）では，比較的高い一致が認められている。

　RS には AOAC Method 985.29，AOAC Method 991.43 あるいは AOAC Method 2001.03 で使用する酵素試薬によって分解されるものと分解されないものがあることから，試料からデンプンを除いたものに AOAC Method 985.29，AOAC Method 991.43 あるいは AOAC Method

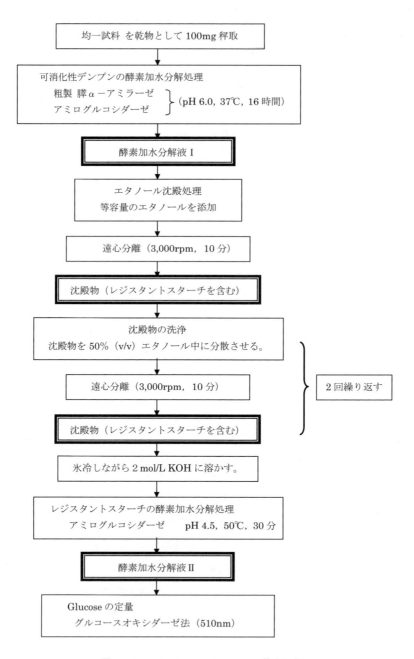

図2　AOAC Method 2002.02 の基本操作

2001.03 を適用して RS 以外のルミナコイドを定量し，別途に AOAC Method 2002.02 で RS を定量してそれぞれの定量結果を合計すれば正しいルミナコイド量を求めることができると考えられる。

第2章 分析

表3 レジスタントスターチの定量における AOAC Method 2002.02 と in vivo 法の比較[8,11]

試料	レジスタントスターチの定量結果（デンプン総量に対する割合，%）	
	AOAC Method 2002.02	in vivo 法[注1]
Potato starch (native)	77.0	78.8
Amylomaize starch (native)	51.7	50.3
Amylomaize starch (retrograded)	42.0	30.1
Bean flakes	14.3	9−10.9
Corn flakes	4.0	3.1−5.0
Canned beans	16.5	16.5
ActiStar[注2]	58.0	54

〔注〕1 回腸フィステル形成を施された患者を用いた方法によったもの。
2 キャッサバデンプンをイソアミラーゼで枝切りして得られるものの商品名（ベルギー Cerestar 社）

表4 AOAC Method 991.43 法に DMSO 処理を組合わせた方法と AOAC Method 2002.02 法の比較[8]

試料	レジスタントスターチの定量結果（g/100 g）			
	AOAC Method 991.43 法に DMSO 処理を組合わせた方法[注1]			AOAC Method 2002.02 法
	AOAC Method 991.43 法 DMSO 処理なし（A）	AOAC Method 991.43 法 DMSO 処理あり（B）	（A）−（B）	
Hylon Ⅶ[注2]	25.9	1.0	24.9	53.7
Hi-maize 1043[注2]	54.5	0.5	54.0	45.7
Novelose 240[注2]	52.3	0.3	52.0	46.9
CrystaLean[注2]	34.0	0.3	33.7	40.9
ActiStar[注3]	<0.1	<0.1	−	58.0
Native potato starch	<0.1	<0.1	−	78.1
Wheat bran	38.7	38.0	0.7	0.42
Hi-maize bread	9.2	3.5	5.7	5.1
Rye crispbread	15.0	13.6	1.4	1.2
Kidney beans	21.5	16.5	5.0	5.3
Corn flakes	3.3	1.0	2.3	2.8
Cooked/cooled potato	7.1	5.4	1.7	3.8
Pectin	83.5	72.0	11.5[注4]	0

〔注〕1 総食物繊維量を AOAC Method 991.43 法で定量した結果（A）と DMSO（ジメチルスルホキシド）処理であらかじめレジスタントスターチを溶解させた後に AOAC Method 991.43 法で定量した結果（B）を求め，（A）−（B）をレジスタントスターチ量とする方法。
2 アミロメイズデンプン（high amylose maize starch）の商品名
3 キャッサバデンプンをイソアミラーゼで枝切りして得られるものの商品名
4 文献8）では，ペクチンの一部が，DMSO 処理で壊れて低分子化することに起因する見かけ上の数値と説明されている。

マックレアリー（McCleary）とロッシター（Rossiter）は，試料からデンプンを除去する方法として，DMSO 処理（ジメチルスルホキシド処理，95 ℃～100 ℃，10 min）を提案している[8]。なお，デンプン除去後の残さに AOAC Method 985.29，AOAC Method 991.43 あるいは

AOAC Method 2001.03 を適用するには，用いる酵素試薬のうちプロテアーゼとアミログルコシダーゼが DMSO 存在下では 60 ℃より上の温度で不安定となるため，酵素反応の温度を 60 ℃から 50 ℃に下げ，反応時間を 30 分から 60 分に延長することが推奨されている。

　AOAC Method 2002.02 で得られる RS の定量結果を AOAC Method 991.43 に DMSO 処理を組み合わせた方法による RS の定量結果と比較して示したのが表 4 である。インゲン豆（kidney bean）やコーンフレーク（corn flake）では両者に高い一致が見られるものの，多くのアミロメイズデンプン（high amylose maize starch）や生のジャガイモデンプン（native potato

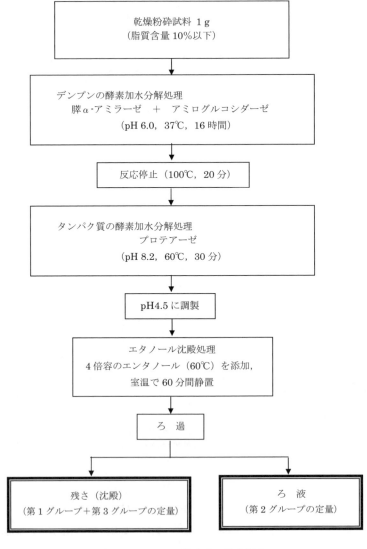

図3　McCleary 提案法の基本操作

starch）ではかなりの差異が認められる。

　RS を含む食品で，AOAC Method 985.29，AOAC Method 991.43 あるいは AOAC Method 2001.03 のいずれによってもルミナコイドを正確に定量できない問題のもう１つの解決策として，マックレアリーは，試料からデンプンを除去することなく，試料に AOAC Method 2002.02 で用いられるのと同じ膵α-アミラーゼ（pancreatin）とアミログルコシダーゼを直接的に作用させて可消化性デンプンのみを分解・除去した後，第１グループ（食物繊維），第２グループ（難消化性オリゴ糖など）および第３グループ（RS）を個別定量して合計する方法（図３参照）を提案している[9]。ルミナコイドの定量法の１つとして有望と考えられる。

5　ルミナコイド第４グループの分析

　第４グループに属するのはレジスタントプロテイン（コラーゲンなど）である。レジスタントプロテインをルミナコイド成分として含む食品では，これまでに記した方法のいずれによってもルミナコイド量を正確に測定できない。それは，これらの分析法の中に沈殿物中のタンパク質量を求めて補正する（ルミナコイド量からタンパク質量を差し引く）操作が含まれているからである。したがって，この補正操作を省略すれば，レジスタントプロテインを含めたルミナコイド量を正しく求めることができるものと思われる。この手法は，キチン・キトサンなどアミノ糖含有多糖類が存在する食品中のルミナコイドの定量にも適用できると考えられる。ただし，この手法ではレジスタントプロテインやアミノ糖含有多糖類を含む食品のルミナコイド総量を求めることはできるものの，レジスタントプロテイン，アミノ糖含有多糖類およびその他のルミナコイド成分をそれぞれ分別して定量することはできない。

　レジスタントプロテインそのものの定量法は未だ確立されていないが，沈殿物中のタンパク質量（食品由来と酵素試薬由来のタンパク質の合計量）から空試験における沈殿物中タンパク質量（酵素試薬由来のタンパク質量）を差し引けば求めることができるものと考えられる。ただし，試料中にキチン・キトサンなどアミノ糖含有多糖類が存在しないことが前提条件となる。また，試料中に硝酸態窒素（野菜類などに比較的多く含まれている）が存在する場合にもレジスタントプロテインを正しく定量できないと考えられるが，この場合は，硝酸態窒素を高速液体クロマトグラフ法やイオンクロマトグラフ法[10]で別途に定量して補正すればよいと考える。

6　おわりに

　近年のルミナコイドの定量分析においては，酵素－重量法の１つであるプロスキー法（AOAC

Method 985.29）とその改良法（AOAC Method 991.43）が基本となりつつも，生理作用の上ではルミナコイドとして扱われるべきであるにもかかわらず，AOAC Method 985.29 あるいは AOAC Method 991.43 では正しく定量できない成分，すなわち難消化性オリゴ糖，糖アルコール，レジスタントプロテイン，ポリデキストロース，RS，難消化性デキストリンなどについてもそれらの定量分析の重要性が高まってきている。

　本章では，ルミナコイドの範疇に属する食品成分を4グループに分け，それぞれのグループの定量分析について概説した。ルミナコイドの分析法はその定義と表裏一体の関係にある。すなわち，ルミナコイドの定義が変われば分析法もまた変わらざるをえない。現在，ルミナコイドの定義そのものが流動的であることから，分析法もまた流動的であることに留意する必要がある。

文　　　献

1) 桐山修八，池上幸江，印南敏他，日本食物繊維研究会誌, **7**, 39-49（2003）
2) S. Kiriyama, K. Ebihara, S. Ikegami *et al.*, 日本食物繊維学会誌, **10**, 11-24（2006）
3) L. Prosky, N-G. Asp, I. Furda *et al.*, *J. Assoc. Off. Anal. Chem.*, **68**, 677-679（1985）
4) S.C. Lee, L. Prosky, J.W. DeVries, *J.AOAC Int.*, **75**, 395-416（1992）
5) S. Tada, S. Innami, *J.AOAC Int.*, **90**, 217-224（2007）
6) K. Kanaya, S. Tada, B. Mori *et al.*, *J.AOAC Int.*, **90**, 225-237（2007）
7) D.T. Gordon, K. Okuma, *J.AOAC Int.*, **85**, 435-444（2002）
8) B.V. McCleary and P. Rossiter, *J.AOAC Int.*, **87**, 707-717（2004）
9) B.V. McCleary, *Anal. Bioanal. Chem.*, **389**, 291-308（2007）
10) 日本食品分析センター編，分析実務者が書いた五訂日本食品標準成分表分析マニュアルの解説, pp.81-85, 中央法規（2001）
11) AOAC INTERNATIONAL, Official Methods of Analysis of AOAC INTERNATIONAL 18 th Ed.（2006）
12) 厚生省生活衛生局食品保健課新開発食品保健対策室長通知，栄養表示基準における栄養成分等の分析方法等について，平成11年4月26日衛新第13号
13) 池上幸江, 食品衛生検査指針 理化学編 2005, pp.202-213, 日本食品衛生協会（2005）
14) 日本薬学会編，衛生試験法・注解 2005, pp.193-198, 金原出版（2005）
15) 金谷 建一郎, 食物繊維－基礎と応用（第三版）, pp.91-108, 第一出版（2008）

第3章 安全性の評価

池上幸江[*]

1 ルミナコイド（食物繊維）の安全性として考えられてきた問題

これまでのルミナコイド（食物繊維）の安全性として指摘されてきた問題は，まず第一にはミネラルやビタミンの微量栄養素の消化吸収に対する阻害作用がある。第二には，過剰摂取によって消化管に対する影響として下痢などが報告されてきた。

他方，わが国の「食事摂取基準（2010年版）」では食物繊維の有効量として目標量が設定されているが，過剰摂取に対する上限摂取量は設定されていない[1]。しかし，難消化性オリゴ糖や食物繊維などを添加した加工食品を大量に摂取した場合には，大腸内浸透圧を高くして緩下作用を誘発するので，1回の摂取量は指示量を遵守する必要があると述べている。

そこで以下には微量栄養素に対する影響と消化管に対する影響からルミナコイド（食物繊維）の安全性をまとめた。また，食物繊維素材が特定保健用食品として許可される場合の安全性評価について述べた。

2 ミネラルの吸収に対する食物繊維の影響

1976年，Reinholdらは人において食物繊維の摂取量が増えると，カルシウム，マグネシウム，亜鉛，リンなどのミネラルの吸収が低下することを報告した[2]。その後も人や実験動物によって，食物繊維やオリゴ糖などでミネラルの吸収に対する影響が研究されてきた。

これまでの研究のうち，Reinholdの研究の場合では全粒粉のパン，その他オート麦など不溶性の食物繊維では吸収率が低下することが示されてきた。しかし，水溶性食物繊維，レジスタントスターチやオリゴ糖ではむしろミネラルの吸収率が高まる可能性が示された[3,4]。これまでの人で得られている食物繊維に関する主要な結果を表1にまとめた。オリゴ糖についてはScholz-Ahrensが実験動物で行われた研究をまとめているが，吸収抑制よりは吸収率の増加が示されている[5]。わが国では，奥らがカルシウムとマグネシウムについてフラクトオリゴ糖，ラクチュロース，ガラクトシルスクロース，イソマルトオリゴ糖などで，ラットにおいて体内保留の増加を報

---

[*] Sachie Ikegami 大妻女子大学 家政学部 食物学科 教授

表1　ミネラル類の吸収に対する食物繊維の影響（ヒトを対象とした試験）

ミネラル	食物繊維の種類	研究条件		結果	発表年
		対象者	摂取量と期間		
Ca	小麦ふすま	2人男性	全粒パン, 20日	Ca 吸収率の低下	1976
	イヌリン	9人成人男性	40 g, 28日	Ca 吸収率の増加	1997
	砂糖大根繊維	9人成人男性	40 g, 28日	Ca 吸収率の増加	1997
	レジスタントスターチ	29人高インスリン血症者と正常者	30 g, 14週	Ca バランスは影響なし	2002
	イヌリン+オリゴフラクトース	59人若い女性	8 g, 3週	Ca 吸収率の増加	2002
	高繊維食	13人の糖尿病	50 g, 6週	Ca 吸収率は影響なし	2009
Mg	小麦ふすま	2人男性	全粒パン, 20日	Mg 吸収率の低下	1976
	イヌリン	9人成人男性	40 g, 28日	Mg 吸収率は影響なし	1997
	砂糖大根繊維	9人成人男性	40 g, 28日	Mg 吸収率は影響なし	1997
	サイリウム種皮	93人成人男女	5.25 g, 52週	Mg 吸収がわずかに低下	2000
	レジスタントスターチ	29人高インスリン血症者と正常者	30 g, 14週	Mg バランスは影響なし	2002
	高繊維食	13人の糖尿病	50 g, 6週	Mg 吸収率は影響なし	2009
Fe	小麦ふすま	2人男性	全粒パン, 20日	Fe 吸収率の低下	1976
	ペクチン	総説		Fe 吸収率の増加	1999
	砂糖大根繊維	9人成人男性	40 g, 28日	Fe 吸収率は影響なし	1997
	レジスタントスターチ	29人高インスリン血症者と正常者	30 g, 14週	Fe バランスは増加	2002
Zn	高繊維食	8人成人男性	1回の朝食後	Zn 吸収率は肉食より低下	1993
	イヌリン	9人成人男性	40 g, 28日	Zn 吸収率は影響なし	1997
	砂糖大根繊維	9人成人男性	40 g, 28日	Zn 吸収率は影響なし	1997
	サイリウム種皮	93人成人男女	5.25 g, 52週	Zn 吸収がわずかに低下	2000
	レジスタントスターチ	29人高インスリン血症者と正常者	30 g, 14週	Zn バランスは増加	2002
Cu	サイリウム種皮	93人成人男女	5.25 g, 52週	Cu 吸収がわずかに低下	2000
	レジスタントスターチ	29人高インスリン血症者と正常者	30 g, 14週	Cu バランスは低下	2002

告している[6]。

　これらの結果から，そのメカニズムとして不溶性で非発酵性の食物繊維ではミネラルの吸収に阻害的に作用すると推測される。水溶性食物繊維やオリゴ糖では大腸内で発酵して生成する短鎖脂肪酸などによって酸性となり，ミネラル類が可溶化することで吸収されるものと考えられる。したがって食物繊維によるミネラル吸収の阻害は不溶性の食物繊維に限られる。他方，全粒粉の穀類は食物繊維と同時にミネラル類も豊富に含んでおり，総合的に判断する必要性がある。

3　ビタミン類の吸収に対する食物繊維の影響

　ビタミンの吸収に対する食物繊維の影響についてはミネラルに関する研究ほど多くない。いくつかの論文によって，ミネラルの場合と同様にビタミン類の吸収に対する食物繊維の影響が指摘されてきた。これらの研究はビタミンと食物繊維を同時に投与して吸収をみる短期的な影響をみ

第3章 安全性の評価

たものである。例えば，リボフラビンについて，12人の女性での小麦ふすまとサイリウム，および混合物の影響が報告されている[7]。サイリウム単独，サイリウムと小麦ふすまの混合物ではリボフラビンの吸収が阻害された。また，Riedlらは6人の健康な若い女性がペクチン，グアガム，アルギン酸塩，セルロース，小麦ふすまと抗酸化性ビタミン，カロテノイドを摂取した場合の吸収への影響が観察された[8]。食物繊維は0.15 g/kg体重，カロテノイド（β-カロテン，リコペン，ルテイン，カンタキサンチン）とα-トコフェロールの混合物を摂取し，24時間の血中濃度変化が観察された。β-カロテンは水溶性で粘性のあるペクチン，グアガム，アルギン酸塩で有意に低下し，リコペン，ルテインは全ての食物繊維で低下した。葉酸についても人を対象として小麦ふすまと豆類で吸収低下が報告され[9]，動物実験によっても食物繊維によるビタミンの吸収阻害が報告されている[10,11]。このように短期的にみた時，ビタミン類は食物繊維によって吸収が阻害される可能性がある。

しかし，Greenwoodらは283人の中年女性について，4日間の半重量測定法によって食物繊維とビタミンの摂取量と血中濃度を調査した[12]。対象としたビタミンはカロテノイド，ビタミンA，ビタミンE，チアミン，リボフラビン，ビタミンB_{12}，葉酸，ビタミンCと微量ミネラルである。Englyst法で測定されたNSPとの相関では，カロテノイド類（α-カロテン，β-カロテン，ルテイン，クリプトキサンチン，リコペン）ではむしろ正の有意な相関を示した。他方ビタミンE，ビタミンB_{12}，葉酸，ビタミンCではNSPの摂取量とは関連がなかった。同時に鉄，亜鉛，銅のミネラルでもNSPの摂取量の影響は見られなかった。NSPの摂取量の多い人々ではビタミンAやビタミンB_{12}を除いて摂取量が多い。また，多くのビタミン類やミネラル類の血中濃度は恒常性維持機能が働いていることも考えなければならない。さらに，ビタミン類の中には腸内細菌によって合成されるものもあり，食物繊維による腸内細菌叢の改善が間接的にビタミン合成に効果があることも考えられる。

いずれにしても日常的に食物繊維を豊富に含む食品を摂取していれば，とくにビタミンの体内低下を懸念する必要がないと考えられる。

4　消化管に対するルミナコイド（食物繊維）の影響

1節に述べたように食物繊維の種類によっては，過剰な摂取によって下痢などの消化管障害の可能性が指摘されている。これまで低分子量の難消化性糖質の一過性下痢発症に対する最大無作用量が奥らによって測定されてきた[13]。下痢発症の原因は低分子のオリゴ糖では大腸内の浸透圧を高めるためと考えられている。したがって，食物繊維の中でも低分子のものは同様の下痢誘発の可能性が考えられる。他方，奥らは低分子難消化糖類による下痢に対して，セルロースのよう

な食物繊維や部分的に分解したアルギン酸ナトリウムでも，これらを投与することによって緩和することが可能であることを示した[14, 15]。

同様の研究は諸外国でも行われているが，Coussement はイヌリンとオリゴフルクトースについて安全な摂取量と安全性評価の考え方を示している[16]。

他方，サイリウムをほぼ1年にわたって，99人の健康な人に投与を続けて，栄養状態，生物学的変化，血液性状などから，10.5 g/日ではとくに顕著な影響がないことを確認している[17]。水溶性で粘性の強い食物繊維に対する安全な摂取への示唆となっている。

米国の国立がん研究所では適正な食物繊維の摂取は20〜30 g/日を推奨したが，上限を35 gとした。35 g以上の摂取による有害性についてはしっかりとした研究は行われていない。Jaiswalらは1,278人の女性対象者によって，総食物繊維摂取量が22 gの対象者について12ヶ月にわたって食物繊維摂取量を増やした場合の安全性について調査した[18]。35 g以上の摂取者は8％から28％に増えたが，消化管における症状として便秘の他，胸焼け，下痢，胃の不快感などの有意な改善がみられ，膨満感やガス発生では変化はなく，とくに明らかな有害な影響はみられていない。この結果から著者らは35 g以上の食物繊維の摂取でもとくに問題はないと考察している。

5 子どもにおける食物繊維の安全性

現在わが国の食事摂取基準では17歳以下の思春期や学童，幼児については食物繊維の摂取量については根拠が明確でないために設定されていない。1995年，Williams らは2歳以上の子どもについては子どもの年齢に5 g/日を追加する量を推奨し，追加量が5 gから10 gの範囲であれば安全であるとしている[19, 20]。この範囲であれば，ビタミンやミネラルの吸収に対する影響はない，あるいは消化管への影響もなく，安全かつ慢性疾患予防にも有効であるとしている。また，1〜6歳の疾患をもつ子どもたちに対する治療食（100 ml）に2 gの食物繊維を添加することによって緩下剤を用いる割合が低下した。子どもに対する食物繊維の適正な摂取量や安全性については日本人についてはほとんど研究がなく，今後の課題である。

6 食物繊維を含む特定保健用食品の安全性評価

食物繊維を含む特定保健用食品の安全性評価は，他の通常の特定保健用食品の安全性評価と同様に審査されている。特定保健用食品ではとくに重視される項目は食経験である。食経験の定義は明確ではないが，これまでの摂取量，摂取頻度，摂取期間，摂取人口，摂取者などのデータに基づいて判断される。2004年には食品安全委員会では「特定保健用食品の安全性評価に関する

第3章 安全性の評価

基本的な考え方」が示され，食経験にも言及している[21]。

　食経験に加えて，表2に示すような項目についての安全性試験によって評価される。in vitro 及び in vivo 試験は通常の食品添加物に適応されている試験法である。特定保健用食品での特別な試験としては，ヒトにおける安全性に関する試験が重視されている。この試験では，①長期摂取試験の安全性と，②過剰摂取時の安全性，である。①では表2に1に該当する安全性が確認されており，有効な量として設定されている量を3ヶ月継続して摂取された場合の安全性が確認される。健常者の他，有効性の対象者：何らかの健康上の問題をもつヒトを対象とし，試験評価項目は必要に応じて設定されるが，一般的には血液学的試験項目，血液生化学的試験項目，体調に関する項目などで確認される。試験方法は，二重盲検法やクロスオーバーが用いられる。②では通常摂取される量の3〜5倍の過剰量を1ヶ月継続して摂取した場合の安全性が審査される。②の場合は，対象者は健常者でもよい。この場合，効果成分を含む食品が通常の食品であれば3倍，錠剤やカプセル，顆粒のような医薬品的形態では5倍の過剰摂取が求められている[22]。

　これまでの食物繊維を含む特定保健用食品については表3にまとめた。いずれも保健の用途は「お腹の調子を整える」，「コレステロール高めの方に」，「血糖値高めの方に」の3つのグループに分けられる。このうち，安全性ではすでに述べた2節から4節が中心であるが，副成分による

表2　特定保健用食品での安全性試験

試験の種類	必要性
1．in vitro 及び in vivo 試験	
1）遺伝毒性試験	
(1)復帰変異原試験	◎
(2)染色体異常試験	◎
(3)小核試験	△
2）急性毒性試験	◎
3）亜急性毒性試験	◎
4）慢性毒性試験	△
5）抗原性試験	△
6）繁殖試験	△
7）催奇形性試験	△
8）発がん性試験	△
9）一般薬理試験	◎
10）体内動態に関する資料	◎
2．ヒトにおける安全性に関する試験	
1）長期摂取試験（90日間）	◎
2）過剰摂取試験（28日間）	◎

◎：必須
△：問題が想定される場合には必要

表3 特定保健用食品に用いられている食物繊維

許可されている保健の用途の表示	関与成分の食物繊維
お腹の調子を整える食品	難消化性デキストリン
	ポリデキストロース
	グアーガム分解物
	サイリウム種皮（サイリウム種皮由来の食物繊維）
	小麦ふすま（小麦外皮由来の食物繊維）
	ビール酵母由来の食物繊維
	寒天由来の食物繊維
	難消化性でん粉
	水溶性コーンファイバー
	還元タイプ難消化デキストリン
コレステロール高めの方の食品	サイリウム種皮由来の食物繊維
	低分子化アルギン酸ナトリウム
	キトサン
血糖値が気になりはじめた方の食品	難消化性デキストリン

健康被害も考えられる場合がある。例えば，サイリウムの原料のオオバコ種子やキチンの原料に含まれるたんぱく質によるアレルギーも問題となったこともある。

文　　献

1) 厚生労働省,「食事摂取基準（2010年版）」
2) Reinhold JG, Faradji B, Abadi P and Ismail-Beigi F, Decreased absorption of calcium, magnesium, zinc and phosphorus by humans due to increased fiber and phosphorus consumption as wheat bread, *J Nutr*, **106**, 493-503 (1976)
3) Greger JL, Nondigestible carbohydrates and mineral bioavailability, *J Nutr*, **129**, 1434 S-1435 S (1999)
4) Coudray C, Demigne C and Rayssiguier Y, Effects of dietary fibers on magnesium absorption in animals and humans, *J Nutr*, **133**, 1-4 (2003)
5) Scholz-Ahrens KE and Schreznmeir J, Inulin, oligofructoses and mineral metabolism-experimental data and mechanism, *Br J Nutr*, **87**, S 179-186 (2002)
6) 奥恒行，田辺賢一，渡邊有希，尾野春子，成瀬真理，中村禎子，難消化性オリゴ糖の性状の違いがラットのカルシムならびにマグネシウム代謝に及ぼす影響，栄養食糧誌，**60**, 233-240 (2007)

7) Roe DA, Kalkwaef H and Stevens J, Effect of fiber supplements on the apparent absorption of pharmacological doses of riboflavin, *J Am Diet Assoc*, **88**, 211-213 (1988)
8) Riedi J, Linseisen J, Hoffman J and Wolfram G, Some dietary fibers reduce the absorption of carotenoids in women, *J Nutr*, **129**, 2170-2176 (1999)
9) Keagy PM, Shane B and Oace SM, Folate bioavailability in humans, effects of wheat bran and beans, *Am J Clin Nutr*, **47**, 80-88 (1988)
10) Khokhar S and Kapoor AC, Effect of dietary fibers on bioavailability of vitamin A and thiamine, *Plant Foods Hum Nutr*, **40**, 259-265 (1990)
11) Hudson CA, Betschart AA and Oace SM, Bioavailability of vitamin B_6 from rat diets containing wheat bran or cellulose, *J Nutr*, **118**, 65-71 (1988)
12) Greenwood DC, Cade JE, White K, Buriey VJ and Schorah CJ, The impact of high non-starch polysaccharide intake on serum micronutrient concentrations in a cohort of women, *Public Health Nutr*, **7**, 543-548 (2004)
13) 奥恒行, 難消化性糖質の消化・発酵・吸収ならびに許容量に関する研究, 栄養食糧誌, **58**, 337-342 (2005)
14) Oku T, Hongo R and Nakamura T, Suppressive effect of cellulose on osmotic diarrhea caused by maltitol in healthy female subjects, *J Nutr Sci Vitaminol*, **54**, 309-314 (2008)
15) Coussement PA, Inulin and oligofructose, safe intakes and legal status, *J Nutr*, **129**, 1412 S-1417 S (1999)
16) Oliver SD, The long-term safety and tolerability of ispaghula husk, *J R Soc Promot Health*, **120**, 107-111 (2000)
17) Mceligot AJ, Gilpin EA, Rock CL, Newman V, Hollenbach KA, Thomson CA and Pierce JP, High dietary fiber consumption is not associated with gastrointestinal discomfort in a diet intervention trial, *J Am Diet Assoc*, **102**, 549-551 (2002)
18) Williams CL, Bollella M and Wynder EL, A new recommendation for dietary fiber in childhood, *Pediatrics*, **96**, 985-988 (1995)
19) Williams CL and Bollella M, Is a high-fiber diet safe for children? *Pediatrics*, **96**, 1014-1019 (1995)
20) Daly A, Johson T and MacDonald A, Is fiber supplementation in paediatric sip feeds beneficial? *J Hum Nutr Diet*, **17**, 365-370 (2004)
21) 食品安全委員会,「特定保健用食品の安全性評価に関する基本的な考え方」食品安全委員会新開発食品専門調査会, 2004年7月21日
22) 清水俊雄, 食品安全の制度と科学, 2006年9月25日, 同文書院

第4章　疾病予防とエビデンス

青江誠一郎[*]

1　はじめに

　食物繊維の生理作用に関する疫学研究，介入試験などが精力的に行われ，食物繊維が腸疾患や代謝性の疾患と密接な関連をもつことが示された。研究に使用された食物繊維素材も多様化し，現在ではレジスタントスターチや難消化性オリゴ糖も含めて生理機能が研究されている。現在では，ルミナコイドという包括的な定義が提唱され，ルミナコイドに属する物質には様々な物理化学的特性を有するものが多く，生理機能や疾病予防効果も多岐にわたる。

　一般的な食物繊維は，胃および小腸内で，他の栄養素と相互作用するために炭水化物や脂質の消化吸収を緩やかにする独特の作用がある。ある食物繊維は胆汁酸の分泌を促進するので，コレステロール低下作用のメカニズムとして提案されている。他の性質として，病原性細菌の結合性や食品中の変異源物質の消化管との結合を阻害したりする。また，上記の物理化学的特性とは別に大腸内では，大部分の食物繊維は腸内細菌により発酵を受け，短鎖脂肪酸が産生され，吸収されてエネルギー源となり，様々な生理機能の発現に関与することが明らかとなっている。発酵を受けやすい水溶性食物繊維は，有益なビフィズス菌の増殖を促進するためプレバイオティクスとしてとらえる考え方もある。一方，発酵を受けにくい不溶性食物繊維，例えば小麦フスマなどは，水分を吸収し，便の嵩を増す働きがある。

　本章では，腸疾患予防に及ぼす食物繊維の影響として①排便・便性改善効果，②腸疾患の予防効果についてエビデンスを概説した。代謝性疾患予防に及ぼす食物繊維の生理作用として，①血糖調節作用を中心とした糖尿病予防への影響，②コレステロール改善作用を中心とした脂質異常症への影響についてまとめた。また，近年研究が進み始めたプレバイオティクスとしての食物繊維，難消化性オリゴ糖の作用，消化管免疫増強効果などについては第3編ルミナコイドの応用を参考にされたい。表1にヒトならびに動物実験により報告された疾病予防に関するエビデンスについてまとめた。

---

　*　Seiichiro Aoe　大妻女子大学　家政学部　食物学科　教授

第4章　疾病予防とエビデンス

表1　疾病予防とエビデンス

生理機能	エビデンス
腸疾患	
排便・便性改善効果	嵩増加，便形成の調節 排便回数の改善
腸疾患の予防効果	炎症性腸炎の予防とコントロール 結腸癌のリスク低減 ポリープ形成，腸憩室症の予防効果
プレバイオティクス効果	腸内細菌叢の改善 短鎖脂肪酸の生成
消化管機能の正常化	消化管組織形態変化 小腸粘膜機能の調節：ムチンの産生促進 消化酵素の活性調節 消化管ホルモンの分泌調節：消化管ペプチドホルモン（GIP, GLP-1. エンテログルカゴンなど）の産生刺激
代謝性疾患	
糖尿病予防	糖質の消化吸収速度の遅延（低GI） インスリン分泌の節約（インスリン抵抗性の予防）
脂質異常症の予防	血清コレステロール低下作用 胆汁酸排泄促進
その他疾患	
免疫刺激	バリア機能や腸管感染の改善 細菌侵襲による全身性感染の防御
有害物質毒性軽減効果	変異源物質の吸着排泄作用 環境汚染物質の体外排泄作用
骨粗鬆症予防 貧血改善　など	Ca, Mg 吸収促進作用 Fe, Cu, Zn の吸収への影響

2　腸疾患予防とエビデンス

2.1　排便・便性改善効果

　食物繊維は，大腸内の通過時間の短縮[1]，便の重量と排便回数の増加[2]，大腸内容物の希釈，また大腸内の腸内細菌叢による発酵基質となることにより大腸機能に影響を与えている。腸内通過時間を考える場合，大半は大腸内の通過時間である。食物繊維の摂取は，便重量に大きく影響し，通過時間を短縮させる。この作用が，排便には重要であり，大腸の疾患を予防するのに重要な役割を果たしている。これらの作用は，小麦フスマなどの発酵を受けにくい不溶性食物繊維に顕著である。大部分の水溶性食物繊維は，発酵により産生された短鎖脂肪酸が大腸内pHを低下させ，蠕動を促進する。また，レジスタントスターチは消化管の通過時間にはほとんど影響を与えないが，易発酵性のため，便中の酪酸や酢酸濃度を増加させ，pHを低下させることが報告されている[3]。大部分の食物繊維は，水の吸着，発酵産物による浸透圧効果，菌体量の増加のいず

れかにより便通を促す。

2.2 腸疾患の予防効果

　食物繊維は，大腸の腸憩室症を予防し，症状を緩和する作用があることが報告されている[4, 5]。小麦フスマをはじめとした穀類外皮を含んだ食品は特に効果的である。便の重量を増やし，腸内容物の通過時間を短縮し，大腸内の圧力を低下させることが，予防効果に関与していると考えられている。健康なアメリカ人男性を対象に，食物繊維摂取量と大腸憩室症発症の関係を4年間追跡調査した結果が報告された[6]。その結果，食物繊維摂取の多い集団は，少ない集団に比べて，有意に相対危険度が低下した。食物繊維給源の比較では，果実由来と野菜由来の食物繊維摂取の増加が，発症リスクの低下に有意に関係していた。また，水溶性食物繊維の摂取の増加よりも，不溶性食物繊維の摂取の増加の方が，大腸憩室症リスクの低下に有効であったという報告もある[7]。

　潰瘍性大腸炎などの炎症性大腸炎は，遠位結腸における酪酸の産生不足が原因であるとの報告がある。しかし，酪酸を産生させる食物繊維の摂取が炎症性大腸炎患者に有効であるとするエビデンスはまだ明確ではない。

　食物繊維には，結腸，直腸癌の発症リスクを低下させる効果が古くから言われてきた。その効果は未だ議論の対象となっている。主な大腸癌発症に及ぼす食物繊維の効果に関する報告を表2にまとめた。作用機序として，発癌性物質との結合およびその希釈による有害作用の軽減，2次胆汁酸生成の抑制，大腸内通過時間の短縮，発酵代謝産物などの関与が提案されている。しかし，Nurse's Health studyの16年間の追跡調査，Health Professionals Follow-up studyの14年間の追跡調査の結果，大腸癌の発症と食物繊維の摂取量や食物繊維給源の違いの影響は観察されなかった[8]。一方で，ヨーロッパ8カ国の男女を対象とした大規模コホート研究では，食物繊維の摂取は大腸癌の予防に有効であるとしている[9]。このように，食物繊維摂取と大腸癌発症の関係については，疫学研究の結果が一致していないのが現状である。食物繊維に効果があるとするならば，食物繊維の摂取レベルの範囲が広い集団での解析や，食物繊維給源（果物，穀類由来など）ごとの寄与を解析していかなければならない。

3　代謝性疾患予防とエビデンス

3.1　糖尿病予防

　総食物繊維摂取と2型糖尿病の発症リスクは負の相関性があることが報告されている。特に，全粒穀物に由来する食物繊維あるいは全粒穀物全体が2型糖尿病のリスクを軽減するというエビ

第4章　疾病予防とエビデンス

表2　大腸癌発症に及ぼす食物繊維の効果

報告者（年）	研究デザイン	概要
Terry ら[10] (2001)	スウェーデンで実施。460 名の女性患者／61463 名の集団。9.6 年間追跡。食物繊維摂取量を 12.3, 15.6, 18.1, 21.8 g/日に分類。	食物繊維摂取量と結腸，直腸癌の発症の関係はなかった。
Mai ら[11] (2003)	アメリカで実施。487 名の女性患者／45491 名の集団。8.5 年間追跡。食物繊維摂取量を＜6.3, 6.33-7.99, 8-9.69, 9.7-11.99, ＞12 g/1000 kcal/日に分類。	食物繊維摂取量と大腸癌の発症の関係はなかった。
McCullough ら[12] (2003)	アメリカで実施。298 名の男性患者／62609 名と 210 名の女性患者／70554 名の集団。5 年間追跡。食物繊維摂取量を＜9.3, 9.3-11.4, 11.4-13.6, 13.6-16.6, ＞16.6 g/日に分類。	食物繊維摂取量と大腸癌の発症の関係はなかった。しかし，食物繊維の摂取量が少ない男性では大腸癌発症リスクが有意に増加した。
Bingham ら[9] (2003)	ヨーロッパ 10 カ国で実施。1065 名の男女患者／519978 名の集団。4.5 年間追跡。食物繊維摂取量を男性：12.77, 18.03, 21.97, 26.51, 35.61 g/日に，女性：12.64, 17.45, 20.89, 24.69, 31.91 g/日に分類。	食物繊維摂取量の増加により大腸癌の発症リスクが有意に低下した。
Michels ら[8] (2005)	アメリカで実施。1596 名の男女患者／124223 名の集団。14-16 年間追跡。食物繊維摂取量を＜8.0, 8.0-10.0, 10.0-12.0, 12.0-14.0, ＞14.0 g/1000 kcal/日に分類。	食物繊維摂取量と大腸癌の発症の関係はなかった。
Park ら[13] (2005)	アメリカ，オランダ，カナダ，スエーデンの 13 の前向きコホートにプールドアナリシス。8081 名の男女患者／725628 名の集団。6-20 年間追跡。食物繊維摂取量を 10-15, 15-20, 20-25, 25-30, ＞30 g/日に分類。	年齢調整した場合，食物繊維摂取量の増加により大腸癌の発症が有意に低下した。他の交絡因子を調整に加えると食物繊維摂取量と大腸癌の発症の関係はなかった。

デンスが多くある。全粒穀物の効果は，全粒穀物自身のデンプンが急激な血糖上昇をもたらさないことによると考えられる。食物繊維の中では水溶性食物繊維の摂取は，食後の血糖値上昇やインスリン分泌を緩和する場合が多い。一方，セルロースなどの不溶性食物繊維は，食後の血糖値やインスリン応答にはわずかな影響しか与えない。グルコース負荷時に粘性の高い食物繊維を同時に摂取する試験や，健常人あるいは糖尿病患者の食事に粘性の高い食物繊維を添加する試験において，血糖応答が変化したという報告が多くある。この効果は，胃からの糖質の排出速度の低下，小腸内でのでんぷんの消化の遅延，あるいは小腸からのグルコースの取り込みの抑制によると考えられている。したがって，インスリン応答が弱まることで，血糖値は穏やかに低下する。

　2 型糖尿病患者を対象にした介入試験により，粘性のある水溶性食物繊維は単離した場合でも，食物繊維給源食品そのものを摂取した場合でも，血糖応答を有意に低下させることが報告されている。高血糖，インスリン抵抗性に及ぼす食物繊維の効果に関する主要な報告を表 3 にまとめた。アメリカ人の女性[14]および男性[15]を対象に，食物繊維摂取量と 2 型糖尿病発症の関係を 6 年間追

跡した結果，いずれの報告でも穀物由来の食物繊維摂取量が多いと，2型糖尿病の発症リスクが低くなることが示された。一方で，アフリカ系アメリカ人を対象とした研究[16]，オーストラリアで実施された研究[17]では，有意な差が認められなかったとする報告もある。

食物繊維の長期摂取が糖代謝に及ぼす影響についても，健常者から糖尿病患者，肥満者などを対象として多くの報告がある。評価に用いられた食物繊維もオーツ麦，小麦フスマ，サイリウム，グアーガム，ポリデキストロース，フラクトオリゴ糖などがある。空腹時血糖値や糖尿病関連マー

表3 高血糖，インスリン抵抗性に及ぼす食物繊維の効果

報告者（年）	研究デザイン	概要
Anderson ら[22] (1999)	二重盲験プラセボ対照試験。年齢30-70歳，34名男性。2型糖尿病，軽度高コレステロール血症患者。サイリウムまたはセルロースを5.1 g×2回8週間摂取。	随時血糖ならびに食後血糖値がセルロース群よりサイリウム群で低下（11〜19%）。
Sierra ら[23] (2001)	クロスオーバー試験。年齢30-48歳，10名の健康女性。サイリウム（イサゴール）またはグアガム10.5 g，50 gのグルコース溶液とともに摂取。	血糖値－時間曲線下面積（AUC）はサイリウムのみで低下（11%）。インスリン濃度のAUCは両食物繊維摂取で低下（36〜39%）。
Sierra ら[24] (2002)	20名の2型糖尿病患者。第1相（1週間），第2相（6週間），第3相（4週間）に分け，第1,3相はスルホニル尿素薬を処方。第2相では1日14 gのサイリウムを投与。	血糖値－時間曲線下面積（AUC）は第2相が他の2相に比べて有意に低下。インスリンAUCは第1相と第2相間でのみ有意差が認められた。
Pereira ら[25] (2002)	非盲験クロスオーバー試験。年齢25-56歳の過体重または肥満の高インスリン血症者11名成人。全粒穀物食と精製穀物食を2期に分けて摂取。	空腹時インスリン濃度は，全粒穀物食で低下。インスリン抵抗性指標（HOMA）は全粒穀物食で低下したが，空腹時血糖と食後のインスリン濃度は有意差なかった。
Esposito ら[26] (2003)	単盲験試験。年齢20-46歳の120名肥満女性。介入群は，25 g（対照は16 g）の食物繊維を含む複合炭水化物食，一価不飽和脂肪酸に富む低エネルギー食を3年間摂取。	2年後に介入群は，BMI，空腹時インスリン濃度，HOMAの減少が認められた。
Weickert ら[27] (2006)	単盲験クロスオーバー試験。糖代謝が正常な17名の過体重または肥満被験者。一日に31.2 gの不溶性食物繊維を含むオート麦パンもしくは白パンを72時間摂取（その他の主要栄養素は同一）。	高食物繊維食で血糖消失速度，インスリン感受性が改善。血清インスリン濃度には差がなく，感受性が改善。
Munter ら[28] (2007)	6つのコホート研究のプールドアナリシス。10944名の2型糖尿病患者／286125名の集団。	全粒穀物を1日に2サービング摂取することで2型糖尿病のリスクが21%減少した。
Schulze ら[29] (2007)	6つのコホート研究のメタアナリシス。844名の2型糖尿病患者／176177名の集団。	穀物由来の食物繊維の摂取は，糖尿病のリスクと逆相関したが，果物と野菜由来の食物繊維は有意な関係はなかった。

第4章 疾病予防とエビデンス

カーに対して有効であったとする報告[18, 19]と，有意差が認められなかったとする報告[20, 21]があり，食物繊維の質と量によって有効性が異なる可能性がある。

3.2 脂質異常症の予防

　食物繊維摂取と冠状動脈心疾患の発症リスクは，逆相関することが多くのメタアナリシスで示された。冠状動脈心疾患および血中コレステロール値に及ぼす食物繊維の効果について主要な報告を表4にまとめた。介入研究では，血中脂質プロファイルを中心とした冠状動脈心疾患のリスク因子に対する食物繊維の有効性が認められた。特に，穀物と果物の食物繊維は重要であると

表4　冠状動脈心疾患および血中コレステロール値に及ぼす食物繊維の効果

報告者（年）	研究デザイン	概要
Ripsin ら[37] (1992)	12のオーツもしくはオーツ麦ふすまの論文のうち10の報告を採用した。	血中コレステロール値が高い被験者ほど有効であった。水溶性食物繊維3g以上の摂取で血中コレステロール値が低下。
Olson ら[38] (1997)	論文7報と未発表研究4報のメタアナリシス	低脂肪食摂取時にサイリウムの摂取は血中総コレステロール，LDLコレステロール濃度を低下させた。
Brown ら[30] (1999)	比較対照試験67報のメタアナリシス	種々の水溶性食物繊維は，血中総コレステロール，LDLコレステロール濃度を低下させた。
Anderson ら[32] (2000)	12のコホート研究のメタアナリシス	食物繊維摂取により冠状動脈心疾患の発症リスクが26%低下した。特に全粒穀物の摂取が有効。
	比較対照試験8報のメタアナリシス	低脂肪食摂取時にサイリウムの摂取は血中総コレステロール，LDLコレステロール濃度を低下させた。
Pereira ら[39] (2004)	10の前向きコホート研究のプールドアナリシス。男性91058名，女性245186名を6-10年追跡。	穀類および果物由来の食物繊維の摂取と冠状動脈心疾患の発症とは逆の関係にあった。1日の食物繊維摂取量が10g増加すると穀類では10%，果物では16%リスクが低下した。
Castro ら[31] (2005)	159の研究および副次的研究における血中総，LDL，HDL-コレステロール，トリグリセリド値のメタアナリシス。	水溶性食物繊維は，血中コレステロール値低下作用を有すると結論。
Wei ら[40] (2008)	サイリウムの用量と摂取期間に関する21の論文のメタアナリシス。1030名の集団に対し，687名の被験者がサイリウムもしくはプラセボを摂取。	用量3-20.4gの範囲で用量反応性が見られた。0-8週間で期間依存的な作用が見られた。

いう報告が多い。また，ある種の食物繊維は血漿コレステロール値を低下させることが認められている。特にサイリウムとオーツ麦（β-グルカンが主成分）に，血中総コレステロール，LDL-コレステロール値低下作用があると結論づけられている[30,31]。さらに，Andersonら（2000）[32]は，過去20年間における12のコホート研究のメタアナリシスを行い，冠状動脈疾患と食物繊維摂取の関係を調べた。その結果，総食物繊維，特に全粒穀物の摂取が，冠状動脈心疾患のリスクを低下させると結論づけた。高コレステロール血症の患者への効果を調べた研究のメタ分析により，脂肪摂取などを減らすなどの食事の変化に加えて，粘性タイプの食物繊維の摂取を増やすと，コレステロールの低下に有効であることが示された。一方，粘性のほとんどないセルロース，リグニンなどの単離食物繊維やトウモロコシ外皮や小麦フスマなどの食物繊維源は，血漿コレステロール値にほとんど影響を与えない。

心臓血管系に与える食物繊維の明らかな予防効果は，様々なメカニズムにより説明されてきたが，血中コレステロール値低下作用の機序は未だ確立されていない。有力な仮説として，コレステロールまたは胆汁酸の排泄促進によるもの，コレステロール合成能の低下，血漿からのコレステロール除去速度の増加などが挙げられる。その中でも，粘性の高い食物繊維は共通して胆汁酸の排泄を増加させることから，ステロール排泄促進作用が有力である。胆汁酸排泄促進作用は，オート麦中のβ-グルカンとサイリウムで報告されている[33,34]。胆汁酸排泄の増加は，コレステロールから胆汁酸への異化を促進し，結果としてコレステロール値が低下すると推定されている。しかし，コレステロール値低下作用を示す全ての食物繊維が胆汁酸排泄促進作用を有するわけではなく，直接的なコレステロール排泄促進効果も存在する[35]。もう一つの機序として，腸内発酵による短鎖脂肪酸，特にプロピオン酸の関与が示唆されているが，まだ確定的ではない。

また，食物繊維は小腸からの脂肪と炭水化物の吸収を遅らせるとともに，インスリン代謝にも影響を及ぼす。そして，血中トリグリセリド値を下げることで冠状動脈心疾患のリスクを低下させるとも考えられるが，血漿トリグリセリド値低下作用や脂肪蓄積抑制作用についてはまだエビデンス不足である。

イヌリンやフラクトオリゴ糖が血中脂質値に与える効果については一致した見解が得られていない。高脂血症患者と正常者の若い男性を対象に行われたいくつかの短期試験では，イヌリンは健常男性の血中コレステロールとトリグリセリド値を低下させたという報告がある[36]。しかし，他の試験ではこのような効果は見られなかった。一方，ポリデキストロースや難消化性デンプンが血清脂質低下作用を有するというエビデンスも少ない。

4 その他の疾患予防とエビデンス

　メタボリックシンドロームの原因となる肥満の予防および改善は主要な方策である。高食物繊維食，特に全粒穀物の摂取は，いくつかのヒトの研究において体重を減少させることが示されている。このことは，前向き観察研究のデータからも明らかにされ，食物繊維とBMI，体脂肪率，体重は逆の相関関係にあることが示された。食物繊維の体重減少効果の一つに，異なるメカニズムに基づく空腹感と満腹感への影響があげられる。高食物繊維食は，その嵩の影響とエネルギー密度が低いために効果を発揮すると考えられる。また，多くの水溶性食物繊維は，ゲル状になる性質から消化管内容物の粘度が上がるため，胃内滞留時間の延長と小腸での吸収を遅延させる。そのため，空腹感を感じるまでの時間が長くなる。また，食物繊維はコレシストキニン，グルカゴン様ペプチド-1（GLP-1）などの消化管ホルモンやペプチドYYなどの分泌に対して血糖応答とは別に影響を与え，それが食欲や血糖値に影響を与える可能性が示されている。しかし，食欲，エネルギー摂取，食物摂取に対する様々な種類の食物繊維の効果についての研究結果は一致していない。食物繊維給源を摂取する場合と，単離食物繊維をサプリメントとして摂取する場合では結果は異なっているようである。

　近年の興味深い知見には，アディポサイトカインなどの炎症性マーカーの変動が食物繊維摂取により見られることが挙げられる。糖尿病患者において穀類食物繊維を多く摂取し，血糖値を上昇させにくい食事（グリセミックロードの低い食事）は，抗メタボリックシンドローム作用を有するアディポネクチン濃度を高く保てると報告された[41]。また，水溶性食物繊維の大腸内発酵により産生される短鎖脂肪酸がその変動に関与していると推定されている。

　動物といくつかのヒト試験で，難消化性オリゴ糖や易発酵性食物繊維が大腸で発酵するとカルシウム，マグネシウム，鉄などのミネラルの吸収を促進するという報告がある[42,43]。本作用は骨密度増加作用と鉄欠乏性貧血改善作用をもたらす。ミネラル吸収を促進する作用機序は，発酵により生成された短鎖脂肪酸が，大腸内容物のpHを低下させ，その結果ミネラル類の可溶性が増し，受動的拡散により大腸上皮の通過を促進する。また，酪酸などが細胞の増殖を促進して，間接的にミネラル輸送タンパク質の量を増加するという報告もある[44]。

文　　　献

1) D.P. Burkit *et al.*, *Lancet*, **2**, 1408 (1972)
2) T. Saito *et al.*, *J. Nutr. Sci. Vitaminol.*, **37**, 493 (1991)
3) 早川享志ほか, 日本食物繊維研究会誌, **3**, 55 (1999)
4) 太田昌徳ほか, 日本消化器病学会雑誌, **82**, 51 (1985)
5) S. Nakaji *et al.*, *Int. J. Colorectal. Dis.*, **17**, 365 (2002)
6) W.H. Aldoori *et al.*, *Am. J. Clin. Nutr.*, **60**, 757 (1994)
7) W.H. Aldoori *et al.*, *J. Nutr.*, **128**, 714 (1998)
8) K.B. Michels *et al.*, *Cancer Epidemiol. Biomarkers Prev.*, **14**, 842 (2005)
9) S.A Bingham *et al.*, *Lancet*, **361**, 1496 (2003)
10) P. Terry *et al.*, *J. Natl. Cancer Inst.*, **93**, 525 (2001)
11) V. Mai *et al.*, *Int. J. Epidemiol.*, **32**, 234 (2003)
12) M.L. McCullough *et al.*, *Cancer Causes Control*, **14**, 959 (2003)
13) Y. Park *et al.*, *JAMA*, **294**, 2849 (2005)
14) J. Salmeron *et al.*, *JAMA*, **277**, 472 (1997)
15) J. Salmeron *et al.*, *Diabetes Care*, **20**, 545 (1997)
16) J. Stevens *et al.*, *Diabetes Care*, **25**, 1715 (2002)
17) A.M. Hodge *et al.*, *Diabetes Care*, **27**, 2701 (2004)
18) V. Vuksan *et al.*, *Diabetes Care*, **22**, 913 (1999)
19) S.A. Ziai *et al.*, *J. Ethnopharmacol.*, **102**, 202 (2005)
20) M.S. Alles *et al.*, *Am. J. Clin. Nutr.*, **69**, 64 (1999)
21) D.J. Jenkins *et al.*, *Diabetes Care*, **25**, 1522 (2002)
22) J.W. Anderson *et al.*, *Am. J. Clin. Nutr.*, **70**, 466 (1999)
23) M. Sierra *et al.*, *Eur. J. Clin. Nutr.*, **55**, 235 (2001)
24) M. Sierra *et al.*, *Eur. J. Clin. Nutr.*, **56**, 830 (2002)
25) M.A. Pereira *et al.*, *Am. J. Clin. Nutr.*, **75**, 848 (2002)
26) K. Esposito *et al.*, *JAMA*, **289**, 1799 (2003)
27) M.O. Weickert *et al.*, *Diabetes Care*, **29**, 775 (2006)
28) J.S.L. Munter *et al.*, *PLos. Medicine*, **4**, 1385 (2007)
29) M.B. Schulze *et al.*, *Arch. Intern. Med.*, **167**, 956 (2007)
30) L. Brown *et al.*, *Am. J. Clin. Nutr.*, **69**, 30 (1999)
31) I.A. Castro *et al.*, *Am. J. Clin. Nutr.*, **82**, 32 (2005)
32) J.W. Anderson *et al.*, *Am. J. Clin. Nutr.*, **71**, 472 (2000)
33) J.A. Marlett *et al.*, *Hepatology*, **20**, 1450 (1994)
34) E.A. Trautwein *et al.*, *J. Nutr.*, **129**, 896 (1999)
35) T.P. Carr *et al.*, *Nutr. Res.*, **23**, 91 (2003)
36) M. Beylot, Br. *J. Nutr.*, **93**, S163 (2005)
37) C.M. Ripsin *et al.*, *JAMA*, **267**, 3317 (1992)
38) B.H. Olson *et al.*, *J. Nutr.*, **127**, 1973 (1997)

39) M.A. Pereira *et al.*, *Arch. Intern. Med.*, **164**, 370 (2004)
40) Z.H. Wei *et al.*, *Eur. J. Clin. Nutr.*, Epub ahead of print (2008)
41) L. Qi *et al.*, *Diabetes Care*, **29**, 1501 (2006)
42) H. Younes *et al.*, *J. Nutr.*, **115**, 53 (1985)
43) A. Ohta *et al.*, *J. Nutr.*, **128**, 486 (1998)
44) H. Mineo *et al.*, *Dig. Dis. Sci.*, **49**, 122 (2004)

―― 第2編:ルミナコイド素材 ――

第5章 イヌリン

和田 正*

1 イヌリンとは

　イヌリンはチコリの根やキクイモの塊茎に豊富にみいだされる貯蔵多糖であり，難消化性の水溶性食物繊維である。イヌリンの分子構造は，スクロースのフラクトース残基にフラクトース1〜60分子がβ(2,1)結合で直鎖状に結合したものである（図1）。その鎖長には広い分散性があり，鎖長の異なるものの集合体となっているが，鎖長分布は植物種や植物のライフサイクルによって異なる。本章では，鎖長が10以下の短鎖長イヌリン（オリゴフラクトースおよびフラクトオリゴ糖）から60程度の長鎖長イヌリンまでを包括してイヌリンを論述する。

　イヌリンは自然界に幅広く分布しており，穀物（小麦，大麦），野菜（タマネギ，ニラ，ニンニク，アスパラガス，ゴボウ，ムキナデシコ），果物（バナナ）などに多く含まれていることが知られている[1]。われわれ人間は，古くからそれと知らずに食してきた食品成分のひとつである。欧米では，チコリから工業生産されたものが日常の食材として流通しておりイヌリンについての研究例も多い。近年，わが国においても酵素を利用して砂糖からイヌリンを製造する方法が開発

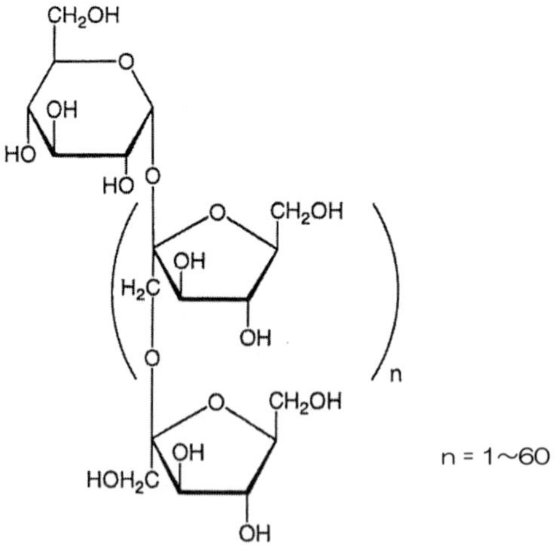

図1　イヌリンの構造

* Tadashi Wada　フジ日本精糖㈱　機能性素材本部　研究開発室　研究開発室長

された[2]。このイヌリンはチコリ由来のものに比べて品質が安定しており，ロットによる差が少ないこと，さらに水溶解性が高いといった使いやすさから食品産業を中心とした利用が進められている。

イヌリンはヒトの消化管で直接的に代謝されず，低エネルギーの食品素材としての利用が可能である。また，腸内の *Bifidobacteria* の増殖を選択的に促進させ，排便量の増加だけではなく，より健全な腸内菌叢を形成する。さらにカルシウムやマグネシウムの吸収をよくし，骨への保健効果や血中の中性脂肪を低減させる効果等が知られている。イヌリンは，食物繊維としての機能のほかに食品加工用素材としての機能もあるため，その両面から興味をもたれている。特にイヌリンは高濃度で水に溶解させると脂肪に似た食感を有する白色のゲルになる性質があり，油脂含有食品における脂肪摂取の制限された食品用途のための脂肪代替素材として期待がもたれている。

2 イヌリンの生物学的機能

2.1 大腸機能における効果と腸内菌叢改善効果

イヌリンは非常によく研究がなされ，充分に検証がなされたプレバイオティクスである。イヌリンはヒトにおける上部消化管の加水分解に抵抗性があるため，大腸に到達した際にはじめて腸内細菌の餌となり発酵分解を受ける。この発酵によって約半分が微生物のエネルギー源として利用され，残りのほとんどは短鎖脂肪酸となる。その結果として排便重量や水分含量の増加，排便頻度の向上につながってゆく[3]。短鎖脂肪酸は大腸上皮細胞のエネルギー源として利用され腸の働きを活発化させるほか，肝臓における脂肪合成の阻害物質と考えられている有益な物質である。

イヌリンの摂取によって排便の量や回数が増加し，より理想的な方向に改善されたという報告は多く，表1に排便回数における改善例を示した。排便回数はイヌリン摂取によって，ほぼ1日1回に改善されていることがわかる。Gibsonら[4,5]は，健康な被験者を用い，15 g/dayでイヌリンあるいはオリゴフラクトースを摂取させたところ，便の重量と排便頻度の増加を確認した。

表1　健常人におけるイヌリンおよびオリゴフラクトース摂取による排便回数の変化

被験物質	被験者数	摂取量 (g/day)	排便回数（1週間当たり）		参考文献
			摂取前	摂取後	
オリゴフラクトース	8	15	5.7	7.4	Gibson (1995)[4]
イヌリン（チコリ由来）	4	15	5.3	6.0	Gibson (1995)[5]
イヌリン（チコリ由来）	10	20/40	1.5	7.3	Kleessen (1997)[7]
イヌリン（チコリ由来）	6	15	4.0	6.5	Den Hond (1997)[8]
イヌリン（酵素合成）	25	11.6	6.8	7.8	新井 (2008)[9]

また，便のpH低下も確認し，これが高濃度の短鎖脂肪酸に起因することを明らかにした。新井ら[9]は，酵素合成イヌリンを使用したダブルブラインドのクロスオーバー試験を行った。25名の女子学生（21.4 ± 1.3歳）を用い，酵素合成イヌリン11.6 g/dayを2週間摂取させたところ，1週間あたりの排便回数は，6.8回から7.8回に増加し，排便量は28％増加することを確認した。

イヌリンのヒト腸内菌叢における効果についても多くの研究例があるが，ビフィズス菌はよく研究されている腸内細菌のひとつであり，健康促進効果の高い微生物であると考えられている[10〜18]。イヌリンは，ビフィズス菌や乳酸菌のような有益な菌を選択的に増殖させ，バクテロイデス，クロストリディウムのような有害菌の増殖を抑えることがGibsonら[4,5]によって明らかにされた（図2）。Roberfroid[6]らは，これまでに公表された研究結果をまとめ，オリゴフラクトースは5 g/day，イヌリンは8 g/day以上摂取した場合に腸内菌叢は有意に改善され，有害菌は減少し，ビフィズス菌が増加すると結論づけた。さらに，イヌリンのプレバイオティクス効果については，ビフィズス菌がイヌリンのβ-(2,1)結合を加水分解するのに必要な酵素であるイヌリナーゼを産生できるためと述べている。表2にイヌリンのプレバイオティクス効果を示すヒ

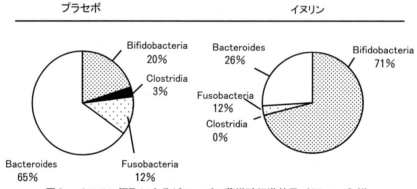

図2　イヌリン摂取によるビフィズス菌増殖促進効果（Gibsonら[5]）

表2　イヌリンのプレバイオティクス効果を示すヒト介入試験データの一覧

参考文献リスト No.	被験物質	摂取量 (g/day)	被験者数	摂取期間 (day)	ビフィズス菌数増加 (Log)	統計有意水準
Gibsonら (1995)[4]	オリゴフラクトース	15	8	14	0.7	p<0.01
Gibsonら (1995)[5]	イヌリン	15	4	14	0.9	p<0.001
Bouhnikら (1996)[12]	オリゴフラクトース	12.5	20	12	1.2	p<0.01
Buddingtonら (1996)[10]	オリゴフラクトース	4	12	25	0.8	p<0.03
Kleessenら (1997)[7]	イヌリン	20/40	10	19	0.9	p<0.05
Kruseら (1999)[14]	イヌリン	34	11	60	1.1	p<0.05
Menneら (2000)[15]	オリゴフラクトース (Fn)	8	8	35	0.9	p<0.05
Raoら (2001)[16]	オリゴフラクトース	5	8	21	0.9	p<0.001
Tuohyら (2001)[17]	イヌリン	8	8	14	0.2	p<0.05

ト試験データの一覧を示した。

ビフィズス菌や乳酸菌など有益な菌の優位な増殖により，腐敗菌あるいは病原性細菌の定着や増殖が抑えられるほか，腸内 pH の低下に基づくミネラル成分可溶化による吸収促進，ビタミンの産生，腸管機能の活性化，免疫応答の刺激といった効果もあることが知られている[18~20]。

2.2 ミネラル吸収促進効果

イヌリンは，腸管におけるカルシウム，鉄，マグネシウムの吸収を増加させることが様々な研究者らのラットを用いた動物実験により明らかにされている。さらにカルシウム吸収の増加によって骨密度が増加することも明らかにされている。ヒトにおいても検証がなされており，Coudray[21]らは，9 人の青年に 40 g/day（はじめの 14 日間で段階的に 40 g まであげ，その後 12 日間は 40 g）でイヌリンを 26 日間摂取させた際のカルシウム吸収促進効果を調べた。その結果，カルシウムの吸収率は改善され，21 % から 33.7 % に増加した（＋58 %；$p < 0.01$）と報告している。

ダブルブラインドのクロスオーバー試験として，Van den Heuvel ら[22]は，14 ～ 16 歳の 12 名の健康な青年を対象とし，15 g/day でオリゴフラクトースを 1 週間摂取させる試験を行った。彼らはラジオアイソトープを用いた手法でカルシウム吸収を調べた。その結果，プラセボ摂取群が 47.8 % に対しオリゴフラクトース摂取群が 60.1 % とオリゴフラクトースの摂取によってカルシウム吸収効率は有意に増加することを確認した（26 %；$p, < 0.05$）。

最近，カルシウム吸収における鎖長の異なるフラクタンの摂取効果を確認するためにダブルブラインドのクロスオーバー試験が行われた。29 名の青年期にある女性（11 ～ 14 歳）にカルシウム（1500 mg/day）を加えたオレンジジュースを 3 週間与え，その間 8 g/day でオリゴフラクトースを加えたもの，オリゴフラクトースにイヌリンを加えたもの，プラセボとして砂糖を加えたもので比較試験を行った。なお，カルシウム吸収はラジオアイソトープを用いる方法で分析した。その結果，オリゴフラクトースだけの摂取群においては有意な効果はみられなかったが，イヌリンを添加したオリゴフラクトース摂取群はカルシウム吸収が有意に増加し，その吸収効率は 18 %（$p = 0.004$）向上したと報告している（90 mg/day）[23~25]。このイヌリンとフラクトオリゴ糖の配合効果は，以下のように考えられている。すなわち，フラクトオリゴ糖や比較的短鎖のイヌリンは大腸の入り口付近で腸内細菌による発酵分解を受け，大腸末端までは到達できない。しかしながら長鎖イヌリンは腸内細菌による資化速度がゆるやかであるため，大腸内全域で腸内細菌に発酵利用されるため，それらによって産生する短鎖脂肪酸のレベルが大腸内のあらゆる部分で高まる結果，pH は低下しカルシウムの溶解性が向上することによって吸収効率が高まるというものである。こうしたイヌリンによるカルシウム吸収促進の効果は，骨量や骨密度の増加につながるものと考えられる。

2.3 脂質代謝の改善効果

　ラットを用いた動物実験によって脂質代謝における効果が調べられた結果，イヌリンの摂取によって肝臓におけるトリグリセリドのレベルが変動することがわかった。さらにイヌリンの摂取が，肝臓中の脂質を合成するためのキーエンザイムを抑えるかどうか，単離された肝臓を用いて調べられ，遺伝子発現の変化が制御の基本であるということがわかった。イヌリンの腸内細菌による代謝産物が，ラットのホルモンに影響を及ぼしているものと考えられている。最近，ラットにおける投与効果研究から血清トリグリセリドやコレステロールの減少効果を明らかにした参考文献は多い[26~29]。ヒト試験においてもイヌリンに調節機能があることが示されている。

　山下ら[30]は，18名の非インスリン依存型の糖尿病患者に8gのフラクトオリゴ糖を加えたコーヒーやコーヒーゼリーを14日間にわたり摂取させた結果，血清総コレステロールを19 mg/dl（242 ± 43 mg/dl vs. 223 ± 27 mg/dl, $p < 0.01$）低減させ，LDL-コレステロールレベルにおいては，17 mg/dl（164 ± 33 mg/dl vs. 147 ± 32 mg/dl, $p < 0.02$）低減させたと報告している。また，Causeyら[31]は，やや高脂血症ぎみの被験者12名を用いて，ダブルブラインドのクロスオーバー試験を実施し，20 g/dayでイヌリンを3週間摂取させることにより，血清トリグリセリドは40 mg/dl（コントロール；282.92，イヌリン；243.24，$p = 0.024$），血清総コレステロールも11 mg/dl（コントロール；240.8，イヌリン；229.8，$p = 0.086$）の低減効果を確認した。なお，LDL-コレステロールは低減したが有意な差はなく，HDL-コレステロールについては変化がなかったと報告している。他のクロスオーバー試験としてはDavidsonら[32]の報告がある。やや高脂血症ぎみの被験者21名に18 g/dayでイヌリンを6週間摂取させることにより，LDL-コレステロールレベルは4.4％，総コレステロールは8.7％の有意な低減（$p < 0.05$）を確認している。しかしながらHDL-コレステロールと血清トリグリセリドには変化はなかったと報告している。さらにJacksonら[33]は，やや血中脂質濃度の高い中年齢域の被験者54名を用い，10 g/dayでイヌリンを8週間と長期にわたって摂取させた際の効果を調べた。その結果，血清コレステロールに対する有意な低減効果は認められなかったが，血清トリグリセリドについてはコントロールに比べて19％の低減効果が認められたと報告している。Brighentiら[34]は，健常人でのイヌリンの効果を調べた。23歳前後の男性12名を対象として，ライスをベースとしたシリアルに9gのイヌリンを添加したものを毎日4週間摂取させた結果，血清トリグリセリドは20.4 mg/dl（−27％），LDL-コレステロールは8 mg/dl（8％低減）と有意に低下したと報告している。

　血清の脂質濃度については日常の食生活において変動しやすいため，被験者の管理を厳格に行うことも重要であると考えられるが，試験に使用するイヌリンの鎖長分布の違いが上記の各研究ごとの微妙な差につながっている可能性もある。今後は，試験に用いるイヌリンの鎖長分布や平均鎖長の差による効果の違いについても調べる必要があると考えられる。

2.4 血糖値の上昇抑制効果

イヌリンは，人間の口から摂取された場合，上部消化管での分解・吸収を受けず，直接大腸に到達する。したがって，血糖に影響を及ぼさない。このことは，多くの研究者たちによって確かめられている。Sannoら（1984）は，糖尿病患者によるフラクトオリゴ糖の日常摂取による影響について研究し，それが血中グルコースに影響を及ぼさず，インスリン分泌を促進せず，グルカゴンの分泌にも影響しないことを見出した。Jacksonら[33]は，10 g/dayで健康な男女54人にイヌリンを摂取させたところ，血中のインスリン濃度が減少したことを報告した。山下ら[30]の実験においても，14日間8gのフラクトオリゴ糖を糖尿病の被験者に摂取させた結果，血糖値がコントロールに比べて有意に低減したと報告している。また，和田ら[35]も葛粉にイヌリン12gを添加した食事で，一過性の血糖値の上昇を調べた結果，イヌリン無添加の際に比べ血糖値の上昇を10％抑制する効果を確認している（図3）。

イヌリンの血糖値上昇抑制効果は，イヌリンが腸内細菌による発酵分解を受けて産生される短鎖脂肪酸の腸内分泌細胞に対する刺激が，プログルカゴンの産生を促進し，このホルモン前駆体からグルカゴン様ペプチド-1-(7-36)アミド（GLP-1）が生じ，すい臓のインスリン産生が促され血糖値が低下すると考えられている[36〜38]。糖尿病患者のための食品としてのイヌリン利用の可能性については，20世紀の初頭より知られており，イヌリンベースの糖尿病用のパンやパスタ，イヌリンベースのジャムなど非常に多くの応用例が知られている。

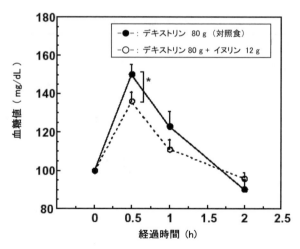

図3　酵素合成イヌリンによる血糖上昇抑制効果[35]
対照食は消化性デキストリン80 gを摂取した際の血糖値の推移。
試験食は対照食にイヌリン12 gを摂取したもの。
＊ $p<0.05$ で有意な低下を示す。

3 イヌリンの食品加工上の特性と利用例

　イヌリンは，無色，無臭の粉末であり，食品に添加した際には，その風味を損なわず，口当たりのよい食感を付与することができる。イヌリンは高濃度で水に溶かした場合，水中で粒子状のゲルを形成し，やや伸びのある白いクリーム状の構造となる。これが脂肪を置き換えるために食品に添加される。そのゲルは，光沢のある外観を呈し，やや伸びのあるテクスチャーとなめらかな脂肪の食感を有するだけではなく，フレーバーリリースもよくする。

　イヌリンは，ゼラチン・アルギン酸・カラギーナン・ジェランガムのような多くのゲル化剤やマルトデキストリンと同時に使用される[39]。また，気泡を抱き込んだデザートやアイスクリーム，テーブルスプレッド・ソースに関連する泡やエマルジョンの安定性を改善する[40,41]。

　表3に食品と飲料における利用の概略を示した。ベーカリー製品や朝食シリアルに対して食物繊維成分としてイヌリンを使った場合，風味や食感が改善され，サクサク感が出る[40]。また，パンやケーキにしっとり感を与えたり，鮮度保持にも役立つ。飲料，酪農産物，テーブルスプレッドのような水分の多いものにおいても食物繊維を付与できる。また，しばしば低カロリーの酪農産物やフローズンデザート，ミールの代替物として使われる。イヌリンには特異的ゲル化性能があるため，風味と食感を損なうことなしに低脂肪食品に用いられる。テーブルスプレッドのように水と脂肪が混ざったようなものの場合，イヌリンはかなりの量脂肪と置き換えることができ，

表3　イヌリンの食品加工への典型的利用例

加工食品	アプリケーション
酪農産物	ボディー感・口当たり改善 気泡安定性・砂糖－脂肪代替 甘味料との相乗効果
フローズンデザート	砂糖－脂肪代替・甘味料との相乗効果 食感改良・口どけ
テーブルスプレッド	脂肪代替・食感改良と伸び 乳化安定性
焼き菓子及びパン	砂糖代替・水分保持
朝食シリアル	サクサク感・膨らみ増加
フルーツ加工品	砂糖代替・甘味料との相乗効果 ボディー感・口当たり改善
肉加工品	脂肪代替・食感改良・品質保持
チョコレート	砂糖代替・熱に対する抵抗性付与

第5章 イヌリン

エマルジョンを安定化させる。また，バター様レシピや酪農産物ベースのスプレッドにも低脂肪化のために使われる。低脂肪酪農産物において，チーズに2-3％イヌリンを添加するとクリーミーな口当たりとなる。イヌリンはまたフローズンデザートにも脂肪代替のために使用されるが，フレーバーを保持させつつ凍結融解に対する安定性を与えるだけではなく，脂肪の食感を与えたり，口解けをよくしたりする。脂肪代替物としてさらにミール代替，肉製品，ソース，スープに用いられ，クリーミーな食感とジューシーな口当たりを与える。また十分な水分保持によって安定性も改善される。フルーツヨーグルトにイヌリンを1-3％添加すると口当たりがよくなる。その結果，イヌリン入りの製品は形態を長く保持することができ，さらに脂肪状の食感も付与される。このようにイヌリンは食品産業におけるキー成分となっており，バランスのとれた風味のよい製品づくりに貢献するものである。

4 結論

イヌリンの生物学的機能を要約すると，①腸内細菌において利用される食物繊維であり，排便頻度の増加など腸の調子を整えることによる大腸機能の改善効果，②ビフィズス菌の増殖を促進するプレバイオティクス効果，③カルシウムやマグネシウムの吸収を促進させる効果，④高脂血症における中性脂肪を低減させる効果ということになるが，最近の研究においては，腸管免疫機能や防御機能等についても動物実験をはじめとした研究が展開されている。

イヌリンは，食品添加物的に使用することのできる食品素材であり，食品の風味や食感を改善する効果，しっとり感を付与する保湿効果，さらには脂肪代替効果があるため，様々な食品への利用が可能である。イヌリンは通常の健康食品のようにそれだけを単独で摂取するというような使い方ではなく，毎日の生活の中で普通に口にするような加工食品として食されるケースが多いと考えられるため，長期に渡り無理のない摂取が可能であろう。そうした形で継続的に食してゆけば，知らず知らずのうちに健康が維持されるのではないかと考えている。

文　　献

1) J. Van Loo et al., *Crit. Rev. Food Sci. Nutr.*, **35**, 525 (1995)
2) T. Wada et al., *Biosci. Biotechnol. Biochem.*, **67**, 1327 (2003)
3) M.B. Roberfroid, *Br. J. Nutr.*, **93**, S13 (2005)

4) G.F. Gibson et al., *Gastroenterology*, **108**, 975 (1995)
5) G.F. Gibson et al., *J. Nutr.*, **125**, 1401 (1995)
6) M. Roberfroid et al., *J. Nutr.*, **128**, 11 (1998)
7) B. Kleessen et al., *Am. J. Clin. Nutr.*, **65**, 1397 (1997)
8) Den Hond et al., *Nutr. Res.*, **51**, 137 (2000)
9) 新井映子他, 日本食物繊維学会誌, **12**, s54 (2008)
10) R.K. Buddington et al., *Am. J. Clin. Nutr.*, **63**, 709 (1996)
11) Y. Bouhnik et al., *J. Nutr.*, **129**, 113 (1999)
12) Y. Bouhnik et al., *Eur. J. Clin. Nutr.*, **50**, 269 (1996)
13) K.M. Tuohy et al., *Br. J. Nutr.*, **86**, 341 (2001)
14) H.P. Kruse et al., *Br. J. Nutr.*, **82**, 375 (1999)
15) E. Menne et al., *J. Nutr.*, **130**, 1197 (2000)
16) V.A. Rao et al., *Nutr. Res.*, **21**, 843 (2001)
17) K.M. Tuohy et al., *Ecol. Environ. Microbe.*, **7**, 113 (2001)
18) O. Murphy et al., *Br. J. Nutr.*, **85**, S47 (2001)
19) F. Guamer, *Br. J. Nutr.*, **93**, S61 (2005)
20) S. Koida et al., *Br. J. Nutr.*, **87**, S193 (2002)
21) C. Coudray et al., *Eur. J. Clin. Nutr.*, **51**, 375 (1997)
22) E.G. Van den Heuvel et al., *Am. J. Clin. Nutr.*, **69**, 544 (1999)
23) I.J. Griffin et al., *Br. J. Nutr.*, **87**, S187 (2002)
24) I.J. Griffin et al., *Nutr. Res.*, **23**, 901 (2003)
25) S.A. Abrams et al., Am. *J. Nutr.*, **82**, 471 (2005)
26) M.F. Fiordaliso et al., *Lipids*, **30**, 163 (1995)
27) E.A. Trautwein et al., *J. Nutrition*, **128**, 1937 (1998)
28) N. Kok et al., *Br. J. Nutr.*, **76**, 881 (1996)
29) N. Kok et al., *J. Nutr.*, **128**, 1099 (1998)
30) K. Yamashita et al., *Nutr. Res.*, **4**, 961 (1984)
31) J.L. Causey et al., *Nutr. Res.*, **20**, 191 (2000)
32) M.H. Davidson et al., *Nutr. Res.*, **18**, 503 (1998)
33) K. Jackson et al., *Br. J. Nutr.*, **82**, 23 (1999)
34) F. Brighenti et al., *Eur. J. Clin. Nutr.*, **53**, 726 (1999)
35) T. Wada et al., J.Agric.Food Chem., **53**, 1246 (2005)
36) P.D. Cani et al., *Br. J. Nutr.*, **92**, 521 (2004)
37) N.M. Delzenne et al., *Br. J. Nutr.*, **93**, 157 (2005)
38) N.M. Delzenne et al., *J. Nutr.*, **137**, 2547S (2007)
39) Tiense Suikerraffinaderij (A. Frippiat), Patent application EP 867 470 (1998)
40) A. Frank, P. Coussement, *Food Ingred. Anal. Int.*, October, 8 (1997)
41) Tiense Suikerraffinaderij (A. Frippiat, G. Smits), Patent application W/O 93 06744 (1993)

第6章　大麦粉（β-グルカン）

小林敏樹[*]

1　はじめに

　大麦（*Hordeum vulgare*）は，古代メソポタミアの時代には，すでに土器片に調理利用の様子が記されているなど，一万年以上前から栽培される世界最古の穀物の一つである。原産地は，西アジアから中央アジアの乾燥地帯と言われ，日本へは3〜5世紀頃に中国・朝鮮を経由して渡来した。

　大麦は，小麦，米，トウモロコシに次いで，世界で4番目に多く生産されている穀類であり，生産は北半球に集中している。米国農務省（USDA）の統計を見ると，2000年から2008年までの世界生産量は約1.33〜1.53億トンで推移し，その60％以上はEU諸国とロシア，ウクライナで生産されている。

　大麦は六条大麦と二条大麦に大別され，さらに，成熟後に外皮が粒から離れるものは裸麦，離れないものは皮麦に分類される。大麦の果皮や種皮は糊粉層（アリューロン層）に強く結着し，胚乳との分離が困難であるため，小麦粉の製造では一般的なロール挽砕および篩い分けによる製粉には適さない。また，大麦にはグルテニンが含まれていないため，小麦粉のように粘弾性を有するグルテン生地を調製することができず，大麦粉をパンや麺などの主原料にすることは困難である。大麦が，古来よりビールやウイスキーなどの醸造用原料（麦芽）や，飼料として利用されてきた所以はこれらにある。

　日本では，古くから搗精した大麦をご飯と一緒に炊いて食する習慣があるが，粉体としての利用は「はったい粉」などの一部の用途に限られ，小麦粉のように，食品原料として広く用いられてはいない。しかし，近年の食習慣の変化に伴い，糖尿病を始めとする生活習慣病の罹患者やメタボリックシンドローム該当者の増加が社会問題化する中，食生活の改善に大きく寄与する「穀食」が広く注目を集めるようになり，就中，水溶性と不溶性の食物繊維をバランス良く含み，かつ，実際に生理機能性が期待できる大麦の粉体利用については，各所で検討が進められている。本章では「大麦（粉）」について，その物理化学的特性や生理機能性について解説する。

---

　[*]　Toshiki Kobayashi　㈱はくばく　企画開発本部　研究開発グループ　課長

2　製造方法

食用精麦の製造方法は成書に譲り，ここでは大麦粉の製造方法について述べる。

一般的な小麦粉の製粉工程は，玄麦ごとロール粉砕後，外皮と胚乳部分を篩により分離し，さらに粉砕→篩い分けの工程を繰り返すというものであるが，大麦は，上述した理由により，同様の工程による粉体化が困難である。このため，適度（搗精歩留り50～60％）に精白した大麦原料を，衝撃・磨砕・せん断などの物理的作用を用いた粉砕機で処理して製造することが一般的である。

図1に，衝撃式粉砕機（ピンミル方式）にて粉砕された，六条大麦を原料とする市販大麦粉の粒度測定結果を示した。粒子径10μmと200μm付近に二つのピークが確認されるが，10μm付近のピークは主に澱粉粒の，200μm付近のピークは主に胚乳細胞壁のものと考えられ，小麦粉と比較して，粒度が不均一，かつ平均粒径が大きいことが確認できる。

このような粒度プロファイルの大麦粉を，空気分級法や篩い分けなどで微粉部と粗粉部に分級すると，粗粉部には胚乳細胞壁を主体とする画分が集められ，相対的に食物繊維含量やβ-グルカン含量は高まる。Knucklesらは，糯性裸麦および粳性皮麦を原料にした粉砕，分級試験において，食物繊維含量，β-グルカン含量共に，原料大麦対比で3倍以上まで高められた大麦粉が調製できることを確認している[1]。

写真1に，六条大麦粉砕品を篩い分け，食物繊維含量を高めた市販大麦粉の，SEM写真を示した。ここでは，通常の大麦粉で観察される球状の澱粉粒は確認されず，千切れた紙片のような形状物が見られる。大麦胚乳細胞は内部に澱粉粒を溜め込み膨満しているが，これらは内部から澱粉粒が絞り出された後に残る胚乳細胞壁だと考えられ，粗粉部では，食物繊維含量，β-グルカン含量共に，六条大麦粉砕品と比し，二倍程度に高められている。

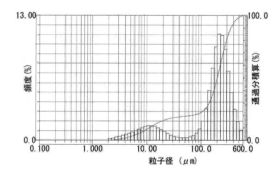

図1　市販大麦粉（六条大麦使用）の粒度プロファイル

第6章　大麦粉（β-グルカン）

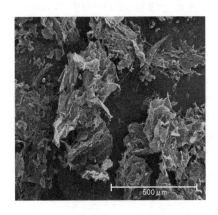

写真1　分級によりβ-グルカン含量が高められた市販大麦粉のSEM写真（筆者撮影）

　この粗粉部は，総じて吸水性が高く，加水時には高い粘稠性を示すなど，著しく二次加工適性が低いため，単独で粉体原料として用いられることは少ない。

3　組成・構成

　構成成分上，大麦が他の穀物と大きく異なる点は，食物繊維の高含有性並びにその組成である。例として市販されている精麦製品を挙げると，食物繊維を約8～10%含み，このうち水溶性と不溶性の比率はほぼ1：1であるため，精麦やそれを粉砕した大麦粉は，ルミナコイド素材として非常にバランスの取れた製品だと言える。

　大麦中の水溶性食物繊維の主体はヘミセルロースであるアラビノキシランおよびβ-グルカンである。大麦胚乳細胞壁の70%をβ-グルカンが占め，残りは主に，アラビノキシラン（約25%），マンノース含有ポリマー，セルロース，タンパクおよびフェノール性の成分と見られる。糊粉層の細胞壁に於いても，アラビノキシラン（約65%）とβ-グルカン（約25%）の二つが主要な構成成分であり，他に，マンノース含有ポリマー，セルロース，β-(1→3)-グルカン，タンパク，灰分，アセチル化化合物およびフェノール性の化合物が含まれる[2]。

　表1に，六条種，二条種を原料とした市販大麦粉の成分分析値を示した。

4　β-グルカン

　大麦β-グルカンは，D-グルコース残基がβ-(1→4)結合で結合したセロトリオースおよびセロテトラオースが，β-(1→3)結合にて直鎖状に連なった構造を取った多糖であり（図2），

表1 大麦粉の成分分析値（w/w%）

	六条由来	二条由来	分級大麦粉
水分	11.4	11.5	12.6
粗タンパク質	7.2	7.0	9.0
粗脂肪	2.4	2.1	2.2
灰分	0.8	1.0	1.2
炭水化物*	78.3	78.5	75.1
β-グルカン	4.7	3.1	9.3
総食物繊維	9.2	8.5	15.2

*100－（水分＋粗タンパク質＋粗脂肪＋灰分）

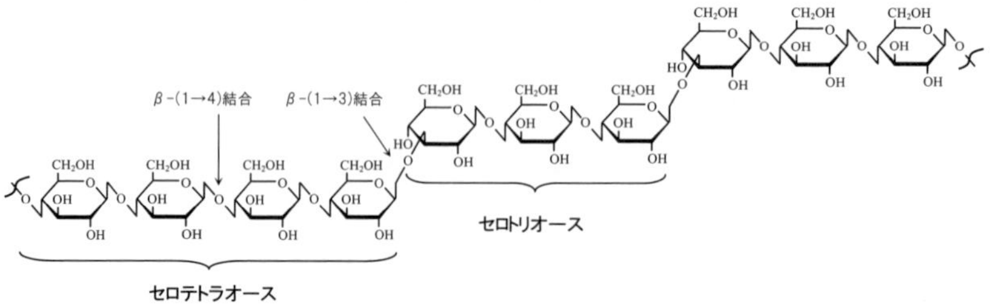

図2 （1→3），（1→4）-β-D-グルカンの構造

主に禾本科植物に分布するものである。菌類のβ-グルカンのように，β-（1→6）結合を有していないため側鎖を持たない。大麦β-グルカン（以下β-グルカン）は，主に糊粉層や胚乳細胞の細胞壁に含まれ，粒内に満遍なく分布しているため，他の穀物の食物繊維成分と異なり，精白・搗精を進めてもその含有率は減らず，精麦製品でも4%程度のβ-グルカンが含まれる。小麦の玄麦には0.5%程度のβ-グルカンが含まれるが，精製して小麦粉とすると殆ど含まれなくなる。一般的に粳種よりも糯種の麦の方が，また二条種よりも六条種の麦の方が，β-グルカン含量は高くなる傾向にある。

β-グルカンの分子量は，おおむねMw数万～数十万の範囲に分布するとされるが，細胞内部では，ペプチド鎖との弱い結合によるマトリックスを形成したり，他の非糖質系の成分とも結合したりしているため，ポリマーとして，さらに大きな分子量で存在しているものと考えられる。

β-グルカンの水溶液は高い粘稠性を帯びる。以降で述べる，血清コレステロール低下効果や，食後血糖値の上昇抑制効果などの生理学的機能性は，この粘稠性に起因するものと考えられている。

近年，大麦やオーツ麦から抽出された易溶性のβ-グルカン素材も市販されているが，これらは加水分解酵素を用いて低分子化を図り，液粘性を低下させて抽出し，濃縮乾燥されていること

第6章　大麦粉（β-グルカン）

が多い。このような複雑な製造工程を経ると，抽出物も高価にならざるを得ず，巷間，これらの抽出β-グルカン素材が普及しているとは言えない。今後は製造時のコストダウンが課題である。

5　生理作用

大麦粉単体としての生理機能性の研究例は少ないため，以下，大麦そのものや大麦食物繊維（β-グルカン）に関する研究事例について，脂質代謝改善作用および食後血糖の上昇抑制効果を中心に解説する。

5.1　血清脂質改善効果

大麦食物繊維（β-グルカン）の機能性として最も広く認識されているものがコレステロール低下作用を始めとする血清脂質の改善効果である。

大麦に関しては，特に臨床試験での有効性を示すデータが多く存在している。Talati らは，2008年までに実施された，大麦摂取と血清脂質改善に関する22の研究論文（臨床試験）のうち，良くオーガナイズされたプロトコルで実施の8事例（$n=391$）について，メタアナリシスを行った[3]。その結果，「大麦由来のβ-グルカンの摂取は，総コレステロール，LDL-コレステロール，およびトリグリセライド濃度を有意に低下させる（HDL-コレステロール濃度は下げない）。」と結論付けている（表2参照）。

これ以外にも大麦の脂質代謝改善に関する多くの報告がなされており，国内の研究では，Ikegami ら[12]が，5割の麦ご飯の継続摂取において，特に高コレステロール群でコレステロール濃度が有意に低下することを，Oda ら[13]が，大麦，オーツ麦由来の水溶性食物繊維を比較し，大麦の方がコレステロール低下効果が強いことを報告している。

これら多くの研究結果を受け，米国食品医薬品局（FDA）は，人の食事に大麦を加えることで，総コレステロールおよび LDL-コレステロールが低下することが科学的に実証されたとし，大麦を原料とした食品について，一日四食を摂取することを前提に，「一食あたり最低0.75gの水溶性食物繊維を摂取することにより，冠状動脈心疾患（CHD）にかかるリスクを軽減する」というヘルスクレームを認めている[14]。また，英国，スウェーデンおよびオランダにおいても，オーツおよび大麦の水溶性食物繊維を摂取することによる同様のヘルスクレームが認められている[15]。

大麦β-グルカンが血清コレステロールを低下させる機序は完全には明らかになっていないが，他の水溶性食物繊維と同様，胆汁酸排泄の促進，LDL-コレステロールの異化促進，肝臓でのコレステロール合成阻害，インスリン分泌の低下などが，その要因として考えられている。

表2 Talatiらが解析した大麦の血清脂質改善効果に関する無作為化試験一覧
(文献3)のデータを筆者一部改変)

著者・発表年	試験デザイン	被験者属性	N[a]	試験期間(週)	大麦供給形態	β-グルカン摂取量(/日)	血清脂質変化[b]			
							TC	LDL-C	HDL-C	TG
Shimizuら[4], 2007	並行群間二重盲検	高Chol血症	39	12	50%大麦ご飯（レトルト）	7g	↓	↓		
Keenanら[5], 2007	並行群間二重盲検	高Chol血症	155	6	大麦濃縮シリアル, ジュース	3または5g	↓	↓	→	↓
Björklundら[6], 2005	並行群間非盲検	高Chol血症	55	5	大麦飲料	5または10g	↓	↓	→	↓
Keoghら[7], 2003	クロスオーバー盲検	高Chol血症	18	4	大麦抽出β-グルカン（パン, マフィン, スパゲティなど）	9.9g	→	↓	↑	↑
Liら[8], 2003	クロスオーバー非盲検	健常	10	4	30%大麦ご飯	未記載		↓	→	↓
Luptonら[9], 1994	並行群間非盲検	高Chol血症	79	4	大麦糠またはカプセル入抽出オイル	未記載	↓	↓	→↑	→
McIntoshら[10], 1991	並行群間非盲検	高Chol血症	21	4	大麦糠, フレーク	8g	↓			
Newmanら[11], 1989	並行群間非盲検	健常	14	4	大麦粉使用シリアル, 焼成品	4.5g	↓	↓	↓	↓

a 統計処理にかけられた人数
b 有意差の有無に関わらず平均値の差のみ評価

5.2 食後血糖の上昇抑制効果

大麦や大麦β-グルカンを配合したダイエットの食後血糖上昇抑制効果については，パスタ，クッキー，炊飯品，ドリンクなどの摂取形態において検証されている。

Casiraghiら[16]は10名の健康な被験者を対象とした試験において，3.5gの大麦β-グルカンを含むクッキーで食後高血糖が抑制されることを報告しており，Bourdon[17]らは11名の健康な男性に，大麦β-グルカンを5g含むパスタを摂取させた試験において，同様の抑制作用を観察している。また，Behallら[18]は，10名の肥満女性に大麦およびオーツ麦を摂取させて比較した試験にて，大麦の方が，より強く血糖上昇を抑制したとも報告している。

我が国における研究事例としては，中村ら[19]が20歳代の健康な男女を対象にした研究で，大麦混合食摂取にて有意な食後血糖上昇抑制効果を観察している。また，佐藤ら[20]は健常者および糖尿病患者に100%大麦を摂取させた試験において，健常者より糖尿病患者でより高い効果を観察している。これらの研究の多くは，血糖値の上昇抑制効果と同時に，インシュリンレスポンスが改善されることも，併せて報告している。

第6章 大麦粉（β-グルカン）

　筆者らも，軽度のⅡ型糖尿病患者10名を対象に，①通常のうどん，②β-グルカン濃度を高めた大麦粉を配合して調製したうどん（総食物繊維量8.5g，β-グルカン量2.5g）を摂取させ，食後の血糖値変化を調査したところ，大麦粉配合うどんにて，食後30分時における血糖値の上昇が有意に抑制されることを確認している[21]（図3）。

　大麦β-グルカンが血糖コントロールを改善するメカニズムに関しては，血清コレステロール改善効果と同様，完全には明らかになっていないが，β-グルカンの物理化学的性質（保水性，粘稠性，吸着性）によるものが考えられている。特に，高い粘稠性が胃の内容物の滞留時間を延長し，小腸内での加水分解酵素と澱粉との接触を妨げるため，澱粉の分解が遅くなり，グルコースの拡散が低下することが予想されている。

5.3　プレバイオティク効果

　近年の食物繊維研究におけるホットトピックスの一つに，「プレバイオティク効果」が挙げられる。これは，胃や小腸で消化・吸収されずに結腸に到達した難消化性成分（オリゴ糖や水溶性食物繊維）が，特定の細菌に選択的に資化されることにより，腸内菌叢バランスを改善し，ひいては，同時に産生される短鎖脂肪酸（SCFA）などの働きにより，宿主の健康維持に寄与するというものである（詳細は第3編第26章，第27章を参照）。

　水溶性の大麦β-グルカンは，他の水溶性食物繊維素材同様，有用なプレバイオティクスだと考えられ，各所で研究が進められている。

　Pieper[22]らは，離乳後の子豚を対象に，大麦をベースにβ-グルカン含量と澱粉組成を変化させた食餌を与え，回腸並びに結腸の微生物菌叢を，PCRで増幅させた16SrRNAを用い，DGGE法にて解析したところ，大麦品種やβ-グルカン量の差異が，菌叢に多様性をもたらすこ

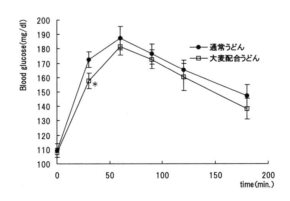

図3　大麦配合うどんが軽度の糖尿病患者の食後血糖に及ぼす影響
　　平均値±標準誤差（$n=10$），＊$p<0.05$で有意差有り。

とを確認し，特にβ-グルカン量が高まるほど，酪酸生成菌を選択的に増やす可能性があると考察している。

Snartら[23]も，ラットに大麦由来の精製β-グルカンの食餌を摂取させ，盲腸内の菌叢を同様にPCR-DGGE法で解析したところ，特に高粘度のβ-グルカンを摂取させた群において，*Lactobacillus*属の乳酸菌が増加したことを報告している。

さらに，Dongowskiら[24]は，ファイバーリッチな大麦食を摂取させたラットでは，通常食を摂取させたラットと比較し，腸管において大腸菌群や*Bacteroides*属の数が低下する一方，*Lactobacillus*属が多くなること，またそれに伴い，SCFA量が増加することを確認している。

これらの研究は，大麦および大麦β-グルカンのプロバイオティクスとしての可能性を示す好事例だと言えるが，いずれも動物試験が主体である上，宿主の生体に及ぼす影響にまで踏み込んで検討しているものではない。また，同様の研究例も少なく，今後は，生理機能との因果関係やそのメカニズムに関する研究，並びに臨床研究の実施が望まれる。

5.4 その他

上述した機能性から，大麦食の摂取はメタボリックコントロールを改善させる可能性があることが予想できる。大麦食の機能性を世に広く認知させた研究に，Hinataらが福島刑務所で行った後向き追跡調査がある[25]。彼らは，1998～2004年に同刑務所に服役した男性のⅡ型糖尿病受刑者109人について，医療記録を元に経過を追跡したところ，空腹時血糖およびHbA1cの平均値いずれも，入所時と比し出所前には有意に低下したと報告した。受刑者の栄養摂取量は日本人の平均と同等以上であること，また運動量が必ずしも多いとは言えないことから，これらの効果が，主食である麦ごはんによるものではないかと考察している。

近年では，大麦やオーツ麦由来のβ-グルカンについて，内臓脂肪蓄積防止効果[4]や血圧上昇抑制効果[26]，免疫細胞活性化[27]およびサイトカイン産生促進[28]による免疫系の改善効果に関する研究も進められているが，いずれの研究も緒に就いたばかりであり，今後の研究の進展が期待される。

6 おわりに

ここで紹介した大麦および大麦β-グルカンの各種生理機能が，他のルミナコイド素材でも同様に確認されることは，他項でも述べられている通りである。但し，大麦が他の素材と決定的に異なるのは，精麦製品にせよ大麦粉にせよ，主食素材として，日常生活に取り入れることが容易であるという点である。

第6章 大麦粉（β-グルカン）

　徳井らは，我が国に於ける総食物繊維の摂取源の上位50品目を調査している[29]が，これによると，その一位は精白米，二位が食パンであるという。どちらも食物繊維含量が必ずしも高くない食品であるにも関わらず，これだけ上位にランクされるということは，食頻度およびその摂取量が他の食品を大きく上回っている証左である。

　食生活の変化により，特に穀物由来の食物繊維の摂取量が減少傾向にある中，これら食品に適用できる精麦製品や大麦粉は，日本人の食生活の改善に大きく寄与する，さらには，食物繊維摂取量の維持・向上，並びに糖尿病を始めとする生活習慣病罹患者を低減させる，大きな可能性を秘めた素材であると言って良い。

　大麦食品に関する情報発信源として，大麦食品推進協議会のWebサイト[30]がある。ご興味の向きは，ぜひ参照頂きたい。

文　　献

1) B.E.Knuckles *et al.*, *J. Food. Sci.*, **60**, 1070（1995）
2) P.Åman *et al.*, *Scand.J.Gastroenterol.Suppl.*, **129**, 42（1987）
3) R.Talati *et al.*, *Ann.Fam.Med.*, **7**, 157（2009）
4) C.Shimizu *et al.*, *Plant.Foods.Hum.Nutr.*, **63**, 21（2008）
5) J.M.Keenan *et al.*, *J.Nutr.*, **97**, 1162（2007）
6) M.Biörklund *et al.*, *Eur.J.Clin.Nutr.*, **59**, 1272（2005）
7) G.F.Keogh *et al.*, *Am.J.Clin.Nutr.*, **78**, 711（2003）
8) J.Li *et al.*, *Nutrition*, **19**, 926（2003）
9) J.R.Lupton *et al.*, *J.Am.Diet.Assoc.*, **94**, 65（1994）
10) G.H.McIntosh *et al.*, *Am.J.Clin.Nutr.*, **53**, 1205（1991）
11) R.K.Newman *et al.*, *Nutl.Rep.Int.*, **39**, 74（1989）
12) S. Ikegami *et al.*, *Plant.Foods.Hum.Nutr.*, **49**, 317（1996）
13) T. Oda *et al.*, *J.Nutr.Sci.Vitaminol.*, **39**, 73（1993）
14) U.S Food and Drug Administration, Federal Register, **71**, 29248（2006）
15) N.P.Ames *et al.*, *Nutrition*, **138**, 1237（2008）
16) M.C.Casiraghi *et al.*, *J.Am.Coll.Nutr.*, **25**, 13（2006）
17) I.Bourdon *et al.*, *Am.J.Clin.Nutr.*, **69**, 55（1999）
18) K.M.Behall *et al.*, *J.Am.Coll.Nutr.*, **24**, 182（2005）
19) 中村ら，東邦医学誌，**43**, 157（1996）
20) 佐藤ら，総合保健体育科学，**13**, 75（1990）
21) 小林ら，第56回日本栄養改善学会学術総会講演要旨集（2009）

22) R.Pieper *et al.*, *FEMS.Microbiol.Ecol.*, **66**, 556 (2008)
23) J.Snart *et al.*, *Appl.Environ.Microbiol.*, **72**, 1925 (2006)
24) G.Dongowski *et al.*, *J.Nutr.*, **132**, 3704 (2002)
25) M.Hinata *et al.*, *Diabetes.Res.Clin.Pract.*, **77**, 327 (2007)
26) K.M, Behall *et al.*, *J.Am.Diet.Assoc.*, **106**, 1445 (2006)
27) 山口ら, 食品と開発, **40**(3), p.63 (2005)
28) A.Estrada *et al.*, *Microbiol.immunol.*, **41**, 991 (1997)
29) 徳井ら, 日本食物繊維研究会誌, **3**, 26 (1999)
30) 大麦食品推進協議会ホームページ, http://www.oh-mugi.com/

第7章 オリゴ糖

奥　恒行[*1]，中村禎子[*2]

1　はじめに－オリゴ糖の概要とその特徴－

　オリゴ糖は糖質の重合体で，配糖体や糖鎖を含めて広くオリゴ糖ということもある。ここでは，単糖が直鎖状，分岐状または環状の結合をした重合度2～10の少糖類について述べる。オリゴ糖は構成糖によってホモオリゴ糖，またはヘテロオリゴ糖に分けられる。小腸において消化されないあるいは消化されにくい糖質は難消化吸収性オリゴ糖（non-digestible and/or non-absorbable oligo-saccharide）に区分され，麦芽糖やショ糖などの消化性糖質と区別している。また，オリゴ糖は多糖である食物繊維とは異なり，甘味を呈し，ショ糖代替甘味料として利用されることから，糖アルコールとともに難消化性甘味糖質と呼ばれる。難消化性オリゴ糖の生体における生理作用については多種類の報告があり，難消化性糖アルコールと同様に既に特定保健用食品をはじめとする健康食品に広く利用されている[1]。その生理作用の中には食物繊維と類似の作用を発現するものがあるため，日本食物繊維学会の提唱するルミナコイド（Luminacoid）の概念では，「ヒトの小腸内で消化・吸収されにくく，消化管を介して健康の維持に役立つ生理作用を発現する食物成分」として多糖である食物繊維と並んで扱われている[2]。しかし，難消化性オリゴ糖を食物繊維の定義の範疇に入れるかについては，未だに国際的な統一見解が得られていないのが現状である。

　難消化性オリゴ糖のヒト生体における代謝経路は図1に示すように食物繊維のそれと共通しており，小腸において消化されずに大腸へ到達したオリゴ糖は微生物による発酵を受けて代謝される[3～5]。しかし，難消化性オリゴ糖は食物繊維に比べると分子量が小さく低粘度であるため多糖である食物繊維とは異なる挙動を示す場合がある。消化管内微生物による資化性は食物繊維に比べると強く，速やかに利用される。したがって，プレバイオティクスとしての機能性は難消化性オリゴ糖の方が発現しやすい。また，食物繊維は粘度およびゲル形成能が高いために1回あたりの摂取量は数g程度であるが，難消化性オリゴ糖は甘味があり，水に対する溶解性が高いため一度に数十gを摂取することが可能である。低分子難消化性オリゴ糖を一度に大量摂取すると

[*1]　Tsuneyuki Oku　長崎県立大学シーボルト校　大学院人間健康科学研究科　教授
[*2]　Sadako Nakamura　長崎県立大学シーボルト校　大学院人間健康科学研究科　助教

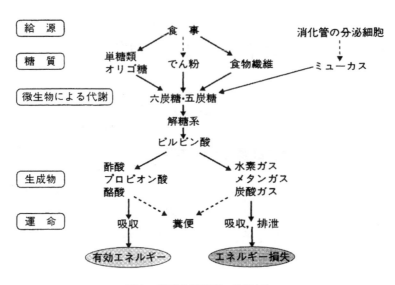

図1 難消化性糖質の代謝[4, 5]

一過性の高浸透圧性下痢を誘発する。食物繊維摂取ではこのような下痢は誘発され難く，人工的に低分子化した低粘度の食物繊維では希に観察されることがある。オリゴ糖には非う蝕原性や血糖値およびインスリン分泌を刺激しないなどの腸内細菌の介在を必要としない生理作用があり，食物繊維とは異なる生理機能を持っている。

2 難消化性オリゴ糖の種類

わが国における難消化性オリゴ糖の開発は先進的であり，現在もいろいろな難消化性糖質が開発されている。オリゴ糖は天然に存在するものや，ショ糖，乳糖およびデンプンなどの人が日常的に摂取している糖質を材料として工業的に作られるものがある[6, 7]。難消化性オリゴ糖をその由来によって5つに区分し，その主なものを図2に示す。

2.1 天然の植物由来

植物性食品である大豆から抽出した大豆オリゴ糖や，植物の構成多糖であるヘミセルロースの加水分解によって作られたものにキシロオリゴ糖があり，いずれも腸内細菌叢改善作用が報告されている[8~10]。

2.2 ショ糖由来

ショ糖に微生物由来の酵素を作用させて作られるオリゴ糖は多く，ショ糖のフルクトース残基

第7章 オリゴ糖

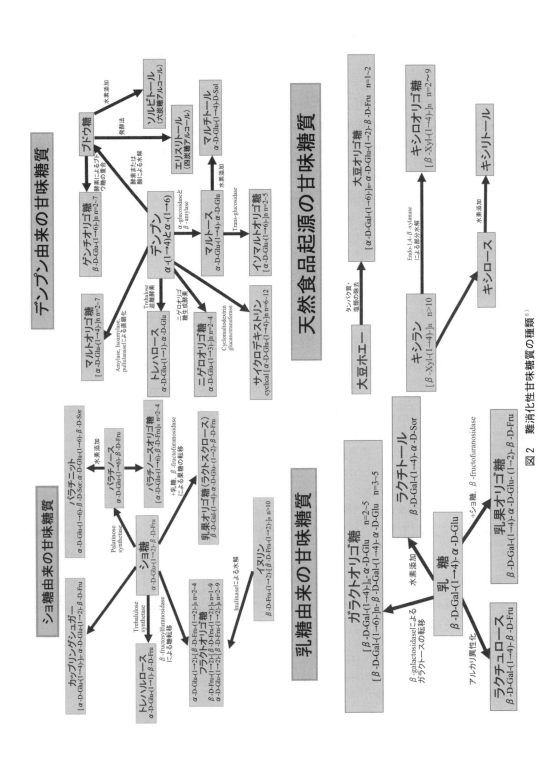

図2 難消化性甘味糖質の種類[6]

へフルクトースを結合させたフラクトオリゴ糖やショ糖のグルコース残基にラクトースが結合したガラクトシルスクロース（ラクトスクロースまたは乳果オリゴ糖ともいう。本編第19章参照）の生理作用は多くの研究報告がある。フラクトオリゴ糖は欧州では天然の根菜チコリから抽出されるが，わが国においてはショ糖に酵素を働かせて製造している。フラクトオリゴ糖にはヒトまたはラットの研究において腸内細菌叢改善[11]，脂質代謝改善[12]，ミネラル吸収促進作用[13,14]，免疫賦活作用および下痢抑制作用[15〜19]などさまざまな生理作用が報告されている。フラクトオリゴ糖の代謝については本章で詳述する。このほか，カップリングシュガー（マルトシルスクロースとグルコシルスクロースなどの混合物），グルコースとフルクトースの結合をα-1,6結合に変換したパラチノース（イソマルチュロース），α-1,1結合に変換したトレハロースなどがあり，これらはう蝕を誘発しない糖質として早くから開発された[20,21]。

2.3 乳糖由来

乳糖からは乳糖のガラクトース残基へガラクトースをβ-1,4または1,6結合させたガラクトオリゴ糖やα-結合オリゴ糖（α-GOS）などが開発されている。構成糖にガラクトース分子を持つオリゴ糖には腸内細菌叢の改善作用のほかに免疫賦活作用などが報告されている[22,23]。乳糖をアルカリ異性化することによって作られるラクチュロースは，1950年代に腸内細菌叢の変化をもたらすことが報告され[24]，さらに1966年にBrickerによって肝性脳症の改善効果のあることが報告されており[25]，プレバイオティクスの草分けである。

2.4 デンプン由来

デンプンに酵素的処理を行って構造変化させることにより多種類のオリゴ糖が作られており，マルトオリゴ糖（α-1,4結合），イソマルトオリゴ糖（α-1,6結合），ゲンチオオリゴ糖（β-1,6結合），ニゲロオリゴ糖（α-1,3結合），トレハロース（α-1,1結合）などがある。環状オリゴ糖には環状四糖やサイクロデキストリンがあり，サイクロデキストリンはα-，β-，γ-型のうちα-とβ-型が難消化性といわれている。これらのオリゴ糖の生理作用としては腸内細菌叢改善作用や脂質代謝改善作用などが報告されている[26〜28]。しかし，これらのオリゴ糖分子の結合は小腸粘膜二糖類水解酵素によって部分的に加水分解されるので，腸内細菌による発酵性はフラクトオリゴ糖やラクチュロースなどの非消化性糖質より低い[29]。また，ゲンチオオリゴ糖は糖質の中で唯一苦味を呈する糖質である。

2.5 動物由来のオリゴ糖

エビやカニなどの甲殻類の殻や昆虫の表皮，菌類の細胞壁に存在するキチンを原料としてキチ

第7章　オリゴ糖

ンオリゴ糖やキトサンオリゴ糖が作られている。キチンは，N-アセチル-D-グルコサミンがβ-1,4結合して直鎖状に連なったムコ多糖類である。キトサンはキチンの脱アセチル体でD-グルコサミンがβ-1,4結合したものである。キトサンは特定保健用食品の関与成分として脂質代謝改善作用を表示しているが，キチンとキトサンのヒトにおける生理効果と安全性についてはまだ議論の残るところである。

3　難消化性オリゴ糖の代謝と生体利用性の評価

3.1　難消化性オリゴ糖の代謝

　難消化性オリゴ糖は小腸粘膜二糖類水解酵素によって全く消化されないものと一部が消化されるものがある。したがって異なる糖質を同量摂取した場合でも，大腸へ到達する糖質量は消化性に依存するため微生物による利用性が異なる。非消化性オリゴ糖であるフラクトオリゴ糖は in vitro において消化酵素によって全く消化されず，ヒトへ経口摂取させると摂取後の血糖値上昇は観察されない[30]。また，ラットへ静脈投与すると代謝されずに速やかに尿中に回収される。図3(a)，(b)に示すように，^{14}C-フラクトオリゴ糖を通常ラットへ経口投与すると炭酸ガスへの排泄は消化性糖質であるショ糖に比べて3～4時間遅延するが，摂取24時間後の炭酸ガスへの排泄率はショ糖と同程度となる。この時間差は，通常ラット盲腸内へフラクトオリゴ糖を直接投与した場合には観察されない。一方，無菌ラットや抗生物質によって腸内細菌を除菌したラットにおいては^{14}C-フラクトオリゴ糖摂取後の炭酸ガス排出が観察されない[11,31～33]。これらの結果は，フラクトオリゴ糖は大腸へ到達後速やかに微生物によって代謝され，その産物である短鎖脂肪酸が利用されたことを示している。難消化性オリゴ糖摂取後に呼気に排出される炭酸ガスは，①消化・吸収された糖質が完全に酸化されて生成したもの，②発酵・吸収過程で生成されたもの，③発酵によって生成した短鎖脂肪酸が吸収され，酸化されて生成されたものの総計である。したがって，難消化性糖質摂取後の炭酸ガス排泄率は，その糖質の消化性と発酵性を反映している。

　一方，難消化性オリゴ糖摂取後に排出される水素ガスは微生物による発酵によってのみ産生され，消化吸収性糖質摂取後には観察されない[34]。難消化性オリゴ糖は大腸内微生物によって極めて速やかに利用され，ヒトにおける難消化性オリゴ糖摂取後の呼気への水素ガス排出は摂取2～3時間後から観察される（図4）。この排出開始時間は gastroenterocolonic scintigraphy (GECS) を用いた実験による難消化性オリゴ糖の回盲部への到達時間，および図3に示す炭酸ガス排出時間とほぼ同じである[35,36]。これに対して食物繊維摂取後の呼気水素ガス排出開始時間は遅く，難消化性糖質に比べると腸内微生物によって発酵され難い[37]。なお，排泄された呼気中にメタンガスが検出されることがあるが，これは腸内にメタンガス産生菌がいる場合に観察され，メタンガ

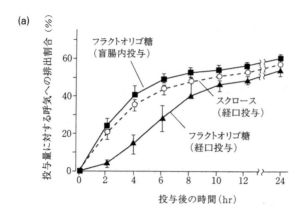

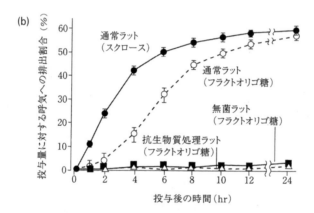

図3 (a) ¹⁴C-フラクトオリゴ糖を通常ラットへ経口投与あるいは盲腸内投与したときの¹⁴C-炭酸ガスへの代謝の経時的変化，(b) ¹⁴C-フラクトオリゴ糖を通常ラット，抗生物質処理ラットまたは無菌ラットへ経口投与したときの¹⁴C-炭酸ガスへの代謝の経時的変化[33]

ス産生者は欧米人に比べて日本人では少ない。

3.2 難消化性オリゴ糖の生体利用性の評価

　難消化性オリゴ糖の生体利用性は，その糖質の小腸における消化性と大腸における発酵性に加えて，一過性の高浸透圧性下痢に対する最大無作用量についても同時に検討することが必要である。消化性は経口摂取後の血糖値の応答によって，また，大腸における発酵性は摂取後の呼気水素ガス排出動態によって評価することができる[4,5]。消化されにくく発酵を受け難い難消化性オリゴ糖は大腸内浸透圧を高めるので，一過性の高浸透圧性下痢を誘発しやすい。このような下痢が生じると摂取した難消化性オリゴ糖は下痢便と共に排泄されるため，その生体利用性は低くな

第7章　オリゴ糖

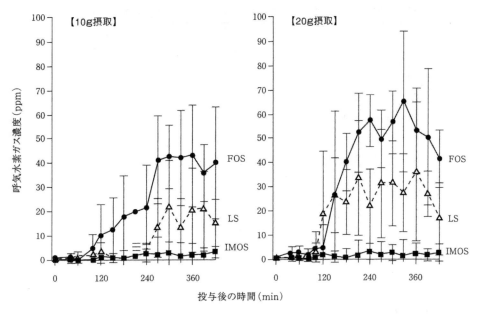

図4　ヒトにおけるフラクトオリゴ糖，ガラクトシルスクロースまたはイソマルトオリゴ糖摂取後の呼気水素ガス排出動態[35]

る。難消化性オリゴ糖摂取による一過性下痢に対する健常な日本人成人における最大無作用量を表1にまとめた[4,38~40]。消化されずにほぼ完全に発酵される糖質の最大無作用量は体重1kg当たり0.3～0.4gであるが，部分的に消化を受ける難消化性オリゴ糖では最大無作用量は高くなり，消化性と発酵性が低い場合には下痢を誘発しやすくなる。

　この最大無作用量は生体のさまざまな要因によって影響される。たとえば，トレハロースはこれを加水分解する小腸トレハラーゼ活性に個体差があるため，低活性の人の場合には下痢を誘発しやすい[41]。また，消化管機能の未成熟な乳幼児や機能低下が生じる高齢者には必ずしも当てはまらないので，運用に当たっては留意する必要がある。摂取方法によっても影響を受けることが明らかになっており，低用量の難消化性糖質を一定期間継続的に摂取すると下痢誘発量の閾値が高くなること，また，この変化は可逆的で，その糖質摂取を中止すると下痢誘発量は継続摂取前の数値に戻ることが観察されている[42,43]。これは，摂取する難消化性糖質に対応して腸内細菌叢や細菌数が変化するために生じる。

　糖質の生体利用性の評価方法には，摂取後の酸素消費量から間接的に算出する方法や呼吸商によって評価する方法などがある。しかし，いずれも被験者に対する負担が大きく，また一過性下痢を誘発しやすい糖質の場合には評価が難しく，難消化性オリゴ糖の継続摂取による馴化をどのように評価するかなどについては検討を要する。

表1 健常成人における一過性の高浸透圧性下痢に対する最大無作用量[4,5]

糖質の種類	最大無作用量（g／kg body wt）	
	男	女
エリスリトール	0.46	0.68
キシリトール	0.37	0.42
ソルビトール	0.17	0.24
	0.15[a]	0.3[a]
マルチトール	—	0.30
	0.3[a]	0.3[a]
ラクチトール	0.25	0.34
パラチニット	0.3[a]	—
トレハロース	—	0.65
セロビオース	—	0.36
ラクチュロース	—	0.32
ガラクトシルスクロース	0.6[b]	0.6[b]
	—	0.8
4'-ガラクトオリゴ糖	0.28[c]	0.14[c]
6'-ガラクトオリゴ糖	0.3[e]	0.3[e]
キシロオリゴ糖	0.12[f]	—
フラクトオリゴ糖	—	0.34
イソマルトオリゴ糖	0.3[c]	0.4[c]
大豆オリゴ糖	>1.5[c]	—
	0.64[c]	0.96[c]

a) Koizumi *et al.*, b) Mikuni *et al.*, c) Hata *et al.*, d) Mitsui sugar Co., e) Yakult Co., Ltd., f) Suntory Co., Ltd.

3.3 経口摂取するオリゴ糖のエネルギー換算係数

難消化性オリゴ糖は腸内細菌の最終代謝産物である短鎖脂肪酸が吸収され，酸化されることによって生体へエネルギーを供給している。そのエネルギーは表2に示す糖質の発酵式を参考にして難消化性オリゴ糖の生体における利用性を換算して算出している。健康増進法の栄養表示基準では，消化されずにほぼ完全に発酵を受けて代謝される難消化性糖質を2 kcal/gとし，それぞれの糖質についてその消化率と発酵率などに基づいて2，1，および0 kcal/gの3段階に区分している（表3）[4,44]。

表2 いろいろな研究者の提案する糖質発酵式[4,5]

I	58 $C_6H_{12}O_6$ → 62 Acetate+22 Propionate+16 Butyrate +60.5 CO_2+33.5 CH_4+27 H_2O (Hungate, 1966)	2.78 kcal/g
II	34.5 $C_6H_{12}O_6$ → 48 Acetate+11 Propionate+5 Butyrate +34.25 CO_2+23.75 CH_4+10.5 H_2O (Miller & Wolin, 1979)	2.70 kcal/g
III	58 $C_6H_{12}O_6$+36 H_2O → 60 Acetate+24 Propionate+16 Butyrate +92 CO_2+256 [H] (Liversey & Elia, 1988)	2.86 kcal/g
IV	37.73 $C_6H_{12}O_6$ → 34.5 Acetate+9.7 Propionate+8.6 Butyrate +38.2 CO_2+18.8 CH_4+6.13 $C_6H_{10}O_3$ (Smith & Bryant, 1979)	2.51 kcal/g
	平均	2.71 kcal/g

第7章　オリゴ糖

表3　糖質のエネルギー換算係数 [4, 5, 44]

エネルギー換算係数 （kcal/g）	該当する糖質			
0 （<0.5）	エリスリトール*			
1 （0.5〜1.4）	ポリデキストロース			
2 （1.5〜2.4）	ソルボース パラチニット 乳果オリゴ糖 ゲンチオリゴ糖	マンニトール* マルチトール* 4'-ガラクトオリゴ糖 フラクトオリゴ糖	ラクチュロース ラクチトール* 6'-ガラクトオリゴ糖	イソマルチトール* マルトトリトール* キシロオリゴ糖
3 （2.5〜3.4）	ソルビトール* パラチノースオリゴ糖	キシリトール*	大豆オリゴ糖	イソマルトオリゴ糖
4 （≧3.5）	ブドウ糖　果糖　ガラクトース　ショ糖　乳糖　マルトース　イソマルトース トレハロース　パラチノース　トレハルロース　カップリングシュガー			

*：糖アルコール

4　難消化性オリゴ糖の生理作用

　難消化性オリゴ糖は消化性糖質とは異なる代謝経路で利用されるため，その過程においてさまざまな生理作用を発現する。おもな生理作用をまとめると以下のようになる [2, 4]。

① 　ショ糖代替甘味料として利用され，その有効エネルギーは1g当たり最大2kcalである。
② 　ショ糖代替甘味料として摂取した場合，摂取後の血糖値ならびにインスリン分泌を刺激しない。
③ 　ミュータンス菌が利用できないので不溶性グルカンを形成しないためう蝕を誘発しない。
④ 　大腸内微生物によって利用され，有用菌である乳酸菌やビフィズス菌を増殖させ，病原菌や腐敗菌などの有害菌の生育を抑制する。
⑤ 　排便ならびに便性状の改善作用がある。
⑥ 　低栄養小児の下痢発症および症状改善作用がある。
⑦ 　二次胆汁酸合成酵素を持つ腸内細菌の増殖を抑制するため，脂質代謝の改善作用がある。
⑧ 　カルシウムなどのミネラル吸収促進作用がある。
⑨ 　消化管免疫ならびに免疫賦活作用がある。
⑩ 　一度に大量摂取すると一過性の高浸透圧性下痢の誘発や緩下作用を示す。
⑪ 　大腸内微生物によって利用される過程で，腹鳴，腹部膨満感，おなら，腹痛などの消化管症状を誘発することがある。

　近年，プレバイオティクスの概念が広く用いられるようになっている [45〜47]。小腸で消化されずに大腸に移行して腸内微生物によって利用される難消化性オリゴ糖は，プレバイオティクスとしての資質を具備している。しかし，ここに掲げた生理作用の中で非う蝕原性，低エネルギー性，

血糖値やインスリン分泌を刺激しないなどの作用はプレバイオティク効果とは異なる生理作用である。これらは，腸内細菌の介在なしにもたらされる生理作用であり，甘味糖質として利用される難消化性オリゴ糖自体に備わっている特徴的な作用である。

文　　献

1) 奥恒行ほか, 日本食物繊維学会誌, **12**, 51（2008）
2) Kiriyama S, et al., J Jpn Assoc Dietary Fiber Res, **10**, 11（2006）
3) Oku T, Nutr Rev, **56**, S 59（1996）
4) 奥恒行, 日本栄養・食糧学会誌, **58**, 337（2005）
5) Oku T, et al., Pure Appl Chem, **74**, 1253（2002）
6) 奥恒行, 臨床栄養, **91**, 589（1997）
7) 早川幸男, 株式会社食品化学新聞社（1998）
8) Tamura M, et al., J Nutr Sci Vitaminol, **49**, 168（2003）
9) 岡崎昌子ほか, 日本栄養・食糧学会誌, **43**, 395（1990）
10) Takeyama I, et al., J Nutr Sci Vitaminol, **51**, 445（2005）
11) Tokunaga T, et al., J Nutr Sci Vitaminol, **32**, 111（1986）
12) Buddington KR, et al., Am J Clin Nutr, **63**, 709（1996）
13) Ohta A, et al., J Nutr Sci Vitaminol, **40**, 171（1994）
14) Ohta A, et al., J Nutr Sci Vitaminol, **41**, 281（1995）
15) Guigoz F, et al., Nutritionr, **22**, 13（2002）
16) Olesen M, et al., Am J Clin Nutr, **72**, 1570（2000）
17) Duggan C, et al., Am J Clin Nutr, **77**, 937（2003）
18) Nakamura S, et al., Trop Med and Health, **43**, 125（2006）
19) Watanabe J, et al., Br J Nutr, **100**, 339（2008）
20) Ooshima T, et al., Caries Res, **24**, 48（1990）
21) Ooshima T, et al., Caries Res, **25**, 277（1991）
22) Ohtsuka K, et al., J Nutr Sci Vitaminol, **36**, 265（1990）
23) 高山理枝ほか, 日本食物繊維学会誌, **9**, 22（2005）
24) MacGillivray PC, et al., Scott Med J, **4**, 182（1959）
25) Bricher J, et al., Lancet, **23**, 890（1966）
26) Kohmoto T, et al., Bifidobacteria Microflora, **7**, 61（1988）
27) Kaewprasert S, et al., J Nutr Sci Vitaminol, **47**, 335（2001）
28) 橋本貴治ほか, J Appl Glycosci, **53**, 233（2006）
29) Rycroft CE, et al., Letters in Appl Microbiol, **32**, 156（2001）
30) 山田和彦ほか, 消化と吸収, **13**, 88（1990）

第 7 章　オリゴ糖

31) Hosoya N, *et al.*, *J Clin Biochem Nutr*, **5**, 67（1988）
32) Oku T, *et al.*, *J Nutr*, **114**, 1575（1984）
33) Tokunaga T, *et al.*, *J Nutr*, **122**, 553（1989）
34) Nakamura S, *et al.*, *Nutritionr*, **20**, 979（2004）
35) Oku T, *et al.*, *Eur J Clin Nutr*, **57**, 1150（2003）
36) Miller MA, *et al.*, *Dig Dis and Sci*, **42**, 10（1997）
37) 中村禎子ほか, 日本食物繊維学会誌, **9**, 34（2005）
38) Oku T, *et al.*, *J Nutr Sci Vitaminol*, **51**, 51（2005）
39) Oku T, *et al.*, *J Nutr Sci Vitaminol*, **53**, 13（2006）
40) Oku T, *et al.*, *J Nutr Sci Vitaminol*, **44**, 787（1998）
41) Oku T, *et al.*, *Eur J Clin Nutr*, **54**, 783（2000）
42) 奥恒行ほか, 日本栄養・食糧学会誌, **52**, 201（1999）
43) 奥恒行, 平成10〜12年度科学研究費補助金報告書, p.77（2001）
44) 奥恒行, 栄養学雑誌, **54**, 143（1996）
45) Gibson GR, *et al.*, *J Nutr*, **125**, 1401（1995）
46) Roberfroid M. *et al.*, *J Nutr*, **137**, 830 S（2007）
47) Verse M, *et al.*, *Adv Biochem Engin/Biotechnol*, **111**, 1（2008）

第8章 寒天

小島正明*

1 はじめに

　寒天は400年近くの昔から食されている伝統食品であると同時に遺伝子解析などに使用されるアガロースの原料になるなど，最先端の分野でも使用されている歴史を持つユニークな素材である。長い歴史を持つ寒天であるが，その成分や構造に関する基礎的研究が行われたのは昭和初期になってからであり，柳川鉄之助博士や荒木長次博士らの功績によるところが大きい。それ以降寒天の構造に基づく物理特性の追求は，生産者側からの研究開発がリードした。一方寒天の生理機能については，昔から子供が便秘になると「おなかの砂おろし」といってこんにゃくやトコロテンを食べさせていたがこれは伝承としての経験的要素に基づいたものであり，学術的な裏づけで示されたのは近年開発された他の食物繊維と同じく最近のことである。飽食の時代と言われてから数十年が経過しメタボリックシンドロームが問題になるなかで第6の栄養素といわれる食物繊維の重要性が一段と増しているように思われる。寒天は他の食物繊維にはない特性があると同時にその種類も多種多様である。本稿では食物繊維としてユニークな特性を持つ寒天の生理機能を，最近行われた試験と寒天の起源，性状，物性を交え紹介する。

2 寒天の歴史

　食品において食経験はその安全性を論議する上で重要である。寒天は，原料である海藻を煮てゼリー状にして食していた時代から1200年以上の食経験をもつ食品である。このことが記されている資料としては，飛鳥や奈良時代に書かれた「大宝令賦役令」「養老律令」がある[1]。天草から抽出された粘漿物質であるトコロテン（心太）はわが国では上述したように千数百年前から食用に供されてきたが，トコロテンから水分を除いた乾燥物である寒天の製造は有力な説として京都伏見の美濃屋太郎左衛門が万治元年（1658）に創製したことに始まるとされている。トコロテンの残りを真冬の戸外へ放っておいたところ一夜で凍り，見つけたときには陽光に溶けて穴が開き乾物になりかかっていた。この発見に改良を加え凍結脱水法による寒天の製造に成功したと

---

*　Masaaki Kojima　伊那食品工業㈱　研究開発部　上席研究員

される説である。江戸時代，羊羹など和菓子が一般庶民へも普及されるようになって，その素材である寒天が多く利用されるようになった。そして現在に至るまで，寒天は日本の食文化の中に根付くようになっている。

3　寒天の原料

寒天の原料は海藻であり，真正紅藻綱（*Rhodophyceae*）のテングサ目テングサ科（*Gelidiaceae*）とスギノリ目オゴノリ科（*Gracilariaceae*）が主に使用されている。図1に海藻原料の分類を示した。テングサ科は，温帯〜亜熱帯域を中心に繁殖するものが多く，日本近海，地中海などが主な原料産地である。オゴノリ科は，温帯〜熱帯域の広い範囲に繁殖し河口付近の淡水が混入した栄養に富む場所に多く生息している。オゴノリは養殖方法が確立しているためチリやインドネシアでは生産の多くが養殖を主体にしている。海藻は天然物であり，同じ種類の海藻であってもその年の気候や海水温度，海藻の採取時期により抽出される寒天の物性は同一ではない。世界各国の原料海藻の物性を把握し「草割り」と呼ばれる海藻の配合により均一の物性をもつ寒天を製造するのがメーカーの技術となっている。

4　寒天の製造

寒天は原料である海藻の細胞間物質として存在し，熱水により抽出する。現在では工場内の設備で年間を通して安定的に製造されている。寒天製造フローチャートを図2に示した。

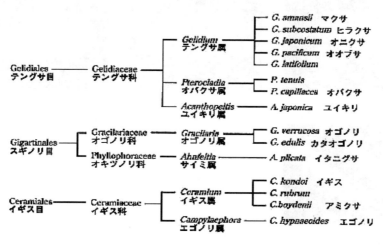

図1　主要な寒天海藻

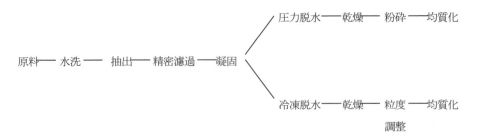

図2　寒天の製造工程

　糸寒天や角寒天のような天然寒天は冬期間の戸外の冷気を利用して凍結，日中の太陽光による解凍の繰り返しにより脱水および乾燥を行う。

5　寒天の形態

　寒天には図3に示したような形態で主に流通しており，それぞれの特徴を生かし用途に合わせ

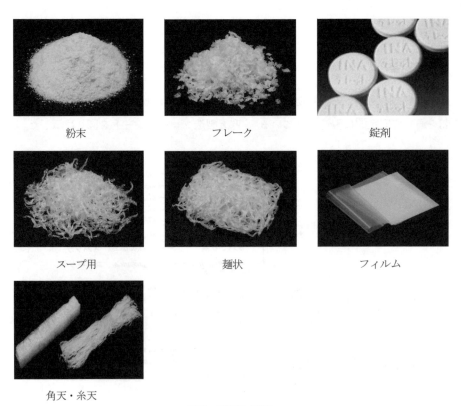

図3　寒天の形態

て使用されている。粉末タイプは水漬けや裏ごしの必要がなく使いやすいため最も一般的に使用されている形態である。フレークタイプは冷凍脱水法により作られる寒天で羊羹などの和菓子に主として使用されている。錠剤タイプは一定重量に錠剤化されているため計量の必要がなく一定量の水に一定錠数を添加するという使い方ができるタイプである。スープ用寒天や麺状寒天は湯戻ししてその形態のまま食するタイプである。フィルム状寒天は生分解性の性質を持ち，化学合成品であるプラスチックフィルムの置き換えや，可食性フィルムとして廃棄包装材料の軽減を目的としたタイプである。角状，糸状は天然寒天として冬の寒気を利用して製造され長野県や岐阜県が主な産地となっている。

6　寒天の構造

寒天の成分はガラクトースを基本骨格とする多糖類からなり，中性のゲル可能に富むアガロースとイオン性のゲル可能を持たないアガロペクチンに分類される（図4）。アガロースの繰り返し単位であるアガロビオースの構造は1,3位で結合したβ-D-ガラクトピラノースと1,4位で結合した3,6アンヒドロ-α-L-ガラクトピラノースからなっている。アガロペクチンは寒天中のアガロース以外のイオン性の多糖類の総称であり，その構造はアガロースと同じ結合様式をしているが，部分的に硫酸エステル，メトキシル基，ピルビン酸基，カルボキシル基を多く含んでいる。寒天の分子量は原料である海藻の種類や抽出条件により異なるが一般的に数万～数百万といわれている。図5には1.0％寒天ゲルの電子顕微鏡写真を示した。強固な網目構造が観察されこの網

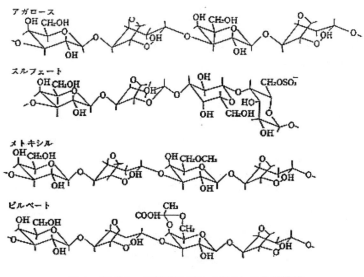

図4　アガロース及びアガロペクチンの化学構造

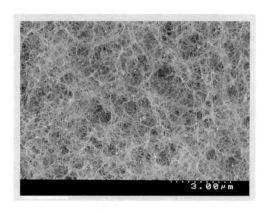

図5　1.0％寒天ゲルの電子顕微鏡写真

目に水分が保持されている。

7　寒天の物性

7.1　ゼリー強度

　寒天のゼリー強度の測定は日寒水式の方法が主として採用されている。この定義は「寒天の1.5％溶液を調整し，20℃で15時間放置凝固させたゲルについて，その表面1 cm^{2}当り20秒間耐えうる最大重量（g数）をもってゼリー強度とする」というものであり，日寒水式ゼリー強度計が使用されている。寒天のゼリー強度は寒天を添加する食品の物性に大きく影響することから用途に合わせた様々なゼリー強度の寒天が開発されている。通常ゼリー強度は400～800 g/cm^{2}程度であるが200 g/cm^{2}以下や1000 g/cm^{2}以上の特殊タイプもある。また，ゲルの粘弾性を高めた高粘弾性寒天が開発されている。

7.2　凝固点および融点

　1.5％の寒天溶液がゼリー化しはじめる凝固点は通常33～45℃である。また1.5％の寒天ゲルが溶解し始める温度は80～95℃である。これらの幅は寒天を構成している糖組成や糖に結合している硫酸基などの官能基が起因している。ゼラチンは寒天と同様に熱可逆性を有するゲル化剤であるがゼラチンの凝固点は10～20℃，融点は約25℃であり寒天とは大きく異なる。融点と凝固点の差をヒステリシスと呼んでいるが寒天の特徴としてヒステリシスが大きいことが上げられ，寒天が40～60℃なのに対しゼラチンでは5～15℃，カラギーナンでは10～30℃である。

7.3 離水

寒天ゲルを放置すると，表面から水が染み出てくる。この水を離水と呼んでいる。離水は寒天の種類や濃度，ゼリー強度，製品に加える添加物，保存温度などにより影響され，製品を作るに当りこれらの要因の考慮が必要となる。

8 寒天の種類と用途

ところてんやみつ豆，羊羹などの和菓子，デザートゼリー等は良く知られた従来からの寒天の用途であるが，最近では食の多様化に伴い様々な用途が広がっている。また，新しい物性を持つ寒天が開発され，従来の寒天では使用することが困難であった用途にも応用が可能となった。寒天の特徴の一つとして，官能基の少ない多糖類であるということがある。官能基が少ないため塩類との反応が少なく添加物の種類に関係なく安定した物性のゼリーを作ることが出来る。例えば，ハードヨーグルトではタンパク質との相互作用が少なく酸性カゼインとの反応がないためタンパク凝集を起こさず安定したゼリーを形成する。また，高食塩や高カルシウム溶液でもゼリー化を安定して行うことが出来る。最近では嚥下困難者に対し誤嚥を防止する目的としてお茶やミキサー食を固める基剤として寒天が使用され，食材の種類に関係なく安定した物性の嚥下食が作製でき，さらに温度依存性が少なく物性が安定しているため使いやすいなどの利点がある。また食品以外には細菌や植物の培地用や，医薬品原料としてゼリー化剤や崩壊剤として使用されている。以下に従来の寒天にはない物性を持つ寒天とその用途について説明する。

8.1 即溶性寒天

従来の寒天は加熱沸騰させないと溶解しなかったのに対し即溶性寒天（商品名：UPシリーズ，伊那食品工業㈱製）は80℃でも溶解するようにしたものである。電気ポットのお湯でも溶解するため家庭用のインスタントのミックス品や業務用では製造現場における作業性向上などに最適な寒天である。また最近60℃でも溶解する寒天も開発された（伊那食品工業㈱製）。

8.2 低強度寒天

寒天は食品をゲル化させるために用いられ凝固力は寒天の良し悪しを決める重要な要因である。このため凝固力の弱い低強度の寒天は従来不良品とされていた。しかし食の多様化に伴い様々な物性の寒天が要求されるなかで，不良品とされていた低強度の寒天の用途を開発し，安定的に製造できるようにしたものが低強度寒天（商品名：ウルトラ寒天，伊那食品工業㈱製）である。低強度寒天はソフトな食感を有しペースト状，スプレッド状の食品が容易に得られる。これらのペー

スト状食品は他の増粘剤に比べ，フレーバーリリースが良い，曳糸性が少ない，耐酵素性に優れるなどの特長を有する。

8.3 高粘弾性寒天

寒天ゲルは従来固く脆いとされていたが高粘弾性寒天（商品名：大和，伊那食品工業㈱製）はゼリー強度 400 g/cm² 程度と低めでありながら高い粘弾性を有している寒天である。他の増粘剤を併用しなくても粘りがありソフトな食感を持つ製品を作ることが可能となった。

9 寒天の生理機能

寒天は食品中でも食物繊維含有量が 81.29 %[2]，80.9 %[3] と高く，優れた生理機能が期待できる食品である。実際，医薬品の規格を定めた日本薬局方には第 4 局（大正 9 年）より収載され，その解説書には適用として「粘滑薬または包摂薬として，慢性便秘に，水に溶かすか粉末として服用するか，あるいは配合剤として用いる」との記載があり，便性改善に医薬品として使用されている。また，寒天を使用した特定保健用食品も開発され，お腹の調子を整え便性を改善する効果が認められている。さらに寒天の便性改善効果は以下に示した試験により証明されている。ラットを用いた試験では，市販飼料に粉末寒天を 10 % 及び 20 % の割合で混合した寒天飼料と，セルロースパウダーを 20 % 混合したセルロース飼料をそれぞれラット 8 匹に自由摂取させ，寒天の栄養生理的効果を確認している[4]。結果は，寒天摂取群では飼料摂取量の増加がみられたが，飼料効率及びエネルギー効率は低下し寒天がエネルギー源として利用されていないことが示され，さらに排便重量の増加も 20 % 寒天摂取群で顕著に確認され寒天の有用性が示されている。また，同じくラットを用いた試験で，寒天を 5 % 含む飼料を 4 週間与えた実験においても糞便量の増加が確認されている[5]。ヒト試験においては，便秘を自覚する 29 名に寒天ゼリー（寒天量として 2 g 又は 5 g）を 2 週間摂取させたところ排便回数及び便量の有意な増加がみられ，排便がスムーズになり，腹部情況が良くなることが確認されている[6]。麺状にした寒天についても試験が行われ，お湯で吸水膨潤させた寒天麺状態で 1 日 5 g の寒天を成人 21 名及び女子大学生 60 名に摂取させたところ寒天摂取により便通改善の効果が確認され便性も改善している[7]。また，寒天 1 g を含むゼリーを 1 日に 1～3 個，成人 24 名及び女子大学生 21 名に 1 週間摂取させる試験が行われ，用量依存的に排便日数及び排便量の増加，便性状の改善が認められている[8]。同じく寒天 1 g を含むゼリーを 1 日に 2 回，女子大学生 23 名に 2 週間摂取させた試験も行われており，寒天ゼリーの摂取により排便回数及び排便量の増加が確認されている[9]。先の試験では寒天 1 g を含むゼリーを 1 日 3 個（寒天として 3 g），1 週間摂取することにより有意的に寒天の効果が示されたのに対

第8章　寒天

し，寒天1gを含むゼリーを1日2個（寒天として2g），2週間摂取することにより有意的に寒天の効果が示され，少量の寒天量でも摂取期間を長くすることにより効果的に作用することが示されている。ゼリー状の寒天ではあるがその硬さを下げ，ゼリードリンク状態にした形態においても試験が行われている。寒天1.3gを含むゼリー状ドリンクを1日2回大学生に2週間摂取させた時の排便状況を調べたところ排便日数，排便回数，排便量の増加，便性状の改善が確認され，排便時の爽快感も認められている[10]。以上のようにヒトでの摂取試験においても寒天の有用性は示されている。

　寒天の食物繊維において他の食物繊維と比べ特徴的と思われる効果は，上記の試験でも示されているように少量で便通改善の効果を有することである。他の食物繊維が寒天と同様な効果を得るためには4～5gを必要[11~13]としており寒天と比べ多くの量を必要としている。寒天が少量で効果的に機能する理由は，寒天が100倍以上の水を吸収，ゼリー化することにより大量の水を抱え込み，便量の増加と，腸管の蠕動運動を促進するためだと考えられる。寒天は熱水に溶けて冷却することによりゼリー化するがこのゼリーは体温では溶解せず，このため100倍以上の水を含んだ不溶性食物繊維として機能しているためと思われる。セルロースやヘミセルロースなどの不溶性食物繊維は水や熱水に不溶であるために寒天のように溶解してゼリーを形成することは出来ず多量の水を抱え込むことができない。寒天は熱水に溶解するという水溶性食物繊維の性質を有しながら，形成したゼリーは体内では溶解しない不溶性食物繊維の性質を有するユニークな食物繊維である。また寒天ゼリーは体温程度の範囲では室温と比べゼリー強度の変化が少なく体内でも保形性のあるゼリーを保持して効果的に働いているものと思われる。さらに寒天ゲルは細菌やカビ，酵母などの様々な微生物の培養基（培地）として使用されていることからも明らかなように耐酵素性が強く体内で消化分解されることはない。以上のように寒天は熱可逆性で使いやすく，ゼリーは100倍以上もの水を保持し，一旦形成したゼリーは体内でも物性がほとんど変化せず，耐酵素性があり消化，資化されることがほとんどなく効果的に大腸に働く唯一の食物繊維であると思われる。また最近話題になっているメタボリックシンドロームへの対策として寒天ゼリーが注目されている。夕食前に一定の固さを有する寒天ゼリーを食することにより，食物繊維の摂取，噛む効果による満腹感，ゼリーで胃を膨らませ夕食量を低減するという効果を同時に行うことが出来るというものである。杤久保らは肥満の耐糖異常者と肥満のⅡ型糖尿病の患者76名を対象に1日180gの寒天ゼリー（食物繊維量4.5g）を夕食の15分前に摂取させ12週間継続後の状態を測定している。これによると寒天摂取により，体重，BMI，空腹時血糖値，インシュリン抵抗性，最高血圧，最低血圧が試験前より有意に減少し，さらにHbA1C，内臓脂肪，皮下脂肪，体脂肪，耐糖試験によるインシュリン分泌曲線の面積値及び総コレステロール値も有意に減少している[14]。このように寒天の摂取により，カロリーの吸収が抑制され体重の減少がおこり，各種

の代謝パラメーターが改善することが示されたが，糖尿病患者に対する寒天の効果についての報告は出されていなかったため試験の意義は大きい。また近年，脂肪細胞から動脈硬化に関する様々なホルモンが分泌されていることがわかってきているが，この中でもインシュリン抵抗性を改善して血糖や血圧，脂質代謝を正常にするアディポネクチンが注目されている。朽久保らは寒天ゼリーを夕食前に12週間摂取させる同様な試験（27名による）で内臓脂肪の減少とアディポネクチンの有意な上昇を確認し，寒天がメタボリックシンドロームに有効であることを示している。

寒天の食物繊維以外の効果についても研究が行われ，寒天を加水分解して製造されたアガロオリゴ糖には，抗腫瘍作用，抗リウマチ作用，解毒作用があることが動物実験等で証明されている[15,16]。また寒天は有害物質の吸着による吸収抑制作用が認められており，その一例として新生児ビリルビン血症の治療に有効であることが報告されている[17]。従来行われている，黄疸の新生児の皮膚に蛍光灯の光を照射して原因物質であるビリルビンを変化させ迅速に排泄される形態に変化させる光線療法との併用が検討されている。

寒天の安全性については原料である海藻を食していた食経験も含めた1200年の歴史が安全性を証明している。ラットでの安全性試験においても異常は確認されなかった[4]。さらにアメリカではGRAS（Generally Recognized Safe）リストに収載され，FAO/WHO食品規格部会食品添加物専門家委員会でもADI（一日摂取許容量）についてA_1グループに属し「制限無し＝not limited」とされ安全性が確認されている。

10　おわりに

現在メタボリックシンドロームの患者は予備軍も含めると約1960万人と言われている（平成16年厚生労働省）。投薬による対策は副作用や習慣性の問題があり健康的な予防方法とは言いがたい。やはり日常的な運動と食生活の改善が最大の予防方法であり，食生活においては食物繊維の摂取と摂取カロリー低減が重要である。寒天は水溶性食物繊維と不溶性食物繊維の両方の性質を有するという他の食物繊維にはないユニークな素材である。また，寒天には様々な形態があり，加えて無味，無臭であることから料理に使用しても素材の味を生かすことができるため様々な応用が可能と思われる。寒天を使用して低カロリーの食事を楽しく味わいながらメタボリックシンドロームを予防できればと思う。

第 8 章　寒天

文　　献

1) 大野正夫（編),「有用海藻誌」, 内田老鶴圃, pp.455-474（2004)
2) 大阪府立公衆衛生研究所, 地研協議会報告（1988)
3) 科学技術庁資源調査会編, 日本食品食物繊維成分表（1992)
4) 佐藤伸一, 井本精一, 神勝紀, 唐沢豊, 日本栄養・食糧学会誌, **47**(3), p.227-233（1994)
5) 池上幸江, 土橋昇, 永山スミ子, 原田広和, 西山栄一, 印南敏, 日本栄養・食糧学会誌, **36**(3), p.163-168（1983)
6) 佐々木一晃, 国本正雄, 檜垣長斗, 佐々木寿譽, 笹谷美恵子, 平田公一, 臨床と研究, **75**(9), p.98-102（1998)
7) 原博文, 滝ちづる, 今留美子, 埋橋祐二, 笹谷美恵子, 佐々木一晃, 栄養学雑誌, **58**, p.239-248（2000)
8) 原博文, 滝ちづる, 今留美子, 埋橋祐二, 笹谷美恵子, 佐々木一晃, 日本食物繊維学会誌, **4**(1), p.17-27（2000)
9) 明尾一美, 宮下博紀, 滝ちづる, 小島正明, 江田節子, 健康・栄養食品研究, **4**(2), p.27-36（2001)
10) 宮下博紀, 明尾一美, 沖村由香, 笹谷美恵子, 内山美穂, 清水千晶, 佐々木一晃, 健康・栄養食品研究, **9**(2), p.1-8（2006)
11) 奥恒行, 中村禎子, 岡村光子, 栄養学雑誌, **56**, 89-99（1993)
12) 里内美津子, 若林茂, 大隈一裕, 藤原哲子, 松岡瑛, 栄養学雑誌, **51**, p.31-37（1993)
13) 中川靖枝, 森貴芳, 佐藤学, 辻啓介, 健康・栄養食品研究, **2**, p.35-42（1999)
14) H. Maeda, R. Yamamoto, K. Hirao, O. Tochikubo, Effects of agar (kanten) diet on obese patients with impaired glucose tolerance and type 2 diabetes. *Metab.*, **7**, p.40-46（2003)
15) 加藤ら, 食品と開発, **36**(9), p.65-68
16) タカラバイオ㈱, 第 61 回日本栄養・食糧学会大会要旨集, p.177
17) Suat Caglayan, *Pediatrics*, **92**, 86-89（1993)

第9章 キチン・キトサン

前﨑祐二[*]

1 キチン・キトサンの物理化学的性質

　近年，セルロースに次ぐバイオマスとして注目されているキチンは，カニ，エビ，オキアミなどの甲殻類の甲皮，カブトムシ，バッタなどの昆虫類の甲皮及びイカの軟骨などに広く存在するルミナコイドである。一方，キトサンは，自然界では接合菌類たとえばケカビなどの細胞壁の構成成分として存在しているが[1]，工業的にはキチンを濃アルカリで脱アセチル化処理して製造されている。工業的に製造されたキトサンの物理化学的特性である粘度（分子量）は，塩酸処理による脱カルシウム工程，また脱アセチル化度は反応させるアルカリ濃度，反応時間，反応温度により決定される。

　化学構造的にはキチンはセルロースのD-グルコース基のC2位の水酸基がアセトアミドに置換した化学構造を有しており，N-アセチル-β-D-グルコサミンがβ(1→4)結合したホモ多糖類と定義できる。また，キトサンはキチンの脱アセチル化物のなかでD-グルコサミン残基の割合（脱アセチル化度，DAC）が約60％以上で希酸に可溶となったものを一般にキトサンと称している。

　キチンは分子構造上水素結合を介した強固な結晶構造を有するため，DMF-Li^+（ジメチルホルムアシド-リチウム），DMA-Li^+（ジメチルアセトアシド-リチウム），N-メチルピロリドン-Li^+，ギ酸（99％），ヘキサフルオロイソプロパノール等の特殊な溶媒を除き，殆どの溶媒に不溶である[2]。一方，キトサンはC2位に反応性に富むアミノ基を有するため，酸性下で溶解し，分子量に応じた粘性を示しゲル状になる。また，キトサンはアミノ基を介して様々な物質と結合する性質を持つ上，ヒトの消化酵素では分解されない性質を有するので，他のルミナコイドにはないユニークな機能性を有する。

　例えばキチン，キトサンを粉砕した場合，粒径によって値は異なるものの，両者はセルロースに相当する吸水性，膨潤度，吸油性を有する[3]。しかしながら著者がミネラルやコール酸を吸着する機能を $in\ vitro$ でセルロースと比較した結果，ミネラルやコール酸を吸着する機能はキチンとキトサンでは大きく異なることを見出した。表1にキチン，キトサンの物理化学的性質を示す。

---

[*] Yuji Maezaki　日本化薬フードテクノ㈱　研究所　次長

第9章 キチン・キトサン

表1 キチン，キトサン物理化学的性質

		セルロース	キチン	キトサン
吸水性[1]	(ml/g)	3.1〜5.7	9.0〜10	5.5〜8.3
膨潤度[2]	(ml/g：time)	10〜24	25	17
吸油性[3]	(g/10 g)	3〜6	5.7〜6.7	3.0〜3.6
ミネラル結合能[4]	Ca	+	−	++
	Fe	−	−	++++
	Mg	+	−	+
	Cr	+	+	++
コール酸結合能[5]		++	++	++++

1) 試料1gに水30mlを加え，懸濁後に30分放置後，3000rpmで遠心分離してその上澄液量より推定[3]。
2) 試料1gに水80ml 100mlメスシリンダーにて定容・混合し，静置し平衡状態になった体積と時間[3]。
3) 試料10gに精製大豆油を攪拌しながら滴下し，混和物の表面が光沢を生ずるまで要した油量[3]。
4) 0.05Mリン酸バッファー（pH = 6.5）に各種ミネラルを50ppm濃度に溶解し，35℃で2時間インキュベート後上清を測定。
5) 10nMオレイン酸，5mMコール酸を添加した局方2液にキトサンを添加し10分間振とう後に上清を測定。
吸着能の評価基準　−：吸着せず，+：10 mg/g未満，++：10 mg〜100 mg/g，+++：100 mg/g〜200 mg/g，++++：200 mg/g以上

一例としてコール酸との吸着能はキチンがセルロースと同程度であるのに対し，キトサンは高い吸着能を示している。

2　食物繊維としてのキチン・キトサン

キチン・キトサン共に既存食品添加物名簿収載品目リストに掲載されており（キチン：増粘安定剤，キトサン：増粘安定剤・製造用剤），食品用途にも広く利用されている。一般に食品添加物として販売されているキチン，キトサンは栄養成分の分類としては食物繊維に属する。著者らは栄養学的見地から食物繊維の定量法である酵素−重量法を用いて，キチン・キトサンの食物繊維としての定量性を検討した。

酵素−重量法は，食品に消化酵素を作用させ加水分解されなかった食物繊維を主体とした残渣の重量を求め，別途，残渣中の灰分と蛋白質を残渣より差し引くことにより食物繊維含量を重量的に求める定量方法で，わが国でも食物繊維の定量法として広く用いられている。

キチン，キトサンを酵素−重量法で定量する際に問題となるのは，酵素処理後の残渣中にある非消化性蛋白質や消化酵素由来の蛋白質をケルダール法により測定するところにある。キチンやキトサンは分子構造中に窒素を含むため，たとえば脱アセチル化度100％のキトサンの場合，キトサン分子中の窒素が非消化性蛋白質として差し引かれるため，理論上約50％の回収率しか得られない。

そこで著者らは，キチンやキトサンを酵素−重量法で定量する際，酵素処理残渣中のキチン，キトサンを硫酸加水分解して生じたグルコサミンの測定値から，キチン，キトサン由来の窒素を補正して食物繊維含量を求めた[4]。この場合，通常1試料につき2連で行う酵素処理は，グルコサミン定量用の試料を加えた3連で行なうこととなる。

酵素−重量法では，消化酵素で分解されない成分を78％熱エタノールで沈殿させてろ過により回収するため，消化酵素で分解される成分は濾液のエタノールに回収される。そこで，酵素−重量法でキチン，キトサンを処理して得られた濾液中のグルコサミンを，インドールHCl法で測定したところ，キチン，キトサンともにグルコサミンは検出されず，酵素−重量法の加水分解酵素ではキチンもキトサンも分解されないことが確認された。このことは，キチン，キトサン自体を酵素−重量法で測定すれば，食物繊維含量は理論値上100％となることを示している。しかしながら，酵素処理残渣中の非消化性蛋白質や消化酵素由来の蛋白質をケルダール法により測定し差し引くため，キチン，キトサンの場合はグルコサミン由来の窒素の影響で食物繊維含量は60％前後の値となった。そこで，残渣中のグルコサミンを別途定量してその窒素含量を補正すると，食物繊維含量は90〜113％となり理論値に近づくことが確認された（表2）。

ここで興味深いのは，キトサンにおいては食物繊維含量が100％を超えていることである。前述した通り，キトサンは様々な物質を吸着する働きがあるため，酵素処理を行う際，緩衝液中の燐酸やミネラルを結合して食物繊維残渣重量を増加させていると考えられる。このようにキチン，キトサン自体を酵素−重量法で定量した場合，窒素の補正の有無により定量値が大きく異なってくるため，錠剤・顆粒などキチン，キトサンを多く含む食品では注意が必要である。

表2　酵素−重量法で定量したキチン，キトサンの食物繊維含量[4]

	キチン	キトサンI	キトサンII	キトサンIII	キトサンIV	キトサンV
脱アセチル化度（％）	−	73.3	84.0	90.1	100.0	83.1
回転粘度（mPa・s）*	−	152	139	148	99	199
総食物繊維（％）						
窒素補正なし**	54.6±0.1	57.0±0.8	62.5±0.7	62.8±3.1	62.0±1.0	60.0±0.4
窒素補正あり***	90.6±1.9	101.3±3.4	111.5±3.0	110.0±2.7	113.1±2.3	106.2±7.8
酵素分解したキトサン量（％）****	検出せず	検出せず	検出せず	検出せず	検出せず	検出せず
食物繊維残渣重量（g/1g試料）	1.11	1.34	1.48	1.51	1.49	1.57
残渣中の蛋白質（mg/1g試料）	72.5	79.2	85.5	86.2	83.6	86.6
残渣中の灰分（mg/1g試料）	11.2	144.4	264.6	287.6	273.7	275.9

*0.5％酢酸に0.5％濃度でキトサンを溶解し，20℃の液温の下，B型粘度計，2番ローター，30rpmで測定。
**非消化性蛋白をキチン，キトサンに含まれる窒素補正せずに測定。
***非消化性蛋白をキチン，キトサンに含まれる窒素を補正して測定。
****検出限界0.03％

3 キチン・キトサンの生理活性

3.1 キチン・キトサンのコレステロール改善作用

　菅野らはラットを用いコレステロール0.5％を含む半合成飼料に，粒度を60〜100メッシュに統一したキチン，キトサン，およびキトサン塩酸塩を2％添加し20日間飼育し，血中および肝臓中のコレステロールを測定した[5]。その結果，キチンはコントロールに用いたセルロースと同様に，高コレステロール飼料に起因する血清コレステロール値の上昇が確認された。一方，キトサンおよびキトサン塩酸塩は，試料摂取量や発育に影響を与えずに血中および肝臓中のコレステロールの上昇を抑制する作用があり，その作用はコレステロール低下剤として使用されているコレスチラミンに匹敵することを報告している（表3）。また，辻ら[6]はラットを用いて高コレステロール飼料に食物繊維を配合することで，コレステロール低下作用の比較試験を実施した。その結果，キトサン5％を配合して飼育した場合，血清および肝臓コレステロール値はキトサン摂取により低下を認めたが，キチンの場合にはこれらの低下作用は認められなかったことを報告している。

　ルミナコイドが血中のコレステロールを低下させるメカニズムに関しては諸説あるが，キトサンのそれは，胆汁酸の吸着・排泄によるコレステロールプールの現象が主要因と考えられている。一方，キチンは，先の表1で示したとおり，アミノ基を持たないため胆汁酸との結合力は弱く，セルロースと同様に吸水性・吸油性に基づいた物理的な吸着能による作用が期待できるものと考えられる。キトサンのコレステロール改善作用はJenningsら[7]，Kobayashiら[8]など多くの研究者による動物実験で確認されている。

表3　高コレステロール飼料投与ラットの血清脂質におけるキチン・キトサンの影響[5]

$n=6$，平均±標準誤差

	血清脂質 （mg/100 ml）		肝臓中の脂質 （mg/g）		糞便重量	ステロイド排泄量 （mg/day）	
	T-CHOL	TG	T-CHOL	TG	g/day	中性ステロール	酸性ステロール
基本食	76±5 a	156±14 a	2.9±0.3 a	19.2±0.6 a	1.4±0.1 a	7.7±0.6 a	2.5±0.5 a
コントロール（セルロース）	114±4 b	125±11 a	41.0±2.8 b	53.1±5.0 b	1.5±0.1 a	50.1±2.4 b	17.0±2.7 b
キチン	106±3 b	132±12 a	37.8±3.9 b	52.5±4.1 b	1.5±0.1 a	50.6±4.3 b	16.6±1.3 b
キトサン	76±4 a	137±9 a	11.3±3.0 c	33.7±4.9 a	1.7±0.1 a	74.7±4.6 c	17.2±1.2 b
キトサン塩酸塩	78±4 a	137±13 a	14.7±2.9 c	27.7±2.5 a	1.5±0.1 a	67.8±5.1 bc	17.5±2.4 b
コレスチラミン	71±3 a	130±13 a	3.3±0.4 a	27.1±2.5 a	1.6±0.1 a	54.9±4.2 b	28.9±1.6 c

異なる符号間に有意差あり（$0.05<p$）

脱アセチル化や分子量が異なるキトサンのコレステロール改善作用は，菅野らがラットで検討している。高コレステロール飼料に様々な粘度のキトサンを配合し，コレステロール上昇抑制効果を検討したところ，分子量が反映されるキトサン溶解時の回転粘度が17～1620 mPa・sの間では，コレステロール上昇抑制効果に差は認められなかった[9]。また，著者らがラットに高コレステロール飼料を投与して血清コレステロールの上昇抑制を検討した結果，キトサンを食品用中性プロテアーゼで平均分子量を7000にまで酵素分解した水溶性低分子キトサンは，コレステロール上昇抑制効果は認められなかった[10]。Tsugitaはキトサンの回転粘度が270～1910 mPa・sの間ではラットにおけるコレステロール低減効果に差はなく，脱アセチル化度の低いキトサン（58.9%，53.3%）では，コレステロール低減作用が弱まることを報告している[11]。このように，キチン・キトサンでは分子量や脱アセチル化度の違いにより，コレステロールに対する作用は異なる。

ヒトにおけるキチン，キトサンのコレステロール改善効果に関する知見は，1990年代より多くの研究者によって報告されている。著者らは8名の成人男性にキトサンを配合したビスケットをキトサンとして1.5 g/dayで1週間，3.0 g/dayで1週間投与して，血清脂質および糞便中のステロール排泄量を調べた結果，血清総コレステロールの有意な低下と，一次胆汁酸であるコール酸とケノデオキシコール酸の有意な排泄量増加を認めたが，キトサンの摂取を中止すると血清

表4　キトサン摂取が成人男子の血清コレステロールと胆汁酸排泄量に及ぼす影響[12]

平均値±標準誤差（$n=8$）

	対照期Ⅰ[1]	キトサン摂取期[2]		対照期Ⅱ[1]
		1.5 g/day	3.0 g/day	
血中脂質濃度（mg/dl）				
総コレステロール	189±3	—	177±4**	182±6
HDL-コレステロール	51±3	—	56±3*	54±4
ドリグリセリド	127±13	—	128±11	131±12
胆汁酸排泄量（μM/day）				
コール酸	53±33	134±49**	156±63**	52±18
デオキシコール酸	170±44	152±53	109±22	114±26
ケノデオキシコール酸	55±33	141±73*	95±22	44±14
リソコール酸	188±49	108±47*	107±35*	101±32*
一次胆汁酸	108±65	275±121*	251±79	96±29
二次胆汁酸	358±87	260±88	216±53*	216±57*
総胆汁酸	499±95	594±152	539±113	366±70*

1）キトサン無添加ビスケットを1週間，毎日3枚摂取後に測定
2）キトサン添加ビスケット（0.5 g/枚含有）を前半1週間は1日3枚，後半1週間は1日6枚，計2週間摂取後に測定
*対照期Ⅰに対して，危険率5%で有意差あり
**対照期Ⅰに対して，危険率1%で有意差あり

第9章 キチン・キトサン

表5 キトサンを使用したヒト試験における血清総コレステロールの推移

被験者			キトサンの摂取			人数	T-Chol(mg/dl)		使用したキトサン		文献
性別	年齢	その他の項目	摂取形態	摂取期間	摂取量		摂取前	摂取後	DAC	回転粘度	
♂♀	40〜64	高脂血症患者	ビスケット	5週間	0.50 g	11	243	227*	85%	—	13)
♂	21〜23	大学生	ビスケット	各1週間	1.5〜3.0 g	8	189	177*	91%	280 mPa・s	12)
♂	24〜39	成人男性	ビスケット	2週間	0.50 g	4	227	193*	91%	280 mPa・s	14)
						4	189	190			
						5	170	175			
♀	—	大学生	即席麺	2週間	1.00 g	6	192	180*	93%	111 mPa・s	14)
						5	157	162			
♂	25〜53	T-CHOL (200-300 mg/dl)	即席麺	6週間	1.00 g	8	238	204*	85%≦	20 mPa・s ≦	15)
					0.00 g	8	219	210			
♀	20〜26	大学生	カマボコ	2週間	0.70 g	11	188	177*	93%	111 mPa・s	16)
						12	154	151			
♂	—	T-CHOL (181-250 mg/dl)	食パン	5週間	1.10 g	11	218	203*	—	30 mPa・s	17)
					0.00 g	16	213	213			
♂♀	—	T-CHOL (170-261 mg/dl)	大麦青汁	12週間	0.88 g	20	199	188*	85%	202 mPa・s	18)
					0.00 g	20	200	206			
♂♀	—	—	明日葉青汁	12週間	0.88 g	33	206	199*	85%	202 mPa・s	19)
					0.00 g	32	207	213			
		層別解析(注1)	明日葉青汁	12週間	0.88 g	18	225	212*			
					0.00 g	19	223	231			

注1) T-CHOL 200 mg/dl 以上，かつ，LDL-C 120 mg/dl 以上の対象者で層別解析
*：摂取前の値に対して有意差あり（$p<0.05$）

総コレステロールおよび一次胆汁酸排泄量もキトサン投与前の水準に戻る傾向を確認している（表4）[12]。これは，胃酸で溶解したキトサンが小腸で胆汁酸と結合・排泄し胆汁酸循環を妨げる結果，不足する胆汁酸を補うため体内のコレステロールプールが減少するメカニズムを裏付けていると考えられる。

コレステロール改善作用が期待できるキトサンの摂取量は，キトサン自体が特定保健用食品の関与成分として用いられていることもあり，ヒトを対象とした多くの知見で報告されている。表5にこれらの知見の概要を示す。

3.2 尿酸代謝に及ぼす影響

和田は，キトサンは核酸，ヌクレオチド，尿酸に強い吸着能を有し，キチンにおいても酵母RNAで弱い吸着を示したことを *in vitro* で確認している。また，pHへの影響を検討した結果

では，キトサンはpH 4～8の範囲でセルロースやキチンと比較して強い核酸関連物質吸着能を示し，3％酵母RNAを混餌投与して作製した高尿酸血症ラットにおいても，キチンおよびキトサン摂取により血清及び尿中のプリン体代謝産物濃度が有意に低下し，糞中核酸排泄量が有意に増加することを報告している[20]。

猪木らは，軽度および境界域の高血清尿酸値を示す成人男性44名を対象に，キトサン1.83 g/dayおよび1.22 g/dayを配合した錠剤形態の食品を4週間摂取させ，乳糖を主体としたプラセボ錠剤を対照にした二重盲検試験で，キトサン摂取の血中尿酸値に及ぼす影響ならびに安全性について検討した結果，1.83 g/day投与群において，摂取開始後4週間目に血中尿酸値が摂取前の7.4 ± 0.1 mg/dlから6.1 ± 1.0 mg/dlへと有意な低下を認めている[21]。さらに，電解質，たんぱく質，腎機能ならびに肝機能に関する検査値においては，代謝異常等の臨床上問題となる変化や症状発現はなく，キトサン摂取による安全性を確認している。また，白銀らは，軽度及び境界域の高血清尿酸値を示す被験者の約半数を女性とし，キトサン1.83 g/day配合した錠剤形態の食品の摂取期間を12週間に延長して，キトサン摂取が血清尿酸値に及ぼす影響を検討した。1日あたり1.83 gのキトサンの摂取により，血清尿酸値は7.5 ± 0.6から6.2 ± 0.6へ有意に低下し，キトサン摂取を中止すると摂取前の値に戻る傾向を示した（図1）[22]。

なお，この試験においてはキトサン摂取の安全性を確認する目的で，血中脂溶性ビタミン，ミネラルに関しても投与期間中に測定し，キトサン摂取においてこれらの値に影響がなかったこと

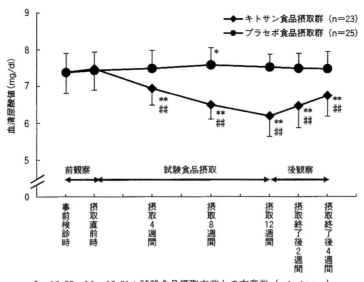

$*p<0.05$、$**p<0.01$：試験食品摂取直前との有意差（paired t-test）
$\#p<0.05$、$\#\#p<0.01$：プラセボ食品摂取群との有意差（t-test）

図1　キトサン配合錠剤食品摂取による血清尿酸値の推移[22]

を確認している[22]。

3.3 腸内腐敗産物濃度の減少

キトサンにおいては，腸内環境に対する作用も検討されている。Terada らは，Maezaki らの報告と同一の成人男性 8 名を対象にした試験で，キトサンをビスケットに添加し 1 日あたり 1.5 g～3 g を摂取させ，各摂取期間の最終日にその日に排泄された全糞便を採取し，その中に含まれる腸内細菌叢および腸内細菌によって産生された腐敗物質と揮発性脂肪酸の量を調べた。その結果，キトサン摂取前後で腸内細菌叢は大きな変化が認められなかったが，唯一 Lecithinase-negative Clostridia が有意に減少したことを確認している。また，腸内細菌によって産生された糞便中の腐敗物質ではキトサン摂取によりアンモニア，フェノール，p-クレゾール，インドールがそれぞれ有意に減少し，逆に糞便中の総揮発性脂肪酸，酢酸，プロピオン酸量がそれぞれキトサン摂取により有意に増加したことを報告している[23]。

著者らは，この試験において排泄された糞便中の食物繊維およびキトサン含量を測定することで，キトサンの消化吸収性を確認した結果，キトサン自体は腸内細菌の分解を受けずに，摂取した量とほぼ同じ量が糞便中に排泄されることを報告している[24]。したがって，これら腸内環境への影響はキトサンが腸内細菌に資化されることではなく，キトサンの保水性や腸内細菌が資化する胆汁酸の吸着すること等による間接的な作用によるものと考えられる。

4 キトサンと薬剤との同時摂取

陰イオン交換樹脂"コレスチラミン"はキトサン同様に腸管で胆汁酸と結合し排泄する作用を有するため，高脂血症治療薬として用いられており，その服用に際しては，ワルファリン等の医薬品は吸収に影響を与えるとして併用注意となっている。同様の作用機序をもつキトサンにおいても薬剤との同時摂取における影響が懸念されるが，山口らはビーグル犬を用い 4 種の薬剤（ワルファリン：抗凝固剤，プラバスタチン：高脂血症用剤，トリクロルメチアジド：降圧・利尿剤，アロプリノール：尿酸合成阻害剤）に関してキトサンと薬物の同時摂取における相互作用に関して検討した[24]。キトサンとこれらの薬剤を併用摂取後の血中薬剤濃度を経時的に測定し，AUC を比較した結果，キトサン 180.0 mg/kg・体重（50 kg のヒトに換算して 9 g）の摂取においてコントロールとの差は認められず，キトサン摂取はこれら薬剤の血中薬剤濃度への影響は少ないと考えられる（表 6）。

表6 ビーグル犬における各種薬剤の血中濃度に及ぼすキトサン同時摂取の影響[24]

併用薬剤	ワルファリン		プラバスタチン		トリクロルメチアジド		アロプリノール[b]	
（投与量）	1 mg/kg・体重		0.5 mg/kg・体重		0.2 mg/kg・体重		5 mg/kg・体重	
薬物動態パラメータ	Cmax (μg/ml)	AUC$_{0-48}$ (hr・μg/ml)	Cmax (ng/ml)	AUC$_{0-4}$ (hr・ng/ml)	Cmax (ng/ml)	AUC$_{0-6}$ (hr・ng/ml)	Cmax (μM/dl)	AUC$_{0-24}$ (hr・μM/dl)
薬剤単独	4.1±0.5	63.7±18.4	31.1±6.0	53.2±5.7	57.3±4.2	153.9±38.2	1.49±0.02	19.4±5.7
薬剤＋キトサン 36.6 mg/kg・体重	3.4±0.7	57.0±13.8	29.9±7.8	52.0±7.5	63.7±14.2	160.5±31.5	1.45±0.39	15.4±6.5
薬剤＋キトサン 183 mg/kg・体重	3.8±0.7	60.0±18.1	30.1±16.4	48.4±9.5	63.4±13.6	158.5±45.0	2.03±0.86	20.8±9.7
分散分析[a]	n.s.	n.s.	n.s.	n.s.	—	—	n.s.	n.s.

Mean±SD（$n=3$，但し，トリクロルメチアジドは$n=2$）
a) n.s.：薬剤単独投与時とキトサン併用投与時で有意差なし（有意水準$\alpha \leq 0.05$）
－：$n=2$のため，検定を実施していない
b) 血漿中のアロプリノールおよび代謝物オキシプリノール濃度の合計

文　　献

1) 矢吹稔，キチン，キトサンのはなし，p 99，技報堂出版，東京 (1992)
2) キチン，キトサン研究会編，最後のバイオマスキチン，キトサン，p 54，技報堂出版，東京 (1988)
3) ㈳菓子総合技術センター，菓子用新素材の適正利用技術シリーズ「食物繊維」，p 56，㈳菓子総合技術センター (1989)
4) 前崎祐二，山崎晶子，水落一雄，辻啓介，酵素－重量法によるキチンおよびキトサンの定量性の検討，農芸化学会誌，**67**, 677-684 (1993)
5) Sugano, M., Fujikawa, T., Hiratsuji, Y., Nakashima, K., Fukuda, N. and Hasegawa, Y.A, Novel Use of Chitosan as a Hypocholesterolemic Agent in Rats, *Am. J. Clin. Nutr.*, **33**, 787-793 (1980)
6) 辻啓介ほか，第34回日本栄養・食糧学会講演要旨集，p 109 (1980)
7) Jennings C.D., K. Bolen, S.R. Bridges, P.J. Wood and J.W. Anderson, A Comparison of the Lipids-Lowering and Intestinal Morphological Effects of Cholestyramine, Chitosan, and Oat Gum in Rats, *Proc. Soc. Exp. Bio. Med.*, **189**, 13-20 (1988)
8) Kobayashi T., S. Otsuka, and Y. Yugari, Effect of Chitosan on Serum and Liver Cholesterol Levels in Cholesterol-Fed Rats, *Nutr. Rept. Int.*, **19**, 327-334 (1979)
9) 菅野道廣，キトサンの種類と降コレステロール作用，キチン・キトサンの開発と応用，p.90，工業技術会 (1987)
10) 前崎祐二，キトサンのコレステロール改善作用，*New Food Industry*, **40**, No.9, 16-22

(1998)

11) Tsugita, T., Chitin/Chitosan and Their Applications, Advances in Fisheries Technology and Biotechnology for Increased Profitability, Papers from The 34 th Atlantic Fisheries Technological Conference and Seafood Biotechnology Workshop, 287-298 (1989)

12) Maezaki Y, Tsuji K, Nakagawa Y, Kawai Y, Akimoto M, Tsugita T, Takekawa W, Terada A, Hara H, Mitsuoka T, Hypocholesterolemic effect of chitosan in adult males, *Biosci. Biotech. Biochem.*, **57**, 1439-1444 (1993)

13) 山田信博, 高脂血症患者の補助食としての食物繊維含有食品(ヘルケット)の意義, *Prog. Med.*, **10**, 2298-2302 (1990)

14) 中永征太郎, 佐藤孜郎, 吉良尚平, 前崎祐二, 三田典子, 水溶一雄, 月岡関夫, 小野芳恵, 坂本廣司, 田淵満幸, 中川靖枝, 辻啓介, キトサン摂取による人血清コレステロール値の改善, キチン・キトサン研究, **1**(3), 175-183 (1995)

15) 堀江嘉明, 伊藤和徳, 佐藤学, 栗原美香, 水野由佳, 福井富穂, 小島秀人, 藤田征弘, 柏木富典, 吉川隆一, キトサン含有即席麺によるLDL-コレステロール低下作用と食事療法への応用, 健康・栄養食品研究, **2**(1), 27-36 (1999)

16) 平田千代枝, 若山祥夫, 大森正司, 金子博道, 前崎祐二, キトサン配合カニ風味蒲鉾がヒト血清コレステロール値と脂溶性ビタミン濃度に及ぼす影響, 健康・栄養食品研究, **4**(1), 19-28 (2001)

17) 武藤雅之, 中南雅代, 熊澤順治, キトサン配合食パン摂取のヒト血清脂質に及ぼす影響, 健康・栄養食品研究, **3**(2), 11-18 (2000)

18) 池口主弥, 小林正和, 有浦由紀, 三井雄史, 高垣欣也, 石橋千和, 辻啓介, キトサンを含有する大麦若葉青汁粉末飲料の摂取によるヒト血清脂質および安全性に及ぼす影響, 健康・栄養食品研究, **6**(2), 39-50 (2003)

19) 池口主弥, 小林正和, 有浦由紀, 森貞夫, 高垣欣也, 石橋千和, 辻啓介, キトサンを含有するアシタバ青汁粉末飲料の摂取によるヒト血清脂質および安全性に及ぼす影響, 日本食品新素材研究会誌, **7**(2), 95-104 (2000)

20) 和田裕, 尿酸代謝に及ぼすキチン・キトサンの影響, フードケミカル, **11**, 2, 25-31 (1995)

21) 猪木彩子, 山口康代, キトサン配合錠剤食品の軽度および境界域高尿酸値血症に対する影響と安全性, 健康・栄養食品研究, **4**(3), 103-112 (2001)

22) 白銀英樹, 猪木彩子, 山口康代, 為定誠, キトサン配合錠剤食品の軽度および境界域高尿酸血症者に対する長期摂取の影響と安全性, 健康・栄養食品研究, **7**(1), 35-47 (2004)

23) Terada A, Hara H, Sato D, Higashi T, Nakayama S, Tsuji K, Sakamoto K, Ishioka E, Maezaki Y, Tsugita T, Takekawa T, Mitsuoka T, Effect of Dietary Chitosan on Faecal Microbiota and Faecal Metabolites of Humans, *Microbial Ecology in Health and Disease*, **8**, 15-21, (1995)

24) 山口康代, 前崎祐二, 井澤修, キトサンの薬物相互作用に関する検討-ビーグル犬の血漿中薬剤濃度に及ぼすキトサン同時摂取の影響-, *Jpn Pharmacol Ther*, **36**(8), 737-45 (2008)

第10章　グァーガム酵素分解物

石原則幸*

1　はじめに

　日本の伝統的な食事には，種類や量ともに豊富な食物繊維が含まれていた。しかし，近年の食生活の欧米化に伴って，第二次世界大戦前と比較して脂質やタンパク質が主要な動物性食品の摂取量が増加してきた。一方で，野菜・果物類の摂取量はその当時から年々減少している。これらのことより，食物繊維の摂取量は減少している。

　また，生活習慣病の急増に伴い，メタボリックシンドロームが定義され，これの予防や克服が社会的な関心事となっている。食物繊維摂取量の不足は，このメタボリックシンドロームに起因する生活習慣病の増加の一因になっているといわれている。

　さらに，食物繊維の摂取不足により，大腸内の環境が悪化し，便秘や下痢を訴えるヒトの割合が増加している。例えば，過敏性腸症候群（Irritable Bowel Syndrome, IBS），潰瘍性大腸炎（Ulcerative Colitis, UC）やクローン病（Crohn's Disease, CD）といった炎症性腸疾患（Inflammatory Bowel Disease, IBD）および大腸がんなどの下部消化管に関連した疾病も増加傾向にある。

　このような時代背景のもと，食品用安定剤として使用されてきた"グァーガム"の優れた生理作用に着目し，高粘度のため各種食品に使用できないグァーガムの生理作用を損なうことなく低粘度化させたグァーガム酵素分解物（製品名：サンファイバー）が，水溶性食物繊維として日本国内だけでなく，諸外国で数多くの食品に応用されている。

2　グァーガム酵素分解物とは

　グァーガム酵素分解物（Partially Hydrolyzed Guar Gum）はインドの北部やパキスタンに生育する一年草の豆科植物であるグァー豆（*Cyamopsis tetragonoloba*）がその原料である。グァー豆は緩下剤として伝承的に薬用されていた。このグァー豆の胚乳部分のガム質を精製したものがグァーガムである。グァーガムの主要構成糖はマンノースとガラクトースからなるガラクトマン

---

*　Noriyuki Ishihara　太陽化学㈱　ニュートリション事業部　研究開発グループ　次席研究員

第10章　グァーガム酵素分解物

ナンである。β-ガラクトマンナナーゼは，ガラクトマンナンのマンナン骨格部に作用する。グァーガム酵素分解物の基本構造を図1に示したが，D-マンノース（Man）がβ-1,4結合したマンナンが主鎖で，これにD-ガラクトース（Gal）が側鎖にα-1,6結合している。ManとGalの構成比は約2：1で，その平均分子量はグァーガムが200-300 kDaであるがグァーガム酵素分解物は約20 kDaである。

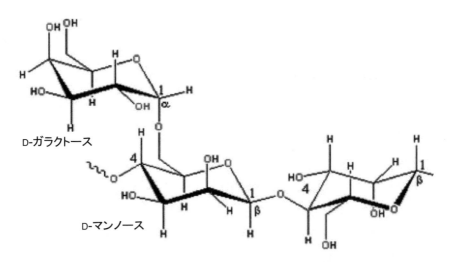

図1　グァーガム酵素分解物の主要な分子構造
D-マンノースとD-ガラクトースのモル比は2：1である。
平均分子量は約20 kDaである。

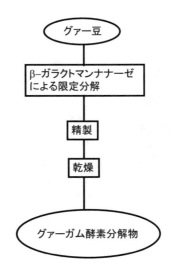

図2　グァーガム酵素分解物の製法

グァーガムはヒトの消化酵素で分解されない水溶性食物繊維であり，脂質・糖質代謝，便通改善，体脂肪減少，消化酵素活性促進および体内有害物質蓄積抑制などの種々の生理作用が1960年代より報告されてきた。しかし，その粘度が極めて高く，これら生理作用を発現する量を食品に添加できず，その利用は限定されていた。グァーガム酵素分解物は，グァーガムの主成分の中性多糖類，ガラクトマンナンをβ-ガラクトマンナナーゼにより限定分解し，低分子化することで低粘度化したものである（図2）。グァーガム酵素分解物は，水溶性食物繊維として固形食品だけでなく，液状食品への配合も容易である[1]。

3 グァーガム酵素分解物の生理作用

グァーガム酵素分解物は，図3に示したように血中コレステロール改善[2]，血中脂質改善[3]，血糖値上昇抑制[4,5]，食品のグリセミック指数（GI）低下[6]，鉄・マグネシウム・カルシウムといったミネラル吸収促進[7,8]，便通改善[9～11]，腸内細菌叢改善[12]，フェノール類やインドール類といった糞便悪臭物質低減[12]，腸内短鎖脂肪酸産生促進[13,14]，小腸絨毛上皮の萎縮改善[15]および下痢改善[16,17]などの種々の生理作用が明らかにされている。このために，メタボリックシンドローム対策のための素材やプレバイオティクスとして広く食品に応用されている。また，大腸での醗酵性が高いので短鎖脂肪酸の産生能が高く，便通改善だけでなく，下痢改善の作用を有することより医療分野での評価が高いことも特徴である。本書では，グァーガム酵素分解物の多彩な生理作用のうちプレバイオティクスとしての作用を中心に紹介する。

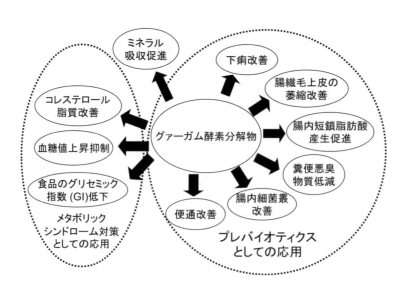

図3　グァーガム酵素分解物の生理作用

第10章　グァーガム酵素分解物

4　大腸内短鎖脂肪酸産生促進作用

腸内細菌の醗酵代謝産物として知られている酢酸，プロピオン酸および酪酸といった低級脂肪酸は一般に短鎖脂肪酸と呼ばれている。これら短鎖脂肪酸は，大腸粘膜から吸収されるので粘膜細胞のエネルギー源として重要である。さらに，表1に示したように種々の生理作用[18]を有するので宿主の健康との関係で注目されている腸内細菌の醗酵代謝産物である。

Velázquez et al. は，ヒトの新鮮糞便を用い，各種食物繊維およびオリゴ糖を嫌気発酵させ，短鎖脂肪酸の生成量を調べている。図4は嫌気培養24時間後の短鎖脂肪酸の産生量を示している[13]。図4に示されているように，グァーガム酵素分解物は短鎖脂肪酸の産生量が他の素材と比較して最も高い。また，Okubo et al.[12]はヒトにグァーガム酵素分解物を摂取させた時に，ヒトの糞便 Bifidobacterium spp. の占有率と糞便中の短鎖脂肪酸量が増加することを報告している。

これらのことより，グァーガム酵素分解物は短鎖脂肪酸の産生促進が優れているので健康な大腸を形成させるための最適な素材である。

5　下痢抑制作用

長期間の経腸栄養剤投与の患者は，その副作用による下痢の発症が大きな問題となっている。下痢が発症すると，軟浸や褥瘡といった皮膚障害の発症のリスクが増加する[19]。これによる，入院日数の延長，介護の手間および患者のQOL（Quality of Life）の低下などに至る。

Spapen et al.[20]は，集中治療室（Intensive Care Unit, ICU）で入院している経腸栄養剤投与の敗血症患者に対して，2.2％グァーガム酵素分解物添加経腸栄養剤を148日間投与した時，下痢発生日数の短縮，下痢スコアによる下痢症状の改善，および下痢発生人数の減少を二重盲見無作為抽出前向き臨床試験で確認している（表2）。Rushdi et al. も同様に重症度の指標であるAPACH IIが16～22の28～72歳の20名の患者にグァーガム酵素分解物を添加した経腸

表1　短鎖脂肪酸の生理作用

上皮細胞増殖促進
消化管粘膜の血流増加
大腸での水，Na，Ca，Mg，NH_3等の吸収調節
粘液分泌促進
消化管運動調節（回腸では刺激，結腸では刺激→抑制）
膵外分泌刺激
大腸発がん予防
血漿コレステロール低下作用

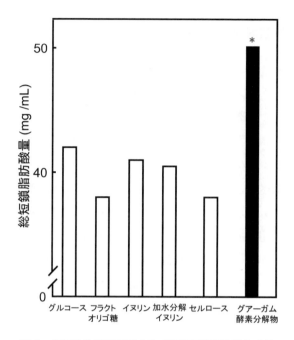

図4 各種食物繊維及びオリゴ糖の短鎖脂肪酸生成量
総短鎖脂肪酸量は酢酸，プロピオン酸及び酪酸の総量を示した。
＊：危険率5％で有意差を示した。

表2 敗血症患者でのグァーガム酵素分解物添加経腸栄養剤投与による下痢症状改善効果

	2.2％PHGG 添加経腸流動食	通常の経腸流動食	P
	($n = 13$)	($n = 12$)	
試験期間中の下痢発生数率（％）	8.8 ± 10.0	32.0 ± 15.3	= 0.001
投与日数（日）	148	146	NS
下痢の日数（日）	16	46	< 0.001
少なくとも1日下痢をした人数（人）	6	11	
下痢スコア（点）	4.8 ± 6.4	9.4 ± 9.4	< 0.001

数値は，平均±標準偏差で示した。
下痢は，1日の下痢スコア12点以上と定義した。

栄養剤を投与した場合の糞便性状に対する影響を検討している。図5に示したように，グァーガム酵素分解物を添加した経腸栄養剤投与のICU入院患者では水様便を呈する人数が有意に減少することが明らかとされている[21]。

Homann et al. は，グァーガム酵素分解物を添加した経腸栄養剤の下痢抑制に対する効果を100人の患者で臨床試験した。その結果を図6に示したが，2％グァーガム酵素分解物添加区は，試験期間中の下痢発症人数がグァーガム酵素分解物無添加の経腸栄養剤投与区と比較して，有意

第10章　グァーガム酵素分解物

(1) グァーガム酵素分解物無添加経腸栄養剤　　(2) グァーガム酵素分解物添加経腸栄養剤

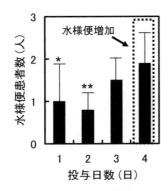
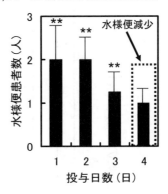

図5　グァーガム酵素分解物投与による集中治療室入院患者での下痢抑制効果
被検者：20名, 28-72歳, 重症度スコア（APACH II）：16-22, 無作為抽出試験, 投与期間: 4日間
ICU患者の診断所見：大動脈瘤, 脳発作, うっ血性心不全, 慢性腎不全, 慢性閉塞性肺疾患, 頭蓋骨骨折, 重症虚血肢, 多発外傷, 糖尿病
＊：危険率5％で有意差を示した。
＊＊：危険率1％で有意差を示した。

に抑制された[16]。

　経腸栄養剤の投与は，小腸粘膜に刺激が与えられないためにその絨毛組織が萎縮する。絨毛が萎縮すると栄養素の消化吸収能力が低下し下痢につながる。これまでグァーガム酵素分解物は，液状栄養食を投与して飼育したラットの小腸絨毛の萎縮抑制，および小腸粘膜の各種酵素活性低下を回復させることが明らかにされている[15]。経腸栄養剤投与による下痢が抑制されたことは，動物実験の結果とグァーガム酵素分解物の短鎖脂肪酸産生促進作用による大腸健康に起因するものと思われる。

　本書では，経腸流動食投与時の下痢抑制を取り上げ，グァーガム酵素分解物の下痢抑制作用を述べた。さらに，この他にもグァーガム酵素分解物は，乳幼児の非コレラ性の急性下痢[22]，離乳期幼児での難治性慢性下痢[23]，成人のコレラ性の下痢[24]，ラクチトールやマルチトールといった糖アルコール摂取による浸透圧性の下痢[17]およびサルモネラ感染症[25]などにも抑制作用が見出されており，種々の下痢症予防あるいは治療用の素材として有効である。

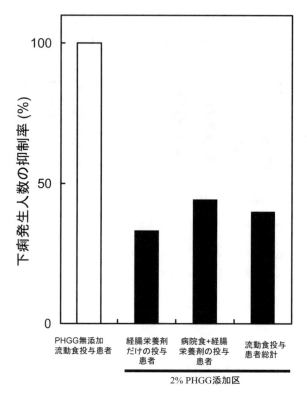

図6　グァーガム酵素分解物の経腸流動食投与患者の下痢発生に及ぼす影響
下痢発生人数抑制率は，通常の経腸栄養剤を投与した区を100とした時の値で示した。
PHGG：グァーガム酵素分解物

6　過敏性腸症候群改善作用

　消化管の主要な役割は，食品成分や栄養素の吸収である。この他に防御系や情報を受容し，伝達する機能も有する[26]。これらは腸内細菌，腸管上皮細胞および消化管ホルモンが関与している。

　ところで，現代社会では，半数近くのヒトが悩みやストレスを有している。消化器は，ストレスにより影響を受ける[26]。これは，外的刺激のストレッサーが脳から消化器に伝達されると考えられているからであるが，消化器から脳に伝達され情動として行動に現れることも重要といわれている。このような脳と腸の機能的関連は，脳腸相関といわれている。

　近年，脳腸相関が関与する機能性消化管障害，特に過敏性腸症候群（Irritable Bowel Syndrome, 以下IBS）が増加し，深刻な問題となっている。

　IBSは，下痢や便秘などの便通異常，腹痛および腹部膨満感などの腸管機能異常に基づく腹部症状を有し，かつこれらの症状を説明するだけの器質的病変を腸管および関連臓器に認めない疾

第10章　グァーガム酵素分解物

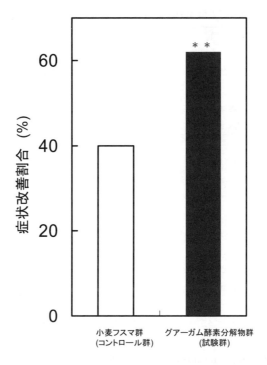

図7　グァーガム酵素分解物の過敏性腸症候群に及ぼす影響
小麦フスマ群：30 g/日，グァーガム酵素分解物摂取群：5 g/日
　　症状改善割合は，投与開始後12週目にIntent-to-treat（ITT）分析を実施し，算出した。
　＊＊：危険率1％で有意差を示した。

患である[27]。病型分類は，下痢型，便秘型および腹痛を伴う便秘と下痢が交互に起こる交替型の3種類である[28]。IBSは，脳腸相関が関与している疾病であり，その発症原因の一つは，ストレスといわれている[29]。EUや米国では，IBSは，人口の10～15％，その年間増加率は1～2％といわれている。日本では人口の15.5％がIBSであると報告されている[30]。IBSはQOLを低下させることが問題となっており，特に身体的，認知的および情緒問題といった健康関連QOLが低下する。健康関連QOLが低下すると労働生産性の損失および通院・入院・薬剤摂取による医療費の増加などが生じ，経済的損失も多大であるといわれている。従って，IBSの症状を改善し，QOLを向上させることは重要である。

　グァーガム酵素分解物は，これまでに述べたように便通改善と下痢改善作用，つまり健康な下部消化管を形成することが明らかとされている。IBSの症状は，下痢型，便秘型および交替型である。従って，グァーガム酵素分解物はIBSの症状改善に適した素材である。

　グァーガム酵素分解物のIBS患者188人での臨床試験結果を示す。毎日小麦フスマ30 g摂取させた群とグァーガム酵素分解物を5 g摂取させた群で，12週間後に腹痛，腸習癖および主観

表3 グァーガム酵素分解物摂取による IBS 患者の QOL 改善効果

	摂取前	1ヶ月目	3ヶ月目	試験終了後3ヶ月目
GSRS				
消化不良症状	2.76 ± 1.70	1.50 ± 1.37*	1.14 ± 1.22*	1.70 ± 1.34*
胃部不快感	4.54 ± 1.64	3.05 ± 1.77*	2.71 ± 1.62*	3.40 ± 1.79*#
腸部不快感	3.98 ± 1.90	1.76 ± 1.79*	1.14 ± 1.33*	2.03 ± 1.52*§#
全消化管症状	11.28 ± 2.80	6.32 ± 3.68*	5.00 ± 3.05*	7.13 ± 3.64*#
SF-36				
身体機能	83.33 ± 25.29	90.41 ± 19.63*	90.28 ± 19.78*	90.51 ± 15.99*
日常役割機能(身体)	67.10 ± 38.16	86.80 ± 22.74*	82.85 ± 26.27*§	77.68 ± 28.33*
身体の痛み	57.78 ± 22.34	69.58 ± 22.04*	73.44 ± 21.76*§	68.52 ± 20.50*
全体的健康感	49.98 ± 27.12	56.43 ± 21.75*	63.25 ± 17.59*§	57.41 ± 19.50*#
活力	48.17 ± 19.51	52.70 ± 18.39*	54.44 ± 18.67*	58.62 ± 14.34*
社会生活機能	62.78 ± 25.77	73.68 ± 25.79*	75.35 ± 25.79*	66.07 ± 29.63
日常役割機能(精神)	65.74 ± 36.94	84.31 ± 27.51*	83.81 ± 24.75*	80.25 ± 26.57*
心の健康	53.58 ± 22.19	60.76 ± 18.57*	62.22 ± 18.94*	64.96 ± 14.53*
HADS				
不安	7.56 ± 4.73	6.46 ± 5.37	6.28 ± 5.19*	5.32 ± 4.12*
鬱	8.57 ± 4.13	6.92 ± 3.86*	6.43 ± 3.81*	6.38 ± 3.73*

GSRS (Gastrointestinal Symptom Rating Scale):胃腸症状評価スケール。数値が小さいほど改善を示す。
SF-36 (MOS Short-Form 36-Item Health Survey):健康関連 QOL 尺度。数値が大きいほど改善を示す。
HADS (Hospital Anxiety and Depression Scale):身体疾患の患者での抑うつや不安の尺度。数値が小さいほど改善を示す。
＊:摂取前と比較して,危険率5%で有意差を示した。
§:1ヶ月目と比較して,危険率5%で有意差を示した。
#:1ヶ月目と比較して,危険率5%で有意差を示した。

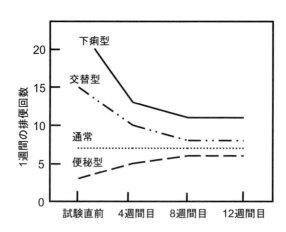

図8 グァーガム酵素分解物の IBS 患者の排便に及ぼす影響
グァーガム酵素分解物摂取群を1日当たり5gを摂取した。

第10章　グァーガム酵素分解物

的軽快率を問診した。図7に示したようにグァーガム酵素分解物摂取により，IBS 症状を改善することが示された[31]。IBS 患者の胃腸症状評価スケール（Gastrointestinal Symptom Rating Scale, GSRS），健康関連 QOL 尺度（MOS Short-Form 36-Item Health Survey, SF-36）および身体抑うつや不安の尺度（Hospital Anxiety and Depression Scale, HADS）を用いた QOL の評価では，グァーガム酵素分解物摂取は IBS の症状を改善することで患者の QOL を改善した（表3）[32]。また，1週間の排便状況も図8に示したが，グァーガム酵素分解物摂取により改善された[33]。

文　献

1) N. A. Greenberg , D. Sellman D, *Cereal Foods World*, **43**, 703（1998）
2) H. Takahashi *et al*., *Nutr. Res*., **13**, 649（1993）
3) Suzuki T *et al*., *J. Nutr*., **134**, 1942（2004）
4) 津田憲ほか，日本食物繊維誌, **2**, 15（1998）
5) 具然和ほか，医学と生物学, **147**, 19（2003）
6) T. Trinidad *et al*., *Int. J. Food Sci. Technol*., **39**, 1093（2004）
7) H. Takahashi *et al*., *Comp. Biochem. Physio*., **109 A**, 75（1994）
8) K. de Cássia Freitas *et al*., *Clin. Nutr*., **25**, 851（2006）
9) H. Takahashi *et al*., *J. Nutr. Sci. Vitaminol*., **40**, 251（1994）
10) 岡崎英規ほか，健康・栄養食品研究, **2**, 1（1999）
11) 田中俊昭ほか，健康・栄養食品研究, **3**, 45（2000）
12) T. Okubo *et al*., *Biosci. Biotech. Biochem*., **58**, 1364（1994）
13) M. Velázquez *et al*., *Anaerobe*, **6**, 87（2000）
14) A. M. Pklkas *et al*., *J. Med. Food*, **8**, 113（2005）
15) H. Takahashi *et al*., *Nutr. Res*., **15**, 527（1995）
16) H. H. Homann *et al*., *J. Parenter. Enteral Nutr*., **18**, 486（1994）
17) S. Nakamura *et al*., *Eur. J. Clin. Nutr*., **61**, 1086（2007）
18) 原博，バイオサイエンスとインダストリー, **55**, 255（1997）
19) 宇野光子，エキスパート・ナース, **25**, 73（2007）
20) H. Spapen *et al*., *Clin. Nutr*., **20**, 301（2001）
21) T. A. Rushdi *et al*., *Clin. Nutr*., **23**, 1344（2004）
22) N. H. Alam *et al*., *J. Pediatr. Gastroenterol. Nutr*., **31**, 503（2000）
23) N. H. Alam *et al*., *Arch. Dis. Child*., **90**, 195（2005）
24) N. H. Alam *et al*., *Digestion*, **78**, 24（2008）
25) N. Ishihara *et al*., *Poult. Sci*., **79**, 689-697（2000）

26) 清水誠, 農化誌, **73**, 515 (1999)
27) 河村朗, 木下芳一, 臨床消化器内科, **15**, 1721 (2000)
28) 三輪剛ほか監修, 過敏性腸症候群とポリカルボフィルカルシウム, 診療新社 (2002)
29) S. Fukudo *et al.*, *Gut*, **42**, 845 (1998)
30) A. Torii *et al.*, *Intern. Med.*, **43**, 353 (2004)
31) G. C. Parisi *et al.*, *Dig. Dis. Sci.*, **47**, 1697 (2002)
32) G. C. Parisi *et al.*, *Dig. Dis. Sci.*, **50**, 1107 (2005)
33) G. G. Edoardo *et al.*, *Nutrition*, **22**, 334 (2006)

第11章　グルコマンナン

清水寿夫[*]

1　グルコマンナンとは

　植物こんにゃくの原産地は，東南アジアの熱帯〜亜熱帯地方といわれており，わが国には，サツマイモといっしょに伝来した説と仏教とともに伝わったという説があるが，仏教伝来とともに伝わったとされる説が有力である。

　グルコマンナン（glucomannan，以下GMと略記）は，植物分類上サトイモ科（図1）に属しており，学名を *Amorphophallus konjac* K. Koch（写真1）といい，その塊茎（芋）中に含まれる貯蔵性の水溶性多糖類で，約0.1〜1.0 mmでほぼ球形をした微粒子として存在している。塊茎（芋）中には約10％前後のGMが存在している。一般にはコンニャクイモの栽培には三年という長い年月を要する。生子（種イモ）を植えて，繰り返し三年経過したコンニャクイモを10月後半から11月に収穫した塊茎（芋）を水洗いし薄くスライスした後，火力乾燥を行い（荒粉と呼ばれている），粉砕処理後に風力分級により澱粉などの飛粉などを除去したものが，コンニャク製品の原料となるこんにゃく精粉である。しかしながら，こんにゃく精粉には多くの不純物

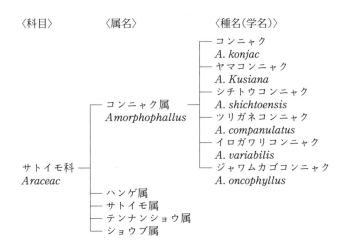

図1　コンニャクの植物分類上の位置付け

---

*　Hisao Shimizu　清水化学㈱　開発課　課長

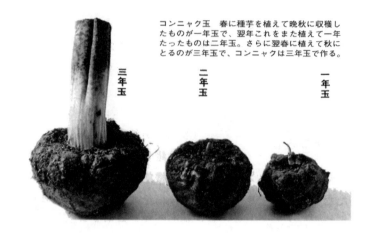

写真1　A. Konjac の塊茎（芋）

表1　塊茎（芋）の品種・産地別の分子量及び回転半径[1]

原料イモの品種・産地		$Mw \times 10^{-4}$	$\langle S^2 \rangle^{1/2}$ (Å)
在来種	福島県	118	1,090
	広島県	84	1,000
	山形県	95	1,210
	宮城県	94	910
	静岡県	98	1,070
	群馬県	112	1,290
支那種	群馬県	190	2,330
備中種	群馬県	68	1,050

（トリメチルアミンや亜硫酸塩など）が残留し，特異な刺激臭があるのが特徴である。GM含量についても，産地や品種などにより異なるが，約75～85％程度しか含まれていない。

また，分子量については塊茎（芋）の産地や品種及び気象条件などにより左右されるが，一般には約100万以上（重合度；約6,200）であり，分子の長さは $R_G = 1,300$ Å程度といわれている[1]。表1に塊茎の品種・産地別の分子量及び回転半径を示す。

2　グルコマンナンとこんにゃく精粉の違い

こんにゃく精粉は，コンニャクイモの由来や産地などにより品質の影響が大きく，製造工程などにより亜硫酸塩やトリメチルアミンなどの不純物が含まれており，食物繊維含量も低く品質のバラツキが大きい。

そこで，アルコールなどを用いて精製されたGM（写真2）は，不純物がほとんどなく食物

第11章　グルコマンナン

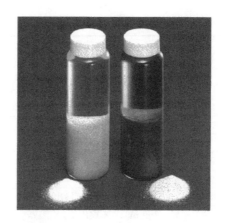

写真2　精製グルコマンナン（左）とこんにゃく精粉（右）
注）精製 GM は不純物がほとんどないので着色されてないが，こんにゃく精粉は不純物が含まれるので着色されていることがわかる。

繊維含量も約 95 ％以上と高い。こんにゃく精粉と精製 GM（高純度 GM と易溶性 GM）の分析例を表2に示す[2]。

また，こんにゃく精粉の平均粒子径は約 300μm であるが，精製した GM では平均粒子径が約 100 〜 300μm 程度と幅広い粒子径があるのが特徴である。

GM 粒子を物理的に細かくすることにより，GM の膨潤速度を速めた易溶性の GM や，従来の分子量より低くした低分子 GM，さらに GM を特殊加工した不溶性 GM など用途などに応じて，それぞれが異なる極めてユニークな素材を有している。

3　グルコマンナンの基本構造

GM の分子構造は，D-グルコースと D-マンノースがほぼ 2：3 ないしは 1：1.6 のモル比で β-1,4 結合による複合多糖類で，糖 19 個に 1 個程度の比率によりエステル結合しており，ほぼ糖 50 個に 1 個の分岐があるとされている[1]（図2）。

また，最近の研究によると，Katsuraya らは，メチル化分析と ^{13}CNMR より，グルコースとマンノースの比は 1：2 であり，分岐の割合は約 8 ％で分岐はグルコースの C-6 くらいで起こることを報告している[3]。

表2 精製グルコマンナンとこんにゃく精粉の分析例[2]

製品名 項目	精製グルコマンナン （高純度 GM）	精製グルコマンナン （易溶性 GM）	こんにゃく精粉
色・形状	白色粉末	白色〜微褐色粉末	微黄色〜白色粉末
粒度	35-120メッシュ 90%以上 [420-125μm]	80メッシュ 全通 [177μm]	35メッシュ 全通 [420μm]
乾燥減量	3.2%	3.5%	9.2%
たんぱく質	0.5%	0.8%	3.4%
脂質	0.0%	0.1%	1.1%
灰分	0.6%	0.9%	4.5%
ヒ素（As_2O_3）	不検出（検出限界；0.2 ppm）	不検出（検出限界；0.2 ppm）	<2 ppm 以下
重金属（Pb）	不検出（検出限界；2 ppm）	不検出（検出限界；2 ppm）	<10 ppm 以下
亜硫酸塩（SO_2）	不検出（検出限界；4 ppm）	<4 ppm 以下	520 ppm
トリメチルアミン	不検出	10 ppm 以下	450 ppm
一般生菌数	<300 個/g 以下	<1,000 個/g 以下	<3,000 個/g 以下
大腸菌群	陰性	陰性	陰性
食物繊維（乾物値）	98.9%	98.1%	75.0%
粘度（1%, 25℃）	117,200 mPa・s（7H）	38,000 mPa・s（2H）	45,200 mPa・s（4H）

注）粘度測定値の（ ）は、試料を水に分散・膨潤後に25℃で一定時間静置後測定した時間

※測定機器

B形粘度計(BH型)［東機産業㈱］

使用ロータ(4号) 回転数；2rpm

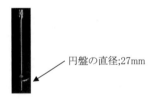

円盤の直径;27mm

図2 グルコマンナンの分子構造

4　ルミナコイドとしてのグルコマンナンの生理機能

GM は，天然多糖類の中でも最も分子量が高く，その水溶液は極めて高い粘性を示し約 200 倍以上に膨潤する[2]。GM を構成する糖は，β-1,4 結合により結合されているために，人の消化酵素によりほとんど分解されないので，人の消化器ではあまり変化せず通過される。人の消化酵素により変化されないということは，高分子を保持した状態で胃・小腸を通過し，大腸に達するということで，小腸における栄養の吸収に影響を与え，大腸においては生息する菌に栄養を与え，糞の通過速度と量に影響を与えることになる。すなわち，GM には血中コレステロール低減作用，血糖調節作用，便秘改善作用や腸内細菌叢の改善作用，体重減少作用などの多くの研究によって解明され，近年では抗アレルギー作用についても新たな研究結果が発表されて，GM の新たな生理機能が見出されている。

また，GM は特定保健用食品の「血中コレステロール低減（低下）作用」として素材の認可を受けている。GM は様々な研究者らによって多くの論文発表がされており，その生理機能の一例を図 3 に紹介する。ルミナコイドとして多機能を有する GM は，世界中の研究者らによって臨床実験や動物実験などの標準品として使用されている。

4.1　血清コレステロールの低下

Walsh ら[4]は，肥満患者 20 人に対して，3 g/日の GM を 4 週及び 8 週間投与した時に，有意な血清コレステロールの低下を認めたと報告されている。また，Mao-Yu ら[5]は，183 人の高脂血症患者に対して，一日につき GM 5 g をパンやケーキなどに配合し，45 日間投与を行った時に，有意な血清コレステロールの低下を認めている。

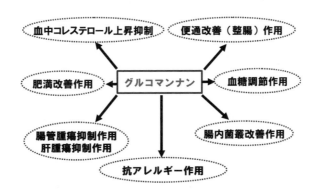

図 3　グルコマンナンの主な生理機能

4.2 血糖調節作用

土井ら[6]は，1日3.6～7.2gのGMを13人の糖尿病患者に長期投与した場合，空腹時の血糖は30日目に，約29％の有意な低下をすることを認めている。さらに土井ら[6]は，GM 3.9g（1.3g×3回）を食事とともに6人の糖尿病患者に投与した場合，食後30分および60分の血糖値は，有意に抑制されたと報告している。GM投与による血糖値の低下は，高粘度のGM溶液が，同時に摂取した食品の胃から腸への移行を遅延させることにより，小腸における糖の吸収に遅れが生じ，食後において短時間の血糖値の低下が起こるものと考えられている。

4.3 便秘改善効果

辻ら[7]は，便秘症老年者12人に対し，一日につきGM 3gを4週間投与したところ，8人に便秘改善効果が認められていると報告している。このことは，高分子であるGMが，腸内の水分により腸管内容物を抱合して，膨潤することにより，腸管の蠕動運動を促進させることにより抗便秘改善作用が働くものと考えられる。なお，GMを投与した症例において，アレルギー性病変・腹部膨満感・悪心・腹痛・下痢などの副作用は認められなかった。

Passarettiら[8]は，93人の慢性の便秘患者に対して，GMを2ヶ月間投与した。1ヶ月間は，GM 3g/日を朝昼夕の食事中投与し，続く1ヶ月間は，GM 2g/日を朝夕の食事中投与し，1週あたりの排便日数と浣腸した日数を調べた結果，便秘改善に対して有意な改善が認められ，また，同時に血中コレステロールを低下させる作用のあることが認められたと報告されている。

4.4 体重減少効果（肥満の改善）

Walshら[4]は，肥満患者20人に対して，3g/日のGMを8週間投与した時に，有意な体重減少効果を認めている。また，過去の研究によるとGMを一日1g投与することで約27％の体重減少を認められたと報告されており，海外において「体重減少」としての特許も取得されていた。

4.5 抗アレルギー作用

大西ら[9]の研究により物性の異なるGMを用いて，アトピー性皮膚炎発症モデルマウス（NC/Ngaマウス）を用いて動物実験を行った結果，粒子径の異なる微粉末GMについて，皮膚炎の悪化要因に対する抑制や引掻き行動やIgEレベルの上昇が認められなかったと報告している。

さらに大西ら[10]は，GMをアトピー性皮膚炎発症モデルマウスに投与することで，皮膚炎の予防やくしゃみの頻度が低減されたことが確認された。

5 グルコマンナンの応用について

GMはルミナコイドとしての働きだけでなく極めてユニークな特性があるので，食品の品質改良や食感改良に幅広く使用されている。その用途の一例を表3に示す。

5.1 デザート関係

ゼリーに使用されているゲル化剤は，カラギーナンやローカストビーンガムが主であるが，この中にGMを添加することで，カラギーナンとの相乗効果により弾力のある新しい食感を作り出すことが可能となった。更に，ゲル化剤の濃度や組成中の糖度などを変えることで，全く異なる食感を作り出すことが可能となった。また，ヨーグルトやドリンクなどにGMを加えることで，新しい食感と機能の両面が期待できる。また，GMの保水性が高いことにより離水を遅延し品質改良としての効果も高い。

5.2 麺関係

GMを麺に添加すると，茹で伸びやコシの強さ（弾力付与）などの効果やノド越しのよい麺が出来ることが確認されている。

5.3 焼き菓子関係

クッキーやパンには増粘多糖類が使用されていることが多いが，使用する目的により原料が異なるが，GMを添加することで品質保持や品質改良としての効果が期待される。その一例として，ケーキの生地にGMを添加（添加量として0.2％程度）することで，生地の比重調節によ

表3 グルコマンナンの食品への用途例

食品	特性	食品	特性
デザート類	食感改良 品質改良 （離水防止）	麺類	食感改良 品質改良 （茹伸び防止）
畜肉製品	ジューシー感 保型性 結着性	製パン	ファイバー補給 組織改良 （老化防止）
菓子類	食感改良 艶出効果 皮膜形成向上	フィルム	水溶性 可食性 不水溶性
飲料	ファイバー補給 品質改良	冷菓	増粘性 乳化安定性
タレ類	増粘性 乳化安定性	珍味	皮膜形成 艶出効果

り果肉を表面において焼成しても果肉の沈降が起きないことが確認されている（写真3）。

5.4 不溶化グルコマンナン

一般にGMは水との親和性が非常に高く，膨潤して粘稠な溶液（ゾル状）となるが，GMを僅かに膨潤した後，粒子表面を不溶化することで不溶性GMを開発した。このGMは，水の中に添加すると少し膨潤（約1.5倍に膨潤）する程度で，粘性は出ないのが特徴である。応用例としては，食品の中に添加することでプチプチ感を出したり，魚卵の一部代替として用いたりすることが出来，新しい食感を楽しむことが出来るようになった。

また，食品だけでなく化粧品分野にも応用され，スクラブ効果が期待できる素材の一つでもある。一般にスクラブ剤は，合成素材としてはアルミナ・軽石・ポリエチレンなどが用いられ，天然素材としては，モモ核やアンズ核などの果実やクルミ核・塩などが用いられているが，いずれの素材も粒子が硬い素材であるが，不溶化したGMは，水に僅かに膨潤し柔らかい弾力のある粒子となるので，スクラブ剤（クレンジングやマッサージパックなどに添加する粒子状の物質で，主として洗浄の際に摩擦効果を高め，汚れや角質を落とす目的で使用される素材）としては格好の素材の一つとして好まれるようになり，洗顔スクラブなどの商品化やスクラブ効果を利用した歯磨き粉やシャンプーなどにも応用出来るものと考えられる。

5.5 グルコマンナン発泡体（グルコマンナンスポンジ）

いわゆる食用コンニャクを凍らせたもので，茨城県等を中心に製造されており「凍みこんにゃく」と呼ばれ，味染みがよく特異な食感があるのが特徴で保存食として古くから親しまれてきた食品の一つである。この応用として，工業的に均一な発泡体を作ることで身体に優しく自然なGMスポンジが開発されている。このGMスポンジは天然素材100％で製造されており，微生物により分解され環境にも優しく安全なものとして提供されている。

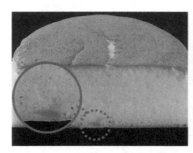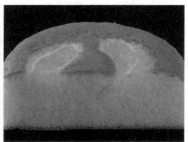

写真3　グルコマンナン（易溶性GM）をケーキに添加した時の効果
左；グルコマンナン無添加，右；グルコマンナン添加
注）コンニャクグルコマンナン無添加品の丸印は果肉が沈降している事を示す。

第11章　グルコマンナン

文　　献

1) 沖増哲編著,「こんにゃくの科学」, ㈱溪水社 (1984)
2) 清水化学㈱社内研究資料 [清水化学㈱ URL:http//www.shimizuchemical.co.jp
3) K. Katsuraya, K. Okuyama, K. Hatanaka, R. Oshima, T. Sato & K. Matsuzaki, *Carbohydr. Polym.*, **53**, 183-189 (2003)
4) David E.Walsh, Vazgen YAGHOUBIAN and Ali BEHFOROOZ, *International journal Obesity*, **8**, 289-293 (1984)
5) Zhang Mao-Yu,Huang Ciieng-Yu,Wang Xu,Hono Jun-Rong,and Peng Shu-Shen, *Lipid Metabolism Biomedical and Environmental Science*, **3**, 99-105 (1990)
6) 土井邦紘, 食物繊維と糖尿病, ファルマシア, **17**, 3, 204-208 (1993)
7) 辻啓介, 寺沢富士夫, 辻悦子, 大島寿美子, 鈴木慎次郎, 関増爾, 栄養学雑誌, **16**, 882-887 (1978)
8) S. Passaretti, M. Franzoni, U. Comin, R. Donzelli, F. rocca, E. Colombo, A. Ferrara, M. Dinelli, A. Prada, M. Curzio, Atittobello and Participating Physicians Ital. *J. Gastroenterol*, **23**, 421-425 (1991)
9) Nobukazu onishi *et al*, *International Archives of Allergy and immunology*, **136**, 258-265 (2005)
10) Nobukazu Onishi *et al*, *Biosci Biotechnol. Biochem.*, **71** (10), 2551-2556 (2007)

第12章 ケフィランの作用とルミナコイドとしての評価の可能性について

前田浩明[*]

1 はじめに

ケフィア（Kefir）は旧ソ連のコーカサス地方を原産として伝統的に生産されてきた発酵乳である。原産地が世界有数の長寿地域の一つであることから，健康維持，増進作用に対する期待感も手伝い，現在では伝統的なケフィアに類似した製品が旧ソ連邦諸国およびヨーロッパに広く普及している。ケフィアにはケフィランと呼ばれる粘性多糖が含有されており，保健飲料としての重要な成分と考えられている。

近年，ケフィランの抗腫瘍作用や免疫賦活作用などに関する研究が進められ報告されている。微生物が産生する非でんぷん性の多糖類であり，ルミナコイドとして広くナショナルヘルスケアに貢献する可能性を有している。

しかしながら，本菌によるケフィランの生産性は低く，生理的特性を応用する食品素材への実用化には難がある。そこで筆者はケフィランの生産性を高めるための検討を行い，米成分を主成分とする培地を用いることにより，すでに報告されている生産量を飛躍的に向上させることに成功し，得られたケフィランを用いて生活習慣病の予防に対する有効性を検討した。

2 新規ルミナコイドとしての実用化の経緯

ケフィアのスターター種菌としてのケフィア粒は乳酸菌，酢酸菌，酵母などから構成される[1~3]。ケフィア粒はホモ発酵型乳酸桿菌 *Lactobacillus kefiranofaciens* によって産生される粘質性多糖の粘着性によって塊状となったものである。この多糖はケフィランと命名されており，グルコースとガラクトースから構成される六糖の繰り返し構造を有するガラクトグルカンである[4~7]。ケフィアが長寿食と考えられている所以はこのケフィランの作用に由来するものと考えられている[8~19]。しかしながら一般的にケフィア中にはケフィランが1L中80mg程度しか含有されておらず，報告されているケフィランの種々の生理活性の発現を，生活習慣病の予防の場で期待するには，摂取量が不足し，コーカサス地方の伝統食ケフィアに依存するには難があると考

---

[*] Hiroaki Maeda ㈱オリジン生化学研究所　代表取締役

第12章 ケフィランの作用とルミナコイドとしての評価の可能性について

える。多くの研究者がケフィランの生産性向上のための研究を行っているが，ケフィランの産生は培地1L当たり1g未満に留まっている[20]。*L.kefiranofaciens* は，藤沢・戸羽・光岡等によりケフィア粒から単離され，同定された乳酸菌株であり，本来炭素源は乳糖である[21]。ケフィラン生産性の向上にはケフィア粒が用いられており，培地も主に牛乳が用いられている。すなわちケフィラン含量の高いケフィアの製法の開発的意味合いが強い。そこで筆者等は，*L. kefiranofaciens* を活性多糖ケフィランの産生菌として位置づけ，炭素源ならびに培地組成を検討し，*L. kefiranofaciens* 単独培養によるケフィラン産生向上を検討し，生産性を飛躍的に向上させた。

3 多糖生産菌 *L.kefiranofaciens* によるケフィランの生産技術

3.1 培地の検討

先ず生産性の向上を目的として乳糖以外の炭素源による *L.kefiranofaciens* WT-2B^T の培養の可否と多糖産生の効率について検討した。その結果，グルコースで培養が順調に進行し，多糖の産生は乳糖と同等かそれ以上であることを確認した。グルコースの供給源として米デンプンを用いた。

粉砕した精白米をデンプン画分と，タンパク質画分に分画した。デンプン画分を液化した後，glucoamylase を用いて低分子化し，タンパク質は pepsin を用いて低分子化した。得られた加水分解物をそれぞれ炭素源と窒素源として培地を作成し，菌の生育と多糖の生産量を測定し，最適培地組成を次のように決定した。すなわち，その組成は10%米デンプン分解物，0.35%米タンパク質分解物，1%酵母エキス，0.1%Tween 80，0.2%リン酸水素二カリウム，0.5%酢酸ナトリウム，0.2%クエン酸三アンモニウム，0.02%硫酸マグネシウム，0.005%硫酸マンガンである。

3.2 多糖の工業生産法の確立

ジャーファーメンターを用いて，培養条件を検討した。培養はジャーファーメンターに2.5L米成分培地を充填し，滅菌，接種した後，炭酸ガスで置換し，33℃，攪拌速度25 rpm で行った。米培地の組成，接種量，培養pH，培養時間などを検討した結果，33℃，pH 5.0，7日間の培養で 2.16 g/L の多糖を得た。この生産量は変法MRS培地での培養による結果の約4倍であった[22]。成分培地中の米タンパク質分解物（0.35%）の含量が変法MRS培地中のポリペプトン（1.5%）より4.3倍低かったが，米成分培地を用いた培養により高い多糖生産量を得たことから，米由来のペプチドおよび米末分解物が多糖の生産に有効に作用していることが示唆された。続いて 500 L 容タンクを用い，*L.kefiranofaciens* の工業生産規模での培養を試みた。その結果，ジャーファーメンターでの培養と同程度の生産量が得られ，工業生産の製法を確立した。

4　*L.kefiranofaciens* の米培地培養液から得られた菌体外多糖の化学構造の確認

ケフィール中の粘質多糖ケフィランが *L.kefiranofaciens* によって産生され，その構造がすでに報告されている。本製法の特徴は米の加水分解物が，培地主成分として使われていることである。本培養で産生された粘質多糖の構造とケフィランとの相違の確認が生理活性を検討する上で重要であると考え，3種類の培地（米成分培地，変法MRS培地，スキムミルク培地）を調製し，それぞれの培養で産生した多糖kefiranR，kefiranG，kefiranMの構造解析を行った。構成糖分析，メチル化分析，比旋光度，及び ^{1}H と ^{13}C NMRスペクトルの結果より，3種類の異なる培地から得られた多糖kefiranR，kefiranG，kefiranMが基本的に同一の構造を持っていることが推定され，米培地から得られた多糖がグルコースとガラクトースの六糖の繰り返し単位から構成されていることから，ケフィランであることが確認された（図1）。

5　生理活性

5.1　血圧上昇抑制ならびに抗動脈硬化作用

ケフィランは難消化性多糖であり，強い粘性を有している。ケフィアの長寿伝説の一役をケフィランが担っていることを示唆する報告もあり，ケフィランが腸管を通過していく際に，惹起され

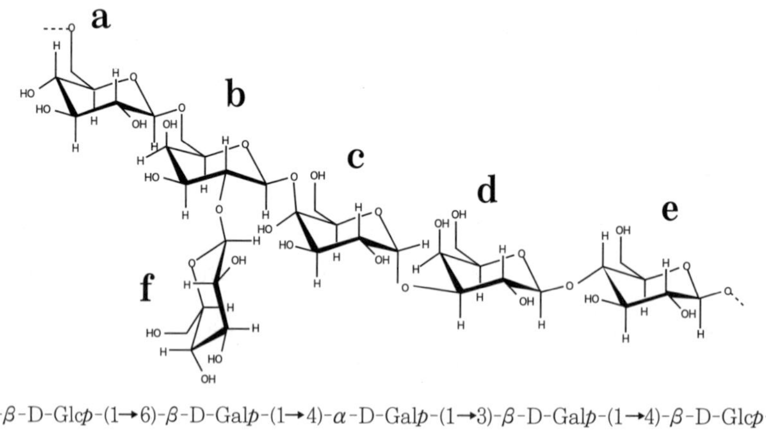

[→6)-β-D-Glc*p*-(1→6)-β-D-Gal*p*-(1→4)-α-D-Gal*p*-(1→3)-β-D-Gal*p*-(1→4)-β-D-Glc*p*-(1→]n

　　　　　　　　　　　2
　　　　　　　　　　　↑
　　　　　　　　　　　1
　　　　　　　　β-D-Glc*p*

図1　ケフィランの一次構造

第12章 ケフィランの作用とルミナコイドとしての評価の可能性について

ると思われる作用とその結果発現される効果について検討した。

　高脂肪食を負荷した脳卒中易発症性自然発症高血圧ラット（SHRSP/H 65 系）を用いて試験対象物を 30 日間投与することによる血圧上昇抑制ならびに抗動脈硬化作用について検討を行った。

　本飼育期間中は高脂肪食を自由摂取させた。試験対象物投与群には，各濃度に調整したケフィラン水溶液を，胃ゾンデを用いて強制投与した。投与量は 100 mg/kg 体重と 300 mg/kg 体重である。15 日，30 日目に行った血圧測定では投与前に比較し，投与群が control 群に対して有意な低値を示した（表 1）。そして，その作用は ACE 活性阻害作用であることが示唆された（表 2）。

表 1　Changes in Blood Pressure in SHRSP/Hos Rats after Feeding on Kefiran for 30 Days[a]

	group			
	control ($n=10$)	K-R 100 ($n=10$)	K-R 300 ($n=10$)	K-G 300 ($n=10$)
systolic blood pressure (mmHg)				
initial	163.5±3.4	169.8±5.2	156.6±2.4	160.3±3.5
15 th day	186.5±6.4	179.7±2.4	168.6±4.5 a, b	171.6±3.0
30 th day	192.1±3.0	181.9±4.6 aa	173.1±4.0 aa, b	178.3±4.3 aa
diastolic blood pressure (mmHg)				
initial	124.2±4.2	122.1±2.3	136.4±6.8	127.4±3.7
15 th day	139.2±5.5	139.8±2.4	136.5±2.3	131.2±4.3
30 th day	158.9±4.0	147.8±3.4 a	135.2±3.9 aa, bb	136.0±5.0 aa, b
mean blood pressure (mmHg)				
initial	137.2±3.8	133.4±2.2	136.0±2.2	138.5±3.4
15 th day	154.9±5.5	152.9±2.2	148.1±2.2	143.6±4.0
30 th day	171.5±3.1	159.0±3.6 aa	149.5±3.4 aa, b	146.3±5.1 aa, b

[a] Values are means ±SEM. a, $p<0.05$, aa, $p<0.01$：significantly different from the control group. b, $p<0.05$, bb, $p<0.01$：significantly different from the K-R 100 group.

表 2　ACE Activities in the Serum, Thoracic Aorta, and Mesenteric Artery of SHRSP/Hos Rats after Feeding on Kefiran for 30 Days[a]

	control ($n=10$)	K-R 100 ($n=10$)	K-R 300 ($n=10$)	K-G 300 ($n=10$)
serum (units/L)	21.73±0.29	20.28±0.43 aa	19.80±0.60 a	19.97±0.71 a
thoracic aorta (milliunits/mg of protein)	23.2±0.9	21.9±0.8	19.9±0.6 aa, b	20.1±0.5 a
mesenteric artery (milliunits/mg of protein)	10.2±0.5	9.7±0.3	9.5±0.3	9.3±0.4

[a] Values are means ±SEM. a, $p<0.05$, aa, $p<0.01$：significantly different from the control group. b, $p<0.05$：significantly different from the K-R 100 group.

抗動脈硬化作用を検討する生化学検査値において，総脂質，総コレステロール，トリグリセライドにおいては投与群が control 群に対して低値を示した。コレステロール，トリグリセライド，リン脂質におけるリポタンパク画分の VLDL, LDL の 2 画分については投与群が低値を示し，有意差も認められた。肝臓脂質濃度，胸部大動脈と腸管膜動脈組織の ACE 活性については，投与群に生化学検査と同様な改善結果が得られた。脳ならびに大動脈，冠状動脈における病理組織学的検査では，control 群において，脳底動脈および大動脈弓部の内膜に脂質沈着が認められ，大動脈弓部に壁在血栓の付着が，冠動脈内にはフィブリン血栓が観察された。ケフィラン投与群は control 群と比較して病変は軽度で，大動脈弓部内膜の脂質沈着も軽度であった（表 3）。

ヒトにおける動脈硬化のリスクファクターは，高血圧，高脂血症とされており，その改善作用に関する研究はきわめて重要とされている。最近では，動脈硬化症は血清脂質濃度の上昇のみならず，動脈での過酸化反応や炎症反応の併発が病変発症に影響を及ぼすと考えられていることから，血清脂質以外の発症因子への影響にも関心が向けられている。SHRSP は，高血圧を自然発症するとともに，高脂肪食負荷により高脂血症をきたすことから，脳底動脈や大動脈などの特定動脈に病変をおこしやすいことが知られている。今回のこのモデル動物を用いて検討した結果から，ケフィランは血圧上昇抑制ならびに抗動脈硬化作用を有する素材であることが示唆された[23]。

表3 Lipid Concentrations in the Serum and Liver of SHRSP/Hos Rats after Feeding on Kefiran for 30 Days[a]

	control ($n=10$)	K-R 100 ($n=10$)	K-R 300 ($n=10$)	K-G 300 ($n=10$)
serum lipids (mg/dL)				
total-cholesterol	495.60±13.57	475.80±16.77	450.30±12.29 aa	440.20±16.38 a
VLDL-cholesterol	174.03±5.61	152.25±5.37 a	150.52±4.63 aa	156.48±7.32
LDL-cholesterol	310.79±9.57	294.99±10.40	272.77±8.79 aa	280.71±13.12
HDL-cholesterol	24.30±0.75	23.81±0.84	23.54±0.76	23.03±1.07
triglyceride	46.30±2.67	41.40±4.17	28.40±2.98 aa, b	28.70±1.98 aa, b
VLDL-triglyceride	43.38±3.28	34.38±3.46	18.36±1.78 aa, bb	23.52±1.62 aa, b
LDL-triglyceride	4.56±0.46	3.43±0.24 a	2.70±0.46 aa	1.96±0.15 aa, bb
HDL-triglyceride	2.38±0.13	2.31±0.15	2.30±0.17	2.44±0.21
phospholipids	222.10±6.18	221.20±6.03	221.90±5.62	217.80±7.44
liver lipids (mg/g of liver)				
cholesterol	55.5±0.7	50.0±2.4	44.9±1.0 aa	48.2±1.3 aa
triglyceride	15.7±0.5	14.2±0.6 a	11.3±0.4 aa, bb	13.6±0.2 aa
phospholipids	7.0±0.2	5.5±0.5 a	4.4±0.6 aa	4.9±0.2 aa

[a]Values are means ±SEM. a, $p<0.05$, aa, $p<0.01$: significantly different from the control group. b, $p<0.05$, bb, $p<0.01$: significantly different from the K-R 100 group.

第12章　ケフィランの作用とルミナコイドとしての評価の可能性について

5.2　血糖降下作用

　8週齢の雄性自然発症糖尿病モデルマウス KKAy を用いてケフィランの経口投与による血糖降下作用を検討した。投与期間は30日間とした。投与開始前，15，30日前に血糖値を測定した。

　投与開始後，15，30日目に測定した血糖値の経日的変化では満腹時血糖値において control 群が試験期間を通じて高血糖状態を維持していたが，ケフィラン投与の2群では15，30日目と血糖上昇抑制が認められ，30目目におけるケフィラン 300 mg/kg 群では有意に低値を示した。また，空腹時血糖値については満腹時血糖値と同様にケフィラン投与群の2群が control 群に対して低い値を示した（表4）。

　実験で観察された現象は，水溶性食物繊維が糖質吸収を物理的に遅延するという既報の血糖降下作用の機序に類似しており，ケフィランはその作用を有する素材であると考えられる[24]。

5.3　整腸作用

　低繊維食を21日間与えて便秘を誘発させたラット（6週齢，雄性SD系）に，22日目以降よりケフィランを14日間投与し，整腸作用について検討を行った。本飼育期間中には低繊維食を自由に摂取させた。2つのケフィラン投与群（100，300 mg/kg 体重）には，ケフィランを蒸留水にて各濃度に調整し，胃ゾンデを用いて強制経口投与した。なお，control 群については蒸留水を投与した。投与開始前，7，14日前に自然に排便した新鮮な糞を採取し，糞の水分含量及び重量を測定した。

　糞の排泄量，水分含量は，ケフィランの濃度に依存して有意に増加することが確認された（図2，図3）。試験終了後の解剖時に行った肉眼的観察では control 群において大腸部分に硬化し

表4　Effects of Kefiran on the blood glucose concentrations in KKAy mice

	groups		
	control ($n=10$)	Kefiran 100 mg/kg ($n=10$)	Kefiran 300 mg/kg ($n=10$)
Postprandial blood glucose (mg/dL)			
initial	292.9±9.5	289.1±21.9	296.6±11.5
15 th day	306.1±18.7	269.4±22.4	263.5±12.9
30 th day	318.8±14.8	257.7±19.2*	240.5±14.0**
Fasting blood glucose (mg/dL)			
initial	123.7±4.2	123.9±4.5	130.8±3.6
15 th day	123.3±7.9	130.8±5.5	120.4±4.1
30 th day	133.4±6.0	114.3±5.7*	127.4±5.2

Values are mean±SEM.
＊＊Significantly different ($p<0.01$) from the control group, ＊significantly different ($p<0.05$) from the control group.

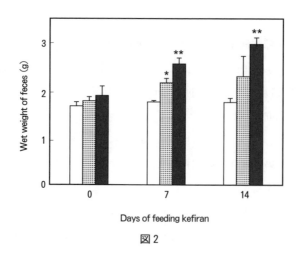

図 2

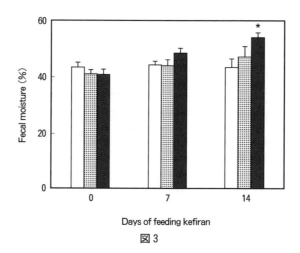

図 3

た糞の蓄積が観察されたが，ケフィラン投与群の2群では，糞の蓄積は観察されなかった。この結果よりケフィランには便秘改善作用があることが示された[24]。

6　脂質代謝改善作用と作用機序

　コレステロール生合成に関与する重要な調節酵素の一つが3-ヒドロキシ-3-メチルグルタリルCoA（HMG-CoA）還元酵素である。ラットを用いてケフィランの肝臓HMG-CoA還元酵素に対する阻害作用の有無について検討を行った。SD系ラットにケフィラン（30，300 mg/kg）を4日間投与した後，血漿を阻害剤として用いてHMG-CoA還元酵素活性を測定した。その結果，2つの投与群ともHMG-CoA還元酵素に阻害作用が認められなかった。ケフィランが肝臓

第12章 ケフィランの作用とルミナコイドとしての評価の可能性について

でのコレステロール生合成に関与していないことが示唆された。続いて腸管粘膜におけるコレステロールの吸収に関する試験を行った。腸管粘膜における膜結合酵素 ACAT (acyl CoA：cholesterol acyltransferase) はコレステロール吸収に重要な役割を果たしている。ACAT に対してケフィランは濃度依存的な阻害作用を示した（表5）。

ケフィランがコレステロールのエステル化を阻害し，腸管粘膜におけるコレステロールの吸収を抑制することにより，血清脂質代謝の改善が得られることが推測された。

次にコレステロールの排泄促進作用をコレステロール負荷とオロチン酸投与の2つの実験系で検討した。コレステロール負荷試験では糞採取期間中の乾燥糞重量が 1.5％粗 kefiran 群で減少した。総コレステロール，胆汁酸，総ステロールの排泄量と排泄率は2実験群でいずれも対照群より高値を示し，3％粗 kefiran 群で有意に高値を示した。オロチン酸投与試験では，乾燥糞重量，コレステロール排泄量，胆汁酸排泄量，総ステロール量のいずれについても対象群に比べて3％kefiran 群，さらには5％kefiran 群と投与量に依存して有意に高い値を示した（表6）。

これらの結果から，ケフィランの示す生理作用のメカニズムの一端は腸肝循環性コレステロールの腸管内腔でのトラッピング作用によるものであることが示唆された。胆汁酸に関しては食餌

表5 Summary data-Inhibition of rabbit intestinal ACAT

Treatment	Conc. (mg/mL)	Mean Inhibition(%)	IC_{50}	K_i*	pK_i#
Kefiran	6.00	65	4.1 mg/mL	2.3×10^{-6} M	5.63
	3.00	40			
	2.00	43			
	0.60	11			
	0.20	0			
	0.06	0			
	0.02	0			
Lovastatin		−	14.1 μM	1.4×10^{-5} M	4.90

* Molar concentration based on mean molecular weight of 1,750,000
\# reverse Ki＝negative logarithm of Ki

表6 Effects of Kefiran on fecal lipids in orotic acid-fed rats

	Control	3％Kefiran	5％Kefiran
Dry fecal weight (mg/head/day)	722±39[a]	1087±35[b]	1222±65[b]
Fecal Cholesterol (μmol/head/day)	84±4[a]	135±7[b]	166±11[c]
Fecal Bile Acid (μmol/head/day)	4.49±0.48[a]	9.80±1.2[b]	9.93±0.75[b]
Fecal Total Sterol (μmol/head/day)	88.5±4.5[a]	145±8[b]	176±11[c]

Data are means±SE ($n=6$).
a,b,c Values not sharing a common superscript letter are significantly different at $p<0.05$.

性コレステロールの吸収阻害が主因とみなされた。また，オロチン酸による内因性ステロール増加への改善作用からも腸肝循環性ステロールへの影響が強く示唆された[25]。

7　おわりに

　筆者等の研究による，ケフィランの量産技術の確立により，一連の実験が行われ，その有効性を確認することができた。これらの実験結果からケフィランは従来の水溶性食物繊維とは異なった作用を有している可能性があることが示唆された。その根拠としては従来の一般的な食物繊維の有効摂取量をはるかに下回る摂取量で効果が発現していることである。実験結果より，摂取されたケフィランは消化管を通過する際，腸管粘膜に作用し，体内代謝の変動を誘起している可能性が示唆された。

　この作用は従来評価されている食物繊維の物理的作用とは異なり，ガラクトグルカン糖鎖の生化学的反応によって，惹起されていることも考えられ，典型的なルミナコイドとして位置づけられる可能性を有している。現在，*L.kefiranofaciens* によるケフィラン生産は可能であり，ルミナコイドとして実用化も可能である。一方乳以外の植物性培地を用いたケフィアの生産も試みられており，近々ケフィラン含量の高いケフィアが供給されることも考えられる。メタボリックシンドローム対策に新しいルミナコイドとしてケフィランの応用が期待される。

文　　　献

1) Arihara K., Toba T., and Adachi S., *Int J Food Microbiol.*, **11**, 127 (1990)
2) Marshall VM., Cole WM., and Brooker BE., *J.Appl bacterial*, **57**, 491 (1984)
3) Pintado ME., Da SJ., Fernandes P., Malcata F., and Hogg TA., *Int. J. Food and Sci. Technol*, **31**, 15 (1996)
4) La Riviere JWM., and Kooiman P., *Archiv fur Mikrobiologie*, **59**, 269 (1967)
5) Kooiman P., *Carbohydr Res*, **7**, 200 (1968)
6) Mukai T., Toba T., ltoh T., and Adachi S., *Jpn.J.Zootech Sci*, **59**, 167 (1988)
7) Mukai T., Toba T., koh T., and Adachi S., *Carbohydr Res*, **204**, 227 (1990)
8) Kabayama S., Osada K., Tachibana H., Katakura Y., and Shirahata S., *Cytotechnology*, **23**, 119 (1997)
9) Murofushi M., Mizuguchi J., Aibara K., and Matuhashi T., *Immunopharmacology*, **12**, 29 (1986)

10) Murofushi M., Shiomi M., and Aibara K., *Japan J.Med.Sci.Biol*, **36**, 49 (1983)
11) Shiomi M., Sasaki K., Murofushi M., and Aibara K., *Japan J.Med.Sci.Biol*, **35**, 75 (1982)
12) Cheirsilp B., Shimizu H., and Shioya S., *Appl Microbiol Biotechnol*, **57**, 639 (2001)
13) Micheli L., Uccelletti D., Palleschi C., and Crescenzi V., *Appl Microbiol Biotechnol.*, **53**, 69 (1999)
14) Mukai T., Watanabe N., Toba T., ltoh T., and Adachi S., *J Food Sci*, **56**, 1017 (1991)
15) Toba T., Abe S., and Adachi S., *Jpn.J.Zootech. Sci*, **58**, 987 (1987)
16) Toba T., Abe S., Arihara K., and Adachi S., *Agric Biol Chem*, **50**, 2673 (1986)
17) Yokoi H., and Watanabe T., *J Ferment Bioeng.* **74**, 327 (1992)
18) Yokoi H., Watanabe T., Fujii Y., Mukai T., Toba T., and Adachi S., *Int J Food Microbiol*, **13**, 257 (1991)
19) Yokoi H., Watanabe T., Fujii Y., Toba T.;and Adachi S., *J Dairy Sci*, **73**, 1684 (1990)
20) Ginka I Frengova., Emmna DS.,Dora MB., and Zhelyasko I Simov., *Z.Naturforsh*, **57c**, 805 (2002)
21) Fujisawa T., Adachi S., Toba T., Arihara K., and Mitsuoka T., *Int. J Syst Bacteriol*, **38**, 12 (1988)
22) Maeda H., Zhu X., and Mitsuoka T., *Bioscience Microflora*, **22**, 45 (2003)
23) Maeda H., Zhu X., Suzuki S., Suzuki K., and Kitamura S., *J Agric Food Chem*, **52**, 5533 (2004)
24) Maeda H., Zhu X., and Mitsuoka T., *Bioscience Microflora*, **23**, 149 (2004)
25) Maeda H., Zhu X., and Mitsuoka T., *Bioscience Microflora*, **24**, 35 (2005)

第13章　小麦ふすまとその加工応用

安井謙介[*]

1　はじめに

　小麦ふすまは古くから便秘改善・予防に使用されてきており効能を期待した食経験の歴史は十分にある。しかし過去において消化吸収されない画分の多い小麦ふすまの栄養学的な価値は低いと考えられていた。さらにふすま部位をそのまま食用とするには風味が良くないという理由から小麦を食用とする際に小麦の胚乳のみを採取できるような製粉技術が開発されてきた。大きな変化がもたらされたのは1923年にKelloggが小麦ふすまの持つ機能性に関心を持ち，便秘患者・大腸炎患者への影響を確認したことであり，これを機に食物繊維としての機能性に関する研究が本格化した[1]。食物繊維に関する研究が進むにつれ小麦ふすまの持つ便通改善以外の作用についても研究がなされ，1999年米国ではふすまや胚芽を除かずそのまま粉にした全粒粉食品の摂取が心臓病やいくつかのガンのリスクを低減する可能性があることを表示することを認められた[2]。世界保健機関（WHO）と国際連合食糧農業機関（FAO）による2003年のレポートでは，野菜や全粒穀物に含まれる豊富な食物繊維が，肥満や糖尿病や心臓病になるリスクを低下させると報告されている[3]。日本においては便通改善に関する研究の結果として，小麦ふすま由来の食物繊維を関与成分とする特定保健食品が4品登録されている。

　前述したように小麦ふすまの機能性に関する証拠は数多く存在するものの，日本ではその風味の悪さから食品としては有効に活用されているとは言い難い。そのため，本章では小麦ふすまのみでなく小麦ふすまを加工したものについての機能性についても紹介する。

2　概要

　小麦粒を大まかに分類すると胚乳，胚芽，アリューロン層，種皮の4部位に分けることができ，小麦ふすまというのはこの種皮を中心とした名称である[4]（図1）。食品として流通する小麦ふすまは小麦粒を一度粉砕してから分級していく過程で比重により分離されたものであるから種皮以外にも胚乳部，アリューロン層部，胚芽部も混入している。このうちアリューロン層は専用に

---

[*]　Kensuke Yasui　日清ファルマ㈱　健康科学研究所

第13章　小麦ふすまとその加工応用

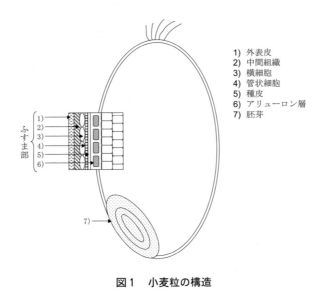

1) 外表皮
2) 中間組織
3) 横細胞
4) 管状細胞
5) 種皮
6) アリューロン層
7) 胚芽

図1　小麦粒の構造

分離する工程がないため，ふすま部位に多く混入している。現在食品用に市販されている小麦ふすまはこれを脱脂した後，温度130℃で30分程焙焼し，ふるいにかけたものが販売されている。

3　成分

小麦ふすまは原料や歩留まりによって若干異なってくるがその組成は表1，2の通りである[5]。最も多く含まれているのは食物繊維であるが，そのほとんどが不溶性食物繊維に分類される。またアリューロン層由来のミネラル，ビタミン類を豊富に含んでいることも特徴的である。

一般に流通している小麦ふすまには小麦の種子外皮由来の食物繊維が多く含まれている。この食物繊維に分類される区分はヘミセルロース，セルロース，リグニン，フラクタンである。主要構成成分はアラビノース，キシロースのヘミセルロースでβ-1,4-キシランにアラビノース側鎖がα-1,3結合としてついている（図2に部分構造を示す）。このヘミセルロースを構成するアラビノース：キシロース構成比率は約2：1である。

4　生理機能

小麦ふすまはその半量が食物繊維であり，大部分が水に溶けない不溶性食物繊維に分類される。そのため，不溶性食物繊維の効果についての詳細は他章を参照されたい。本項では小麦ふすまに特徴的な効果について簡単に記載するにとどめる。

表1　小麦ふすまの組成

成分名	含量（100 g 当たり）
タンパク質	15.2 g
脂質	5.6 g
デンプン	8.8 g
食物繊維	53.1 g
アラビノキシラン（Ara/Xyl）	29.8 (0.50) g
β-グルカン	2.6 g
セルロース	12.1 g
Klason リグニン	4.9 g
フラクタン	3.7 g
フィチン酸	4.2 g
灰分	6.5 g
リン	1390.0 mg
リン『フィチン酸由来』	1180.0 mg
カリウム	1760.0 mg
マグネシウム	430.0 mg
カルシウム	100.0 mg
ナトリウム	15.0 mg
マンガン	7.0 mg
亜鉛	6.0 mg
鉄	9.0 mg
銅	1.5 mg

（文献5）Afaf Kamal-Eldin らの論文を筆者が加工して記載）

表2　ビタミン等生理活性作用を持つ物質の含量

成分名	含量（100 g 当たり）
総トコフェロール	10.6 mg
α-トコフェロール	0.3 mg
β-トコフェロール	0.1 mg
α-トコフェロール	2.2 mg
β-トコトリエノール	8.1 mg
葉酸	0.1 mg
グリシン　ベタイン	431.0 mg
トリゴネリン	4.9 mg
総ステロール・スタノール	190.0 mg
総アルキルレソルシノール	400.0 mg
フェルラ酸	396.0 mg
パラークマル酸	9.2 mg
総リグナン	3.6 mg
シリンガレシノール（SYR）	2.5 mg
ラリシレジノール（LAR）	0.4 mg
ピノレジノール（PINO）	0.2 mg
メジオレシノール	0.2 mg
セコイソラリシレシノール	0.3 mg

（文献5）Afaf Kamal-Eldin らの論文を筆者が加工して記載）

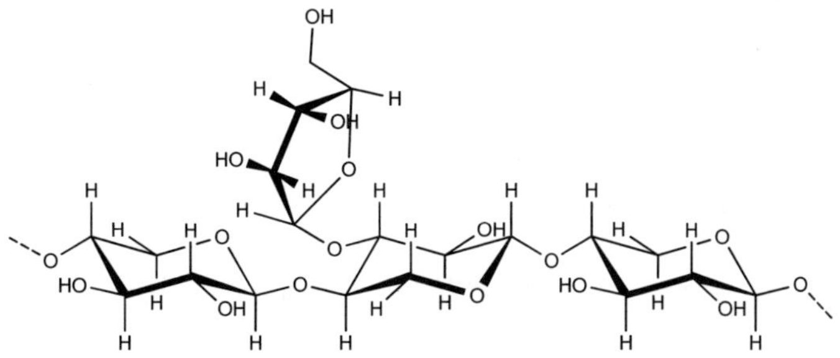

第13章　小麦ふすまとその加工応用

図2　ヘミセルロース画分の代表構造

4.1　便容積保持能

　小麦ふすまが便量を増大させることは欧米で便秘の予防や治療に使用されていることから古くから認識されている。科学的な実証データについても Cowgill と Sullivan によって発表されて以降，様々な実験結果が報告されている[6~11]。小麦ふすまはその水分保持能，膨潤性，発酵基質として腸内細菌に利用されにくいため，高い便容積保持能をもっている。日本での特定保健用食品のお腹の調子を整える食品としての関与成分として利用されている。

4.2　大腸憩室疾患予防効果

　大腸憩室疾患の原因として大腸内圧の上昇との関係が最も強く指摘されている。小麦ふすまは強固な構造で高い消化抵抗性を持つため，消化管下部まで構造を保ったまま到達する。そのため，便容積を保持すること，発酵基質を下部消化管まで保持することによる大腸内圧増加抑制効果が期待できるという報告がある[12~14]。

4.3　がん予防効果

　冒頭でも記載したように全粒粉の摂取がいくつかのがんの発症リスクを軽減する可能性についての表示を FDA は認めている[2]。全粒粉や小麦ふすまに関しては特に胃がん，大腸がんとの関連性について多くの研究がなされている[15~18]。このがん抑制効果は全粒粉に含まれる小麦ふすま由来の食物繊維としての作用，小麦ふすまに含まれるフィチン酸に起因した作用の2種が主な要因として考えられている[19]。FDA の表示可能文言はあくまで「可能性がある」としているが，これは小麦ふすまを摂取することで大腸がんを抑制するといった報告がヒトでの疫学研究や臨床試験での結果に一致をみず，近年ではネガティブな報告が多いことが挙げられる[20, 21]。この原因としては小麦ふすま，小麦粉以外の部分である胚芽の部分に注目すべき要素が含まれているのかもしれない。

このようにガン予防に関する未だ明確な答えが出ているとは言えず，今後の更なる研究が必要であるといえる。

5　機能性向上への加工応用

小麦ふすまは大部分が不溶性である上，食品としての利用先が限られているのが現状である。そのため，酵素，酸やアルカリを加えて可溶化して抽出することで風味や機能性の付加，向上の試みがなされている[22〜24]。また小麦ふすまには抗酸化活性を持つ化合物も含まれているため，これらを抽出する方法についても検討されている[22〜24]。

5.1　水溶性ヘミセルロース画分抽出

小麦ふすま中に含まれるヘミセルロースの機能性に着目し，抽出する試みは複数の報告がある。これらは概ね前処理⇒抽出⇒精製という段階でなされている。中には工業レベルでの調製を目的とした詳細な検討を実施しているものもある。椎葉らの方法[24]に従い調製した水溶性ヘミセルロースの生理機能について紹介する。

（1）　抽出方法[24]

小麦ふすまを水で洗浄し，デンプンや可溶性タンパクをのぞく。その後10倍量の水に浸した後ヘミセルラーゼ（セルラーゼオノズカ3S：ふすま当たり0.3%）を反応（80℃，60 min）させ，遠心上清を回収し，濃縮後凍結乾燥することでふすまに含まれるヘミセルロース画分を抽出することができる（図3）。抽出した小麦ヘミセルロースは薄黄色の甘みを持つ粉末で組成は表3のとおりである。

```
小麦ふすま
 ↓加水/遠心濾過        ←脱タンパク デンプン
 ↓オートクレーブ        ←細胞壁破壊
 ↓ヘミセルラーゼ酵素反応  ←細胞壁破壊・低分子化
 ↓加熱酵素失活
 ↓ろ過
 ↓濃縮
凍結乾燥
```

図3　小麦ヘミセルロース抽出法[24]

表3　調製される小麦ヘミセルロースの成分分析

タンパク量	全糖量	中性糖比（%）		
		Glucose	Xylose	Arabinose
18.20%	76.50%	22.3	62.4	15.3

第13章　小麦ふすまとその加工応用

（2）免疫賦活作用

酵素法により抽出されるヘミセルロース画分はアラビノキシランが主要構成物である。アラビノキシランの持つ免疫賦活活性についての研究は多く実施されている[25,26]。穀類のアラビノキシランはとうもろこし由来や米糠由来のものについて多くの研究がなされており，これらは比較的低分子のアラビノキシランが関与成分として作用するのに対し，小麦ふすま由来のアラビノキシランについては高分子画分（5 kDa 以上）の方がむしろ活性が高いという報告がなされている[27]（図4）。このように高分子画分が活性が高いということは，直接血中に移行して作用しているというよりも，腸内細菌や消化管粘膜を標的とした腸管免疫に作用していることを示唆している。この小麦ヘミセルロースについて動物実験による興味深いデータも最近得られている。OVA 感作アレルギーモデルマウス（Balb/c，6 week，n＝7：OVA 1μg/head，2回）において血清 IgE レベルを変化させるがパイエル板における IL-12 p 40 や IFN-γ，IL-4 といったサイトカインの遺伝子発現レベルには変化をもたらさないことが確認された（図5）。これらの試験結果については検討中であり，更なる解析を進める予定でいる。

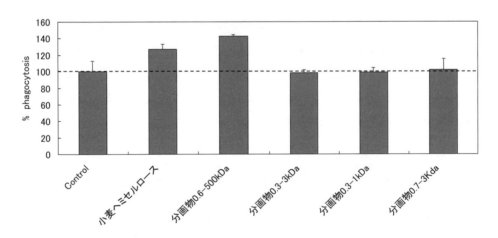

図4　分子量別における小麦ヘミセルロースのマクロファージ貪食活性比較
（物部らの論文[27]より改変して記載）

表4　小麦ヘミセルロース摂取による OVA 特異的血清 IgE の変化

	OVA 特異的 IgE（μg/ml）	
	Initial（3 weeks）	Final（7 weeks）
Control	0.69±0.24	1.25±0.59
パン酵母βグルカン	0.64±0.14	1.00±0.39
小麦ヘミセルロース	0.58±0.09	0.62±0.28

Mean±SD

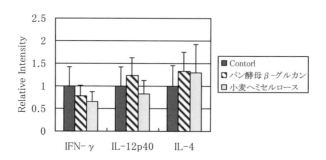

図5　パイエル板における mRNA 発現量の比較

(3) 高脂血症抑制作用

　一般に食物繊維素材で血中コレステロール低下作用を持つものは高粘性，水溶性であることが多い。また小麦ふすまそのものの血中脂質への影響については異説様々である。(1)に従い調製された小麦ヘミセルロースは小麦ふすまそのものと物理化学的性質が異なっており，脂質代謝に与える影響について異なっている。小麦ヘミセルロースをラード 10％，コレステロール1％，コール酸 Na 0.25％添加した精製飼料で2週間飼育したラット（$n=8$）の血漿中性脂肪の顕著な低下が認められた（表5，6）。それ以外の血漿総コレステロール等の脂質パラメーターに関しては明確な差は認められなかった。小麦ふすまからアルカリ抽出することで得られるヘミセルロース画分にはコレステロール負荷モデルでの有効性が報告されている[28]ので抽出方法，条件により物性，機能性が変化していることを示唆する。

表5　小麦ヘミセルロース摂取時の血清脂質の変化

	対照	小麦アラビノキシラン
HDLコレステロール（mg/dl）	52.89±4.69	47.7±3.81
総コレステロール（mg/dl）	88.50±6.63	75.8±4.74
中性脂肪（mg/dl）	144.2±17.5	96.1±8.08*
遊離脂肪酸（mEq/L）	0.703±0.05	0.687±0.04
血糖（mg/dl）	165±4	150±7
過酸化脂質（nmol MDA/ml）	3.96±0.42	2.84±0.09

Mean±SEM，$*p<0.05$

表6　小麦ヘミセルロース摂取時の肝臓脂質の変化

肝臓総脂質（mg/g liver）	77.5±5.4	60.6±7.3
肝臓総コレステロール（mg/g liver）	4.27±0.23	4.84±0.37
肝臓中性脂肪（mg/g liver）	40.7±4.43	29.5±5.57
肝臓過酸化脂質（nmol MDA/g liver）	517±32	655±73

Mean±SEM

5.2 抗酸化活性画分抽出

小麦ふすまにはフィチン酸やフェルラ酸といった抗酸化活性をもつ成分（フィチン酸は約4％，フェルラ酸は約0.4％）が含まれているが，殆どが細胞壁多糖に組み込まれた形で存在するため，通常のふすまを食品としてそのまま摂取することでは抗酸化活性を示すことは難しい。そのため，ふすまから抗酸化活性を持つ画分を抽出することで新しい機能を付加する試みもなされている。これらは酸処理，酵素処理や亜臨界処理により細胞壁の構造を破壊することで抗酸化活性を持つ画分を可溶化する手法である[22,23,29]。また酵素処理の場合，抽出物にはフェルラ酸がエステル結合した形のアラビノキシランが抽出されるので抗酸化活性以外の機能も十分期待される。5.1 (1) 項の方法にて調製した小麦ヘミセルロースは抗酸化活性を指標として抽出したわけではないのでかなり微弱ではあるがDPPHラジカル捕捉活性を持つ（図6）。

6 おわりに

小麦ふすまは食物繊維素材として古くから研究対象とされた存在であり，多くの実績がある。しかしながらその期待される機能に対して応用先としては飼料や発酵促進剤としての利用はあるが，食品としての応用例はまだまだ限定的である。しかしこれまで述べてきたように小麦ふすま中にはヘミセルロース画分をはじめとして多機能な成分が多く含まれている。これらを有効に活用しつつ食品素材として利用しやすい形態にすることでさらなる展望が開けることが期待される。

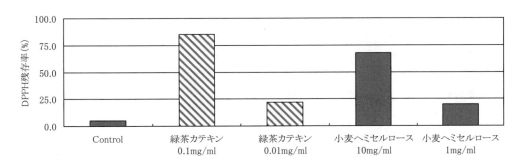

図6　小麦ヘミセルロースのDPPHラジカル消去能
8 mg DPPH/50 ml エタノール→蒸留水で100 mlに定容しDPPH溶液180 μl に試料液20 μl を加え，30分後に517 nmの吸光度の減少度を測定。

文　　献

1） Kellogg, J. H. "The New Dietetics-a Guide to the Scientific Feeding in Health and Disease" Battle Creek,MI. (1923)
2） CFSAN/Office of Nutrition, Labeling, and Dietary Supplements "Health Claim Notification for Whole Grain Foods" (1999)
3） Report of a Joint WHO / FAO Expert Consultation Diet "Nutrition and the Prevention of Chronic Diseases" (2003)
4） D. G. Oakenfull *et al., Food Tech. in Aus.*, **39**(6), 288-292 (1987)
5） Kamal-Eldin A *et al, Food Nutr. Res.*, **53** (2009) doi：10.3402/fnr.v 53 i 0.1912.
6） Cowgill. G. R., *J. AM. MED. Assoc.*, **100**, 795-802 (1933)
7） Streicher, M. R. *et al., Am. J. Dis.*, **10**, 179-181 (1943)
8） Wrick K.L. *et al., J. Nutr.*, **113**(8), 1464-1479 (1983)
9） Stevens J. *et al., J. Am. Diet Assoc.*, **88**(3), 323-326 (1988)
10） McRorie J. *et al., Am. J. Gastroenterol.*, **95**(5), 1244-1252 (2000)
11） Laura Griffenberg M.S. *et al., Gynecol Oncol.*, **66**(3), 417-424 (1997)
12） Floch M. H. *et al., J. Clin. Gastroenterol.*, **38**(5 Suppl), S 2-7 (2004)
13） Smith A N. *et al., Am. J. Clin. Nutr.*, **34**(11), 2460-2463 (1981)
14） 大田ほか, 治療, **83**(2), 388-394 (2001)
15） Terry P. *et al.,Gastroenterology.*, **120**(2), 387-391 (2001)
16） Charles S. F. *et al., N. Engl. J. Med.*, **340**, 169-176 (1999)
17） Schatzkin A. *et al., Am. J. Clin. Nutr.*, **85**(5), 1353-1360 (2007)
18） Larsson SC. *et al., Br. J. Cancer.*, **92**(9), 1803-1807 (2005)
19） Graf E. *et al., Cancer.*, **15**, 56(4), 717-718 (1985)
20） McCullough ML. *et al., Cancer Causes Control*, **14**(10), 959-970 (2003)
21） Ishikawa H. *et al., Int. J. Cancer.*, **20**, 116(5), 762-767 (2005)
22） 樋口ほか, 埼玉県産業技術総合センター研究報告, **6**, 69-73 (2008)
23） 樋口ほか, 埼玉県産業技術総合センター研究報告, **5**, 71-75 (2007)
24） 椎葉ほか, 機能性食品素材の高度分離・精製と開発, 139-161, 食品産業ハイセパレーション・システム技術産業組合
25） Ghoneum M. *et al., J. Pharm. Pharmaco.*, **56**(12), 1581-1588 (2004)
26） Ogawa K *et al., Biosci. Biotechnol. Biochem.*, **69**(1), 19-25 (2005)
27） 物部ほか, 日本食品化学会誌, **55**, No 5, 245-249 (2008)
28） 佐々木ほか, 日本栄養・食糧学会誌, **44**(6) 461-470 (1991)
29） 斉藤ほか, 日本食品科学工学会大会講演集, **54**, 66 (2007)

第14章　米ぬかアラビノキシラン（バイオブラン）

真田宏夫[*]

1　はじめに

　以前から疫学調査により，精製した穀類ではなく未精製の穀粒を摂取していた方が癌や大腸ポリープの発症率が少ないことが報告され，その原因は単に抗酸化性物質や総食物繊維量によるためだけではないと推定されていた[1,2]。また，欧米に比較してアジアにおける癌の発症率が低いことが報告されており，この差異はアジアにおける米の消費量が多いことに起因するのではないかという考えがあった[3]。そのため，米特に玄米やその発酵産物が動物の発癌に及ぼす影響について数多くの研究が行われ，これらの発癌抑制効果が報告されている。玄米中およびその発酵産物中の発癌抑制物質とその作用機構に関する研究についても検討が重ねられ，有効成分としては，米ぬか中に多く含まれるフェルラ酸[4,5]，フラボノイドであるトリシン[6,7]，オリザノール，トコフェロールなどの抗酸化成分，グルコシルセラミド[8]および多糖類などの作用が研究されている。これらの研究の中で，米ぬか中の多糖類特に微生物等の酵素を作用させた多糖類にNK細胞の活性化などの免疫系の変化を誘導し，結果的に腫瘍の発生を抑制する成分の存在が示されるようになった。ここではこのような米ぬかの食物繊維を中心にその免疫系への作用や肝障害予防効果についての基礎的な研究を紹介したい。このような物質としては現在 *Aspergillus Oryzae* による玄米と米ぬかを発酵させて得たものとシイタケ菌の酵素を作用させて得たものがあるが，特にこの章では研究がより進んでいる後者のうち，一般にバイオブラン（Biobran/MGN 3）（大和薬品㈱製）とよばれるものを中心に紹介する。

2　米ぬかアラビノキシランの構造とバイオブラン

　米ぬかは玄米を白米に精製する際に削り取られる玄米の外層の果皮，種皮，糊粉層，および胚部分を含み，またその精製度合により異なる内胚乳のデンプンの混入がある。通常の精米では玄米に含まれている食物繊維の約80％が米ぬかに移行することになる。米ぬか中の食物繊維の主体は他のイネ科のトウモロコシや小麦と同様にセルロースとヘミセルロースである。そのヘミセ

---

[*]　Hiroo Sanada　千葉大学名誉教授

$$\text{-(1}\rightarrow\text{4)-}\beta\text{-D-Xyl}p\text{ -(1}\rightarrow\text{4)-}\beta\text{-D-Xyl}p\text{-(1}\rightarrow\text{4)-}\beta\text{-D-Xyl}p\text{-(1}\rightarrow\text{4)-}\beta\text{-D-Xyl}p\text{-(1}\rightarrow\text{4)-}$$

```
           3                 2                 3
           ↑                 ↑                 ↑
           1                 1                 1
        L-Araf            L-Araf            L-Araf
```

図1　米ぬかアラビノキシランの基本構造

ルロースはアラビノースとキシロースからなるアラビノキシランの構造をもつものが主体となるが，その糖組成はおよそグルコース2～4％，キシロース27～32％，アラビノース22～34％，ガラクトース5～10％，ウロン酸9～12％，ラムノース1.7～2.6％などであり，小麦などより複雑であり，分岐が多いといわれている[9,10]。また，他のイネ科植物と同様にそのヘミセルロースの分岐糖鎖には抗酸化性を有するフェルラ酸が結合しており，その結合量が多いほど消化管内での微生物による分解を受けにくいと推定されている[11,12]。米ぬかにはこの他に少量のリグニンやペクチンが含まれている。

　バイオブラン／MGN-3は，このような米ぬかのヘミセルロースB画分にシイタケ菌の培養ろ液中の酵素を作用させることにより糖鎖に変化を与えることによって生産され，このようにして得られたバイオブランには，もとの米ぬかヘミセルロースBには見られなかった免疫調節作用が備わっている[13]。ヘミセルロースBは米ぬかに脱脂，脱リグニン処理を施した後，アルカリ性水溶液で非セルロース多糖を抽出し，中和後の可溶性画分に3-4倍量のエタノールを加えて沈殿した画分である。セルロースに比べて重合度は低く，鎖長が短い。また，シイタケ菌の培養ろ液中には，α-グルゴシダーゼ，β-グルコシダーゼ，ガラクトシダーゼ等が含まれ，これらの酵素により糖鎖に何らかの修飾が起こっていると推定されている。ただし，アラビノキシランの基本構造を分解するような酵素はほとんど含まれていない。糖鎖がどのような変化を受け，どのようにして生理活性が付与されたのかについては，まだ完全に解明されておらず，現在研究中である。しかし，その作用等については多くの研究成果が得られているため，その一部を以下に紹介する。詳しくはバイオブランについてまとめられた『バイオブラン基礎と代替・補完療法への応用[13]』を参照していただきたい。

3　米ぬかヘミセルロースの生理機能

3.1　癌予防効果および免疫系に関する研究

　玄米あるいは米ぬかの癌予防作用についての動物や細胞を用いた研究は1990年代に盛んに行われた。例えば，米ぬかの熱水抽出糖質を経口投与したラットではN-ethyl-N'-nitro-N-

第14章　米ぬかアラビノキシラン（バイオブラン）

nitrosoguanidine（ENNG）による胃腸の腫瘍の発生を抑制し，担癌動物の生存率を高めることが報告された[14]。また，米ぬかのヘミセルロースを4％含む飼料を与えたラットでは1,2-dimethylhydrazine-(DMH)による大腸腫瘍の発症が有意に抑制されることが報告された[15]。一方，玄米または米ぬかを加熱後酢酸エチルにより抽出した成分はSW480 colon cellsおよびMDA MB 468 breast cellsの生存率を低下させるとともに，それらのコロニーの形成を抑制した[16]。この抽出液中には8種類のフェノール化合物が検出され（protocatechuic acid, p-coumaric acid, caffeic acid, ferulic acid, sinapic acid, vanillic acid, methoxycinnamic acidおよびtricin），その作用はtricinにおいて最も強いことが報告された。さらにtricinは *in vitro* では乳腺腫瘍細胞MDA MB-468の増殖を抑制するが，飼料中2％添加したtricinはヌードマウスに移植した腫瘍細胞の増殖抑制には効果がないことも明らかになった[7]。同様に，黒紫色の玄米のEthanol-water（70:30 v/v）抽出液は通常玄米の場合に比較してhuman leukemia HL-60, marmoset B lymphoblastoid B 95-8，およびChinese hamster V 79 lung cellsに対する抗腫瘍性が強く[17]，モルモットにおけるlymphoblastoid cells B 95-8のphorbol esterによる腫瘍誘導促進も抑制した[18]。この場合の有効成分も抗酸化性成分と考えられた。これらの結果は米ぬか中の抗腫瘍成分は食物繊維と抗酸化性のフェノール成分に由来することを示すが，一般にフェノール成分特にフェルラ酸などは食物繊維に結合して存在することも多い。一部の報告では，米ぬか中のモノグリコシルセラミドによる実験的大腸腫瘍発症抑制作用が示されている[8]。2007年に報告された乳腺腫瘍，前立腺腫瘍，腸の腫瘍を自然発症する3種類のマウスを用いた実験では，高食物繊維含有の米ぬかを30％添加した飼料を与えた場合に，腸の腫瘍の発症のみ抑制がみられた。低食物繊維含有米ぬかの場合はこのような現象は観察されなかった[3]。このことから，米ぬかは消化管の癌の予防には効果があり，その主体は食物繊維と推定している。

　一方，免疫系への作用としては，米ぬか繊維から抽出したヘミセルロースを飼料に10％添加してラットに2週間与えた実験において，末梢血の白血球が有意に増加することが報告された。この場合，各リンパ球のサブセットの割合には有意な差はなかった[19]。また，米ぬかの多糖類を蟻酸により部分加水分解した物質，または超音波による部分分解した物質（平均分子量約 1×10^4 Da以上）は経口投与によりマウスの線維肉腫に対し抗腫瘍作用を示すことが示され，また，同時にこれらの物質には *in vitro* においてマクロファージの活性化とインターロイキン1の生成促進効果が認められている[20]。ヒトでの疫学的調査としては，酵素で加水分解した米ぬか水溶性成分を食品として1日500 mgを6週間摂取した場合，高齢者の感冒症の罹患に及ぼす影響を調べた。その結果，加水分解した米ぬかを摂取した群の感冒症罹患のスコアは非加水分解米ぬか水溶性成分を用いた対照群の約1/3であった[21]。

　Asp. Oryzae で発酵させた米ぬかの潜在的抗癌作用についても幾つかの報告がある。ラットの

azoxymethene (AOM) による大腸の前癌病変 (ACF) と腫瘍の発生について調べた。その結果，発酵米ぬかを2.5または5％含む飼料でinitiation期からpost-initiation期にかけて飼育したラットではAOMによるACF形成を有意に抑制した（2.5％：99±24.1, 5.0％：79±18.4, 対照：139.5±27.7）。また，post-initiation期に5.0％の飼料を与えた場合にも，大腸の腺腫の発生率と重複発生数を抑制した[22]。同様の効果はdiethylnitrosoamine (DEN) およびphenobarbital (PB) による肝臓癌の発生[23], N-nitrosomethylbenzylamine (NMBA) による食道癌の発生[24], N-butyl-N-(4-hydroxybutyl)-nitrosoamineによるマウスの膀胱腫瘍の発生[25], 4-nitroquinone 1-oxideによるラットの舌癌発生[26], N-methyl-N'-nitrosoguanidineによる胃癌発生[27]等にも観察され，その抑制効果は抗酸化能と関係があると推定している。

米ぬかヘミセルロースにしいたけ菌（$Lentinus\ edodes$）の酵素を作用させて得られたバイオブラン／MGN-3について，癌の予防効果と免疫系への影響に関する研究も多く報告されており，以下にその一部を紹介する。免疫系への影響に関する1998年の報告では，MGN-3がHIV-1 (SF strain) に与える活性を末梢血単核球の初代培養で調べている。MGN-3は用量依存的にHIV-1 p24抗原の生産と合胞体形成阻止によりHIV-1の増殖を阻止することを示した。また，MGN-3を15 mg/kg/dayの割合で摂取するとその2か月後には有意にT細胞とB細胞のマイトジェンに対する応答を高めるという結果を得ている[28]。さらに，GhoneumとJewettは $in\ vivo$ および $in\ vitro$ においてMGN-3がヒトのNK細胞機能を高めることを示した。この研究では末梢血リンパ球を0.1 mg/mlあるいは1 mg/mlの濃度のMGN-3で処理する実験を行い，MGN-3が有力なTNF-αおよびIFN-γの誘導因子であることを示した。同時に細胞表面においては，MGN-3は処理から16時間後において初期活性化抗原であるCD 69の発現を高めるとともに，IL-2受容体CD 25および接着分子ICAM-1 (CD 54) の発現も高めることを示した。これらに加えて，高度に精製したNK細胞をMGN-3で処理した場合も，NK細胞の細胞障害性の上昇に伴ってTNF-αとIFN-γの分泌レベルが増加すること，ならびにIL-2で活性化したNK細胞にMGN-3を加えるとTNF-αとIFN-γの分泌を協調的に誘導することを明らかにした[29]。さらにGhoneumとGollapudiはヒトの白血病細胞株のHUT 78を用いて，細胞死受容体を通して誘導されるアポトーシスへのMGN-3の影響を調べた。その結果，MGN-3は投与量依存的に抗CD 95抗体により誘導されるアポトーシスを高めることを明らかにした。また，この細胞死の増加はミトコンドリア膜の脱分極およびカスパーゼ3, 8, 9の活性化と相関することを示した。この際，MGN-3処理はBcl-2の発現のダウンレギュレーションを引き起こすが，CD 95の発現には関係しないことも明らかにした[30]。さらに彼らはMGN-3がヒトの乳腺腫瘍細胞（BCCs）の化学療法感受性を高めるかどうかを $in\ vitro$ で評価した。その結果MGN-3による処理がBCCsのダウノルビシン（daunorubicin：DNR）に対する感受性を数倍高め（図2），

第14章 米ぬかアラビノキシラン（バイオブラン）

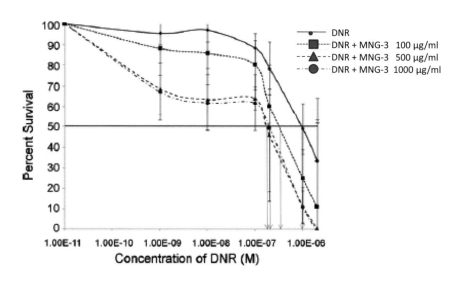

図2 乳腺腫瘍細胞 MCF-7 に対する抗悪性腫瘍薬ダウノルビシン（daunorubicin：DNR）とバイオブラン／MGN-3 の併用による細胞生存率への影響
(S. Gollapudi and M. Ghoneum の文献[31]より)

その作用は，DNR の腫瘍中への集積増加を伴っていた[31]。

マクロファージの機能に対する MGN-3 の影響についても研究が行われ，ヒトマクロファージ細胞株 U 937，げっ歯類マクロファージ細胞株 RAW 264.7，げっ歯類の腹腔マクロファージ（P-M phi）による食作用が MGN-3 により強く誘導されることを in vitro の実験で明らかにした[32]。同様の細胞レベルでの研究については，ヒトの乳癌細胞株（MCF-7, ZR-75-1 および HCC 70, MCF-7）等による酵母のファゴサイトーシスおよびアポトーシスが MGN-3 により誘導されることを示す報告がある[33,34]。さらに，最近 バイオブランが in vitro でヒトの樹状細胞（dendritic cells（DC））の成熟に及ぼす影響を調べた報告がある。IL-4 と GM-CSF により処理された末梢単球由来の未成熟 DC（iDC）を成熟に必要なサイトカイン等と培養し成熟 DC へ誘導し，その際添加したバイオブランの影響を調べた。その結果バイオブランは細胞表面の CD 14 と CD 1a のダウンレギュレーションおよび成熟マーカーである CD 83 の発現を高めることから，iDC の成熟を促進するものと考えられた。また，これに加えて，バイオブランが iDC の機能的成熟も誘導することが確認された[35]。

MGN-3 を腹腔内に投与した場合の動物の免疫機能への影響については，老齢の C 57 BL/6 および C 3 H マウスに MGN-3（10 mg kg^{-1} per day）を腹腔内投与した場合の NK 細胞活性化に及ぼす影響を調べた研究がある。投与から早くも 2 日めには腹腔内 NK 活性を著しく高め，そのレベルは 14 日間にわたって高いままであることが報告された（表1）。この際，NK 活性の上

表1 バイオブラン／MGN-3の腹腔内投与がマウスの腹腔と
脾臓の細胞のナチュラルキラー（NK）活性に及ぼす影響

MGN-3投与後の時間（日）	脾臓細胞（$\times 10^6$）		腹腔内細胞（$\times 10^6$）	
	MGN-3	Control	MGN-3	Control
2	60±1** [150%]	40±2.3	9.4±1* [470%]	2.0±0.08
5	61±0.08** [145.2%]	42±0.08	9.7±0.08 [461.9%]	2.1±0.08
14	85.5±1.75**[192%]	44.5±2.1	8.5±1.05* [404.7%]	2.1±0.5

[ ]内の数値はControlに対するパーセント，**$p<0.025$, *$p<0.01$
(M. Ghoneum and S. Abediの文献[36]およびバイオブラン，基礎と代替・補完療法への応用[13] (p.81) より)

昇はNK細胞の腫瘍標的への結合容量の増加を伴っていたが，腹腔内NK細胞数の割合には影響を与えなかった[36]。また，MGN-3の腹腔内投与がEhrlich carcinoma移植マウスのTNF-αやIFN-γのレベルを高め，NKを活性化することにより，結果的に癌細胞のアポトーシスを引き起こすことにより癌細胞の増殖を抑制することを示唆した[37]。さらに，MGN-3のこのような作用は脂質過酸化の正常化やGSH含量の増加を伴うものであり，血液，肝臓，腫瘍組織中のsuperoxide dismutase (SOD), Glutathione peroxidase (GPx), Catalase (CAT) およびglutathione-S-transferase (GST) などの抗酸化活性ならびにスカベンジング酵素活性を高めることを明らかにした[38]。

MGN-3（1 mg/day）を14日間経口的に与えたマウスにおいて，脾臓NK細胞の活性が約2倍程度に増加した[36]。また，バイオブランとは異なるが，*Lentinus edodes* と培養した米ぬかエキソバイオポリマー（RBEP）の経口投与は投与量依存的にNK細胞の活性化を誘導し，Sarcoma-180細胞を移植したマウスの寿命を延ばすとともに腹腔内のSarcoma-180細胞の成長を抑制することを示した[39]。また，この研究ではB16/Bl6メラノーマを移植したC57/Bl6 miceにおいても，経口投与したRBEPは固形癌の成長を抑制することを明らかにした。

これらの研究は，米ぬかのヘミセルロースに酵素による修飾を加えた多糖類の中に，免疫系に影響を与え，NK細胞の活性化や腫瘍細胞のアポトーシスなどを介して癌の予防に有益な成分があることを示すものであった。その有効成分は酵素反応等による修飾や低分子化により，ある程度消化管から吸収されやすくなっているものと推定される。しかし，その成分の化学構造等はまだ研究中であり，十分解明されるには至っていない。

3.2 肝障害発症抑制作用および抗炎症作用

Long-Evans Cinnamon (LEC) ラットの先天的な肝炎の発症に及ぼす発酵玄米（FBRA）の効果を検討した研究がある[40]。FBRAを5％または10％含む飼料で飼育し，16-17週齢まで肝炎の発症を観察したものである。その結果，FBRAはLECラットにおける肝炎の発生を抑制す

第14章　米ぬかアラビノキシラン（バイオブラン）

る傾向を示し，肝臓における銅の蓄積により誘導されるフリーラジカルに対して肝臓を保護する作用を演じていると推定した。また，5種類の有色の黒米のぬかからエタノール-水（70％v/v）で抽出した成分は，対照に比較し，イオノフォアA 23187とIgE-抗原複合体で刺激した好塩基性細胞からのヒスタミンとβ-hexosaminidaseの放出を抑制することを示した[41]。しかし，この影響はヘミセルロース等の食物繊維以外の成分によるものと考えられる。

バイオブラン／MGN-3に関しては，D-ガラクトサミンあるいはアセトアミノフェン肝障害による実験的肝障害に対する抑制効果が研究されている[13]。D-ガラクトサミンは，ラットに1回のみ多量（400～800 mg/kg体重）投与することによって肝臓中のUTP濃度が減少するとともに急性の肝障害を引き起こし，血清中のトランスアミナーゼ（ALT，AST）活性が上昇することが知られている。そこで，D-ガラクトサミン投与1時間前にMGN-3を40 mg/kg体重の割合で腹腔内投与するか，120 mg/kg体重の割合で投与したところ，どちらの場合もD-ガラクトサミンによる肝障害の発症を抑制することが明らかとなった（図3a）。また，ラットにアセトアミノフェンを500～700 mg/kg体重の割合で経口投与すると，肝臓のグルタチオン濃度が減少するとともに肝障害が発症し，やはり血清中のトランスアミナーゼ（ALT，AST）活性が上昇することが知られている。そこでアセトアミノフェン投与の1時間前にMGN-3を40 mg/kgの割合で腹腔内投与するか，120 mg/kgの割合で経口投与した。その結果，どちらの場合もMGN-3はアセトアミノフェンによる肝障害の発症を抑制することが示された（図3b）。

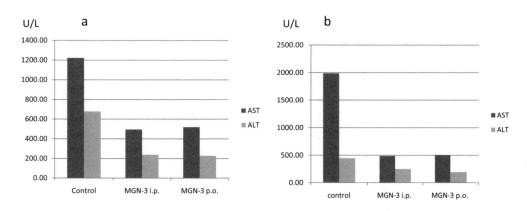

AST: aspartate aminotransferase activity (U/L)
ALT: alanine aminotransferase activity (U/L)

図3　米ぬか酵素処理ヘミセルロースバイオブラン／MGN-3によるD-ガラクトサミン（a）ならびにアセトアミノフェン（b）誘導肝障害の発症抑制
（山田太斗，バイオブラン，基礎と代替・補完療法への応用[13]　p.128）より

これらの結果から，バイオブラン／MGN-3中には肝障害を抑制する成分が含まれていると考えられるが，その成分がNK細胞を活性化させる成分と同じかどうか，その化学構造はどのようなものかという問題は現在研究中である。

文　　献

1) J. S. Witte *et al.*, *Am. J. Epidemiol.*, **144**, 1015 (1996)
2) J. D. Potter (ed.), "World Cancer Research Fund and American Institute for Cancer Research", p.20, American Institute for Cancer Research (1997)
3) R. D. Verschoyle *et al.*, *British Journal of Cancer*, **96**, 248 (2007)
4) M. S. Islam *et al.*, *Br J Pharmacol.*, **154**, 812 (2008)
5) H. Taniguchi *et al.*, *Anticancer Res.*, **19** (5 A), 3757 (1999)
6) H. Cai *et al.*, *Cancer Ther.*, **4** (9), 1287 (2005)
7) H. Cai *et al.*, *Br. J. Cancer.*, **91** (7), 1364 (2004)
8) M. Inamine *et al.*, *Cancer Sci.*, **96**, 876 (2005)
9) 日本食物繊維学会編集委員会編, 食物繊維 基礎と応用第3版, p.23, 第一出版 (2008)
10) 渋谷直人, 日食工誌, **37**, 740 (1990)
11) Z. Zhao *et al.*, *J. Nutr.*, **133** (5), 1355 (2003)
12) X. Wang *et al.*, *Food Science and Technology Research*, **11** (3), 241 (2005)
13) 田澤賢次監修, バイオブラン BioBran/MGN-3 (米ぬかアラビノキシラン誘導体) 基礎と代謝・補完療法への応用, 医薬出版 (2006)
14) M. Takeshita *et al.*, *Biotherapy*, **4** (2), 139 (1992)
15) S. Aoe *et al.*, *Nutr. Cancer*, **20** (1), 41 (1993)
16) E.A. Hudson *et al.*, *Cancer Epidemiol. Biomarkers Prev.*, **9** (11), 1163 (2000)
17) S. H. Nam *et al. J Agric Food Chem.*, **53** (3), 816 (2005)
18) S.H. Nam *et al.*, *Food Chem Toxicol.*, **43** (5), 741 (2005)
19) S. Takeuchi and Y. Itoyama, *Life Sci.*, **52** (1), 9 (1993)
20) Y.Tanigami *et al.*, *Chem. Pharm. Bull.* (Tokyo),. **39** (7), 1782 (1991)
21) H. Maeda *et al.*, *Biofactors.*, **21** (1-4), 185 (2004)
22) M. Katayama *et al.*, *Oncol Rep.*, **9** (4), 817 (2002)
23) M. Katayama *et al.*, *Oncol Rep.*, **10** (4), 875 (2003)
24) T. Kuno *et al.*, *Int. J. Oncol.*, **25** (6), 1809 (2004)
25) T. Kuno *et al.*, *Oncol Rep.*, **15**, 533 (2006)
26) N. K. Long *et al.*, *Oncol Rep.*, **17**, 879 (2007)
27) H. Tomita *et al.*, *Oncol. Rep.*, **19**, 11 (2008)
28) M. Ghoneum, *Biochem Biophys Res Commun.*, **243** (1), 25 (1998)

29) M. Ghoneum and A. Jewett, *Cancer Detect Prev.*, **24** (4), 314 (2000)
30) M. Ghomeum and S. Gollapudi, *Cancer Lett.*, **201** (1), 41 (2003)
31) S. Gollapudi and M. Ghoneum, *Cancer Detect. Prev.*, **32**, 16 (2008)
32) M. Ghoneum and M. Matsuura, *Int. J. Immunopathol. Pharmacol.*, **17** (3), 283 (2004)
33) M. Ghoneum, S. Gollapudi, *Anticancer Res.*, **25** (2 A), 859 (2005)
34) M. Ghoneum, S. Gollapudi, *Anticancer Res.*, **25** (6 B), 4187 (2005)
35) D. Cholujova *et al.*, *Neoplasma*, **56** (2), 89 (2009)
36) M. Ghoneum and S. Abedi, *J. Pharm. Pharmacol.*, **56** (12), 1581 (2004)
37) N. K. Badr El-Din *et al.*, *Nutr. Cancer*, **60** (2), 235 (2008)
38) E. Noaman *et al.*, *Cancer Lett*ers, **268**, 348 (2008)
39) H-Y. Kim *et al.*, *Journal of Medicinal Food*, **10** (1), 25 (2007)
40) T. Shibata *et al.*, *Oncol. Rep.*, **15**, 869 (2006)
41) S. P. Choi *et al.*, *J. Food Sci.*, **72** (9), S 719 (2007)

第15章　セルロース

山根千弘[*]

1　天然セルロース

　セルロースは地球上で最も豊富に存在する有機物（蓄積量は1兆トン以上）であり，年間1000億トン以上が光合成などにより再生産される。主に植物細胞壁中に存在するが，含有量は植物の種類により大幅に異なる。例えば，小麦や大麦の胚乳細胞壁では数％，米の胚乳細胞壁では20〜30％，樹木（木質部）40〜50％，麻（靭皮繊維）70〜90％，綿（綿毛繊維）90〜99％などである。この他，植物以外によってもセルロースは生産され，酢酸菌によるバクテリアセルロース，バロニア等の藻類による藻類セルロースや，ホヤによるホヤセルロースなどが知られている。バクテリアセルロースは食酢生産工程の発酵槽でコンニャク状の厚い膜状物として現れ，食酢製造業では問題視されてきた。フィリピンではこれを"ナタ"と称して古くからデザートとして食しており，日本でも"ナタデココ"としてよく知られた存在である。現在でもフジッコ㈱が製造販売している。バクテリアセルロースは30〜50 nm程度のミクロフィブリル束が網目状に集合した構造である。藻類セルロースは単結晶といってよいほどの高結晶性セルロース試料として，セルロースの結晶構造解析に用いられている。近年，杉山や西山らによりセルロースの結晶構造が完全に解明されたが[1,2]，この際も藻類セルロースが使用された。ホヤを含む原索動物被のう類は動物界で唯一セルロースをつくる生物である。ホヤセルロースはホヤの被のう（いわゆる外皮）に存在し，そのミクロフィブリルは太く，高結晶性となる。これらはすべて天然セルロースとして分類される。

2　再生セルロース

　一方，セルロースの分類として，再生セルロースがある。これは天然セルロース（主に樹木や綿由来のセルロース）を一旦溶剤に溶解させ，様々な形に沈殿・成型したもので，化学的な定義においては完全なセルロースである。例えばレーヨン，キュプラ，リヨセルなどであり衣料用の繊維として使われている。これらの溶剤はそれぞれ二硫化炭素，銅アンモニア水溶液，Nメチ

---

*　Chihiro Yamane　神戸女子大学　家政学部　教授

第15章 セルロース

ルモルホリン N オキサイドであり，これらはすべて指定添加物以外の化学薬品なので，再生セルロースは食品材料に展開できなかった。ところが近年，水酸化ナトリウム水溶液にセルロースが溶解することが見出され，セルロース／水酸化ナトリウム水溶液にコーンスターチを加えた溶液から，繊維状のセルロース／デンプン複合体が製造され，セキセル®という商品名の食品材料が旭化成㈱より販売された[3]。水酸化ナトリウムは指定添加物であり，得られた再生セルロースには水酸化ナトリウムは残存していないので，セルロースを水酸化ナトリウム水溶液に溶解させる発明によって，再生セルロースの食材展開の道が開かれたといえる。

3 セルロース誘導体

セルロースの水酸基は，一般のアルコールと同じようにエーテル化やエステル化される。化学的に改質されたセルロースをセルロース誘導体と呼び，このうち指定添加物リストに記載されているものは，カルボキシメチルセルロースのカルシウム塩及びナトリウム塩，ヒドロキシプロピルセルロース，ヒドロキシプロピルメチルセルロース，メチルセルロースである。これらは水溶性で食品の増粘剤として主に使用されている。原料は一般的には木材パルプであり，溶解パルプというグレードのものを使用している。セルロースはグルコースユニットあたり3個の水酸基を持ち化学構造的には水に溶けても不思議ではないが，極めて強固かつ多様に発達している水素結合のため水はもちろんのこと一般的な有機溶媒にも溶けない。この水素結合を，誘導体化による水酸基の封鎖で切断し，セルロースを水可溶化させる。セルロース誘導体の溶解性は置換基の種類によらず，概ね置換度 0.1〜0.5 の範囲でアルカリ可溶性，0.5〜1.5 の範囲で水溶性になる。これは置換基の種類によらず，どれだけ水酸基を封鎖したか（水素結合を切断したか）に溶解性が支配されることを示すものである。さらに置換度を上げてゆくと水には溶けなくなり今度は，非水系溶媒に可溶となってくる。この他セルロース誘導体の溶解性は，置換度分布（C2, C3, C6位の水酸基のどこにどれだけ置換したか）や分子量に依存する。

4 セルロースの結晶

セルロースは化学的には，D-グルコピラノースが $\beta 1,4$ 結合した鎖状高分子と定義できる。定義からもわかるように，同じ糖残基が交互に180°裏返って，直線状に連なっているので極めて対象性がよく結晶化しやすい。これが他の多糖種と最も異なる構造上の特徴であろう。セルロースには Cell I （Cell I$_\alpha$，Cell I$_\beta$ の下位グループ有り），Cell II，Cell III，Cell IVの結晶多系がある。このうち食物繊維として食される天然セルロースは Cell I の結晶系である。天然セルロー

スがアルカリ処理工程あるいは溶解工程を経ると，結晶系はCell IからCell II系に変わる。Cell II系は最も構造的に安定なため，一旦Cell II系に結晶系が転移するとCell I系には特殊な条件を除いて戻らない。自然界でなぜやや不安定なCell I系を生じるのかよくわかっていないが，合成メカニズム上，一定方向にセルロースを生産し，分子鎖方向（還元性末端方向）のそろった結晶をつくるためといわれている。ちなみにCell I系は分子鎖方向（還元性末端方向）が並行（パラレル），Cell II系は非並行（アンチパラレル）に並んだ結晶である。Cell I及びCell IIに液体アンモニア処理または熱処理を施すと，それぞれCell III，Cell IVが得られる。この処理は，綿衣料品の形態安定加工に近年広く使用されている。図1に微結晶セルロース（パルプ）（表1⑥）と非晶セルロース（表1⑩）のX線回折プロファイルを示す。微結晶セルロース（パルプ）は低角度側からそれぞれ（1$\bar{1}$0），（110），（200）結晶面の回折ピークが観察され，典型的なCell Iの結晶プロファイルを示している。天然セルロースは皆，ピーク高さや幅が異なるだけで基本的にこのプロファイルをしており，結晶化度 X_c はピークの強度（高さ）や積分強度（面積），微結晶サイズ ACS はピークの幅から見積もられる。例えば，ピーク成分をピークの積分強度（面積 C_1+C_2，網掛け部分）とし，非晶成分を非晶セルロースの積分強度（面積A，斜線部分）とし，全体の面積に対するピークの面積（（（C_1+C_2）/（C_1+C_2+A））×100）を X_c としたものがピーク分離法による X_c の評価である。この他に磯貝法[4]，シーガル法[5]等がある。磯貝法は（1$\bar{1}$0）結晶面の回折強度を，結晶成分によるもの（I_{C1}）と非晶成分によるもの（I_{A1}）に分け，トータルの強度に対する結晶成分の強度（（I_{C1}/（$I_{C1}+I_{A1}$））×100）を X_c としている。シーガル法では，（200）結晶面の回折強度（I_{C2+A}）を結晶成分と非晶成分によるトータルの回折強度とし，非晶成分による強度を（110）ピークと（200）ピークの鞍部の強度（I_{A2}）とし，トータルの強度に対する結晶成分の強度（（$I_{C2+A}-I_{A2}$）/I_{C2+A}）×100）を X_c としている。この図1から X_c をピーク分離法，磯貝法，シーガル法により求めると，それぞれ54.7％，68.7％，85.7％と

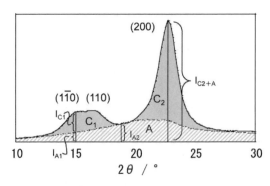

図1　微結晶セルロース（表1⑥）と非晶セルロース（表1⑩）のX線回折プロファイル

第15章　セルロース

表1　各種セルロースの固体構造と物性

	試料	名称	起源	重合度 DP	形態	結晶化度 Xc (%)	微結晶サイズ ACS (nm)	比表面積 (m²/g)	沈降体積率 (%)	備考
市販品	①	クラフト法溶解パルプ	樹木	905	木材繊維	53.4	4.87	1.6	75	Rayonier社（取扱い商社 三井物産パッケージング），微結晶セルロース等及びセルロース誘導体の原料
	②	サルファイト法溶解パルプ	樹木	741	木材繊維	48.0	3.69	2.3	87	日本製紙社，微結晶セルロース等及びセルロース誘導体の原料
	③	綿（コットンリント）	綿	1646	綿繊維	55.5	5.63	5.1	92	
	④	リンターセルロース	綿	836	リンター繊維	57.8	5.68	5.1	90	例えばBuckeye社（元Peter Temming社）既存添加物
	⑤	微結晶セルロース（リンター）	綿	220	リンター繊維破砕物図4	64.2	5.81	2.7	5	CF 11, Whatman社
	⑥	微結晶セルロース（パルプ）	樹木	198	木材繊維破砕物	54.7	4.23	1.4	4	セオラス，旭化成ケミカル社，既存添加物
	⑦	粉末セルロース	樹木	357	木材繊維破砕物	50.3	3.97	3.0	10	KCフロック，日本製紙ケミカル社，既存添加物
	⑧	微小繊維状セルロース	樹木	679	フィブリル状	44.4	4.03	22.3	100	MFC, ダイセル化学工業社，既存添加物 USP 4374702，特開昭56-100801
	⑨	バクテリアセルロース	酢酸菌	3500	フィブリル状	57.7	5.60	50〜150	—	フジッコ社
非市販品	⑩	非晶セルロース	綿	200	不定形	0	0	1.8	3	微結晶セルロース（CF 115）を乾燥状態でボールミル処理
	⑪	微粒化セルロース	樹木	150	不定形 0.5〜5μm	50.1	3.82	4.3	100	微結晶セルロースをビーズミル等で湿式粉砕 USP 5123962
	⑫	再生セルロース（アルカリ溶解法）	樹木	40〜400	任意の形状に成型可能	0〜50	0〜4.0	0.1〜150	—	サルファイト法溶解パルプを水酸化ナトリウム水溶液に溶解後，酸性水溶液で所定の形態に沈殿回収

なり大きく異なる。一般的にこの順序で X_C は大きく見積もられるようである。原理的にみて最も X_C の絶対値に近いのはピーク分離法によるものであり，本報でも X_C の見積もりにピーク分離法を採用している。多くの文献にセルロースの X_C が載っているが，本来は指標の種類が記載されていないと意味が無い。

以上のようにセルロースは，化学的にもきちんと定義され，枝分かれもないホモ多糖だが，由来する生物起源と精製加工が多様であり，重合度（分子量），結晶性，形態などが大幅に異なり標準的なセルロースなどは存在しない。

5 市販されているセルロースサンプル

まず，はじめに簡単に手に入る市販されているセルロースサンプルについて説明する。とはいえ，これらのサンプル間でも固体構造や物性に多様性があるので，異なった機能が期待される。表1に様々なセルロースサンプルの固体構造と物性を示す。

5.1 溶解パルプ

クラフト法溶解パルプ（表1①）は水酸化ナトリウムと硫化ナトリウムの混合水溶液で，サルファイト法溶解パルプ（表1②）は亜硫酸塩水溶液で木材を処理し，脱リグニンして得たパルプである。これらは，主として衣料用のレーヨン繊維やアセテート繊維の原料である他，セルロース系の既存添加物，微結晶セルロース，粉末セルロース，微小繊維状セルロース，及び指定添加物，ヒドロキシプロピルセルロースやメチルセルロース等の原料である。溶解パルプとは，製紙用パルプと区別するためにつけられた名称であり，「溶解」とはたぶん，衣料用のレーヨン繊維やアセテート繊維原料として，溶解させる目的で使われるため命名されたと思われる。これらは製紙用パルプと比べて，セルロースの純度が極めて高いのが特徴的である。またクラフト法溶解パルプの方がサルファイト法溶解パルプより結晶性（結晶化度や微結晶サイズ）が大きい。これはクラフト法のアルカリ系のパルプ化工程中で，セルロースの結晶化が進んだためと考えられる。どちらの溶解パルプを使うのかは，最終製品の要求性能にしたがい適宜選定される。一般的には，クラフト法溶解パルプを原料とした場合は，結晶性が高いために最終製品の粉砕性が高くなりやすく，サルファイト法溶解パルプを原料とした場合は，セルロース誘導体の水溶性が良好になるようである。

5.2 綿，リンターセルロース

リンターセルロース（表1④）は，コットンリンターをアルカリ条件で精製して得たものであ

る。コットンリンターは綿実の周りに生えた産毛状の繊維で，いわゆる綿（コットンリント）と区別される。繊維が短いため紡績して衣料用の糸には出来ず，主に再生セルロース繊維や硝化綿等の原料として使用される。特徴的なのは，Xc が 50〜60%，ACS が 5〜6 nm と結晶性が最も高いことである。藻類セルロースやホヤセルロースなど特殊なものを除いて，一般的に手に入るセルロースでは結晶性は最も高い。

5.3　微結晶セルロース

　微結晶セルロースはリンターセルロース又は溶解パルプを希塩酸や希硫酸などの希薄濃度の鉱酸で加水分解したものである。「微結晶」と命名されているが，結晶化度は原料に比べてわずかに上昇しているか（表1⑤）ほとんど変わらない（表1⑥）。厚生労働省の既存添加物リストには「パルプを，鉱酸で加水分解し，非結晶領域を除いて得られたものである。主成分は結晶セルロースである」と書かれているが，加水分解による重量減少はわずか数%以内であり，加水分解温度も120℃程度なので，原理的に考えても大きく結晶性が変わるはずもない。微粒子状の形状でさらさらとした感触があるのでこのように名付けられたのかもしれない。外観形態を除く，固体構造的に唯一変わっているところは重合度である。酸加水分解により重合度（DP）は低下し，一定の値に落ち着く。この値はレベルオフ重合度（LODP）と呼ばれ，天然セルロースでは藻類セルロース等ごく一部のものを除き，ほぼすべての種で LODP は 150〜250 の範囲にある。これはセルロース生合成時のエネルギー的な揺らぎにより生じると考えられている。ちなみに再生セルロースの LODP は 40 である。図 2 に天然セルロースの周期構造モデルと微結晶セルロースの調製機構について示す。セルロースのミクロフィブリルには分子鎖方向に LODP に相当する鎖

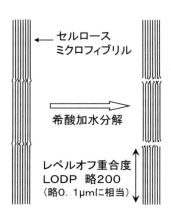

図2　天然セルロースの周期構造と微結晶セルロース調製機構

長毎に乱れた部分が存在する。この周期構造は重水素置換後の中性子小角散乱や加水分解後の X 線小角散乱などにより確認されている。希酸で加水分解するとこの部分が溶出し，LODP を持つ微結晶セルロースが調製される。この乱れた部分の重量割合は，大きく見積もっても数％以内であり，微結晶セルロース製造における重量減少率に相当する。このように微結晶セルロースは分子鎖が切断されているので本質的に微粒子化されやすい。図3にクラフト法溶解パルプ（表1①）を様々な条件で加水分解しDPを低下させ，家庭用ミキサーで簡易粉砕した後の平均粒径を示す。粉砕性は加水分解条件に依存せず，粉砕性は DP 300 程度まではほとんど変わらないが，200 前後で大きく異なってくる。すなわち図2の乱れた領域の分子鎖を完全に切断することがセルロースの微粒子化には必須である。平均的には LODP に達していても，わずかでも共有結合があれば，粉砕性が悪化することは容易に予想できる。図4にリンター由来の微結晶セルロース（表1⑤）の走査型電子顕微鏡像を示す。図からわかるようにリンター繊維が適宜切断されたような形態をしているが，LODP まで加水分解されているので原理的には LODP に相当する長さ，$0.1\mu m$ まで微粒化できるはずである。図5は1gのセルロースサンプルを 100 mL の水に分散，十分に脱泡し，沈降平衡に達した後の写真である。パルプ由来の微結晶セルロース⑥は極めて沈降しやすいことがわかる。全体積に対する沈降した体積を沈降体積率とするが，微結晶セルロースは 5 ％前後であり（表1⑤，⑥）最も小さいことがわかる。これは，もともと繊維状だったものが短く不定形に切断され，充填率が高くなったためと考えられる。極めて沈降しやすいことも「微結晶」という名が付いた一つの理由でもあろう。

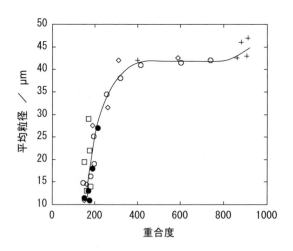

図3　重合度と簡易粉砕性の関係
◇, 飽和水蒸気圧 30 kg/cm²; ○, 15 kg/cm²; +, 2 kg/cm²;
●, 0.5％H_2SO_4, 8 kg/cm²; □, 2％H_2SO_4, 2 kg/cm²

第15章　セルロース

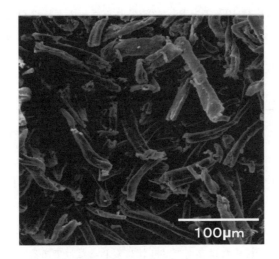

図4　微結晶セルロース（リンター）（表1⑤）

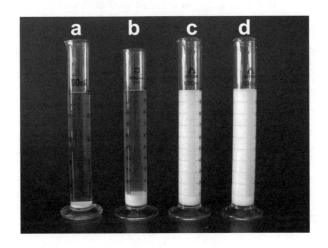

図5　セルロースの沈降体積
a，微結晶セルロース（パルプ）（表1⑥）；b，粉末セルロース（表1⑦）；
c，微小繊維状セルロース（表1⑧）；d，微粒化セルロース（表1⑪）．

5.4　粉末セルロース

厚生労働省の既存添加物リストによれば，粉末セルロースは「パルプ繊維を，加水分解したもの，又は短繊維を，分解して得られたセルロースである」と書かれている。表1の粉末セルロース（⑦）はDPが357なので，LODPに達しない程度に軽く加水分解されているものと思われる。図3のDPと粉砕性の関係図から判断すると，簡易粉砕性が確保される最大のDPを選定しているようにも見える。X_cが微結晶セルロース（パルプ）よりやや低いことも，弱い加水分解

が予想される。体積沈降率は10%であり，微結晶セルロースよりやや大きい。これらから判断すると，粉末セルロースの様々な物性は，微結晶セルロースと溶解パルプの中間の値であると考えられる。

5.5 微小繊維状セルロース

微小繊維状セルロース MFC は，溶解パルプを水中に懸濁させた状態で，高圧ホモジナイザーで処理して木材繊維の一部をミクロフィブリル化したものである[6]。表1から，溶解パルプ①及び②より，わずかに Xc や DP が低いことが見受けられるが，湿式での機械的処理なので基本的に元の溶解パルプの Xc や DP を維持しているはずである。機械的処理をする場合，乾燥状態だと Xc は著しく低下し，DP も減少するが，湿潤状態だと，程度にもよるが Xc や DP は基本的に変わらず，形態が微粒子状またはフィブリル状に変わるだけである。微粒子状になるかフィブリル状になるかは，セルロースが加水分解されているかどうか，あるいは機械的処理に繊維を切断する機能があるかどうかにより決まる。もし LODP まで加水分解されていると，図2からも，セルロースは微粒子化されることが容易に想像できる。MFC 製造にかかわる高圧ホモジナイザーは，繊維切断の機能はあまり無いので溶解パルプはミクロフィブリル状に粉砕される。木材中のミクロフィブリル束の太さは 15 nm 程度であるので，本質的にはこのレベルまでフィブリル化される余地があるが，文献（谷口，他（1995））を見ると，元の木材繊維が一部であるがそのまま残っている。比表面積は 22.3 m^2/g あり，溶解パルプ，リンターセルロース等の他のセルロースサンプルが 1.5〜5 m^2/g であることを考えると著しく大きいといえるが，完全にフィブリル化されると，バクテリアセルロース並み（150 m^2/g）まで高くなってもおかしくはない。高圧ホモジナイザーの性能，運転条件，コスト，要求性能などによりこの値に落ち着いたのであろう。沈降体積率は 100%であり，微細繊維状のため，充填率が低く水中では沈降しない。

5.6 バクテリアセルロース

前述したので重複した内容は避ける。結晶性は入手可能なサンプルのうち最高レベルである。DP も高く，比表面積も最も高い。30〜50 nm のミクロフィブリル構造体であり，極めて特徴的なため，一般的なセルロースとは違う機能が期待できる。いわゆる"ナタデココ"であり，日本ではフジッコ㈱が製造販売している。ナタデココ中のセルロース固形分率は 0.5〜1%程度に過ぎない。

6 市販されていないセルロースサンプル

次に非市販品ではあるが、市販品を利用して比較的簡単に作れるもの、及び現在提案されている新しいセルロース系の食材を説明する。

6.1 非晶セルロース

セルロースは本質的に結晶性の高分子であるが、乾燥状態で機械的な処理を受けると簡単に非晶化する（表1⑩）。ここでいう非晶化とはX線回折図で結晶ピークが全く観察されないことをいう。例えば最もX_cの高い微結晶セルロース（リンター）（表1⑤、X_c＝64.2%）も乾燥状態で短時間（30分程度）ボールミルをかけると、図1に示すように結晶ピークは完全に消失する。元のサンプルはリンター繊維の形態が残っていたが、処理後は平均粒径20μm程度の不定形粒子状になった。繊維形態が失われ、比表面積は最低となり、充填率が上がったためか沈降体積率も最低になった。重合度はやや低下した。セルロースの最も大きな特徴である結晶性を失っていることから、このセルロースは、食物繊維としての機能が変わっている可能性がある。

6.2 微粒化セルロース

湿潤状態で機械的な処理を受けると結晶性はさほど変わらず、形態が大きく変化する。例えば微結晶セルロース（パルプ）をビーズミル処理すると平均粒径1μm程度の微粒子が調製される[7]。元の微結晶セルロース（パルプ）はLODPまで加水分解されているので、図2に示すように本質的に微粒化され易い。理論的にはLODP長さに相当する0.1μmまで粉砕されてもおかしくはない。微粒化されているので比表面積は上がる（表1⑪、4.3 m²/g）が、それ以上に特徴的なのは、1%の懸濁液でも全く沈降しないことである（図5、沈降体積率100%）。MFCが沈降しないことは、フィブリル状形態で充填率が低いためと説明できるが、微粒化セルロースは異なるメカニズムによるものと思われる。これは微粒子の水和による安定化なのかもしれない。微粒化セルロース懸濁液の濃度を10%まで上げると図6aに示すようにクリーム状を呈する[8]。人間は3μmを下回る大きさの粒子を異物として認識できないといわれており、このセルロース懸濁液は極めて滑らかなクリーム状の食感を有する。これはノンカロリー油脂代替食材としての可能性を示すものである。マヨネーズ、マーガリン、各種クリーム状食品への展開が模索されているが、食後わずかな渋みやえぐみが感じられ、さらなる開発が必要である。

6.3 再生セルロース（アルカリ溶解法）

再生セルロースは天然セルロースを一旦溶剤に溶解させ、再度沈殿させて回収したものである。

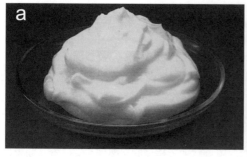 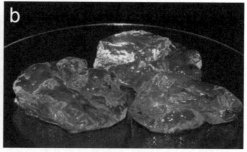

図6　セルロース懸濁液
a，微粒化セルロース（表1⑪）；b，非晶性の再生セルロースをLODPまで加水分解し，粉砕したセルロース（表1⑫の一部）

　先にも述べたが，水酸化ナトリウム水溶液を溶剤に用いることにより，再生セルロースも食材へ展開でき，すでにセキセル®という商品が販売されている。再生セルロースの特徴は構造・形態を極めて多様に制御可能なことである。再生セルロース（アルカリ溶解法）はセルロース／水酸化ナトリウム水溶液を，硫酸水溶液で沈殿して調製されるが，沈殿条件によりX_cを0％（濃厚硫酸，低温）から50％程度（希硫酸，高温）まで制御可能である。再生セルロースを微結晶セルロース調製と同じ条件で加水分解すると重合度は40まで低下する。天然セルロースのLODPが200前後なのに対し，再生セルロースは40である。これはより小さなセルロース粒子が調製可能なことを示している。例えば，$X_c=0$％の再生セルロースをLODPである重合度40まで加水分解し，水中でホモジナイザーで分散させると，図6bのような透明セルロースゲルが調製される。これを電子顕微鏡で観察したところ，20～30 nmの粒子から構成されることがわかった。これはちょうど再生セルロースのLODPに相当する大きさである。またこのときの比表面積は150 m^2/g以上であることも確認した。たぶんこれは積極的に構造制御した世界で初めてのナノ食材といえよう。可視光の波長よりかなり小さいこと，非晶質であり光の散乱が少ないことなどにより透明性が発現したのであろう。食べてみると何の異物感もなく6.2項に記載のクリーム状セルロース（図6a）のような残余感も無い。セルロースは溶解しているわけではないので曳糸性や粘つき感はなく，さらっとした食感である。

　再生セルロースは形態的に繊維状，フィルム状，粒子状，スポンジ状など任意に成型可能である。ただし，重合度を，先のように極端に低下させると微粒子になり形状を維持することは出来ない。またこれらの形状のものは，再生セルロース単独では食感が極めて悪いため，良好な食感を確保するために，その他の可食性多糖とブレンドしなければならない。繊維状のものは先のセキセル®である。フィルム状のものは，耐熱水性の可食性フィルムとして展開できそうである。デンプン，プルラン，寒天製の市販の可食性フィルムは熱水で溶解するし，コラーゲンフィルム

第15章　セルロース

でも，溶けはしないが著しく収縮し，ゴム状となる。この再生セルロースは熱水中でも使用可能な唯一の可食性フィルムとして何か特徴が出せるかもしれない。粒子状のものは，パンの膨化を抑制せずに小麦粉に対し20重量％まで添加可能である[9]。この理由はよくわからないが，パン中に存在する未糊化デンプン粒と同様の働き（気泡膜の形態保持）をすると考えられる。スポンジ状のものは，例えば寒天やグルコマンナンとブレンドしたセルロースパンである[10]。このように，再生セルロースは重合度，構造，形態が任意に制御できるので，極めて多様な食品展開ができると同時に，今までにないセルロースなので，食物繊維として新しい機能が期待できる。

6.4　グラインダー処理セルロース

　木材由来のセルロースを湿潤状態で石臼型の高速グラインダーで処理すると幅が15 nm ほどの均一なミクロフィブリル束が調製される[11]（図7）。これは微結晶サイズに相当する4 mm 幅のミクロフィブリルの束と考えられる。前述のMFCでは構成繊維の幅が数十nmから数μmまで分布していることや，バクテリアセルロースのミクロフィブリル束でさえ幅が30〜50 nm であることを考えれば，これは最も細い，均一なミクロフィブリル束であることがわかる。このようなミクロフィブリル束がわずか1回のグラインダー処理で調製されるが，パルプ化の際に，ヘミセルロースを残すこと及び／又は乾燥履歴を与えないことがポイントである。これによりミクロフィブリル間の膠着（角質化）が避けられ容易にフィブリル化する。これはプラスチックの補強材料を目的に研究開発され，高強度（300 MPa），高弾性率（20 GPa），低線膨張率（10 ppm以下）の極めて高性能な透明のプラスチック複合材料が得られている。透明なのは繊維が細すぎて可視光が散乱しないためである。近い将来，電子部品や自動車の鋼板代替として展開されるが，パルプを湿式でグラインダー処理するだけなので当然食品にも展開できる。世界で最もファインなフィブリル構造ゆえの新たな機能や食感が期待される。

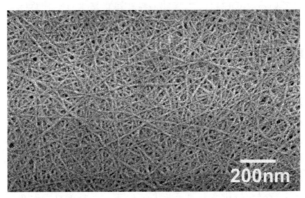

図7　グラインダー処理セルロース
（写真は京都大学，矢野，阿部　両氏より提供）

7 セルロースの食物繊維としての機能

食物繊維の機能は他章に詳細に書かれているので，ここでは，セルロースについての知見を簡単にまとめる。セルロースを添加すると，糞便重量が増加し腸内通過時間が短縮することは確実である。例えば，健康な成人19名に10 g/日のセルロース（Solka-floc）を摂取させると，糞便量は57％増加すること[12]，14 g/日のセルロース（Solka-floc）摂取で糞便量は52％増加し，腸内通過時間は5.1日から2.6日へ減少すること[13]，16 g/日のセルロース（Solka-floc）摂取で，糞便量は75％増加し，腸内通過時間は102時間から63時間に減少することなどである[14]。ここでセルロースサンプルとして，Solka-flocを使用しているが，これは粉末セルロース（表1⑦）に相当するものである。

大腸癌については，水不溶性のセルロースは発酵性が低いために，発酵性の高い水溶性の食物繊維より，癌の発生を抑制するとの報告もあるが[15]，逆に，投与する量を増加させると発癌率が増加することや[16]，セルロースの種類（形状）によっても影響が異なることなども報告されており[17]，先に述べたように様々なセルロースの構造や特性を十分に理解した上で検討する必要があろう。これに関して，ヘテロサイクリックアミン（Trp-P-1やTrp-P-2）をはじめ多くの変異原物質がセルロースに吸着されることが知られている[18]。これらは $in\ vitro$ の結果であるが，10 g/日のセルロース（Solka-floc）摂取でヒトの便に含まれる変異原物質が減少することも報告されている[12]。

腸内でのセルロースの代謝という観点では，セルロースは腸内細菌群によって一部代謝されているといわれている。例えば，^{14}Cで標識されたセルロースをラットに投与し，呼気等の含まれる^{14}Cの量から，セルロースの利用率を33％[19]，31％[20]としているなどである。

セルロースには血糖値上昇の抑制効果もあるが，一般的には水溶性の食物繊維のほうがこの効果が強いことが知られている。これは，水溶性の食物繊維により消化管内での内容物の粘度が増し小腸からの吸収を遅らすためと考えられている。いずれにしても，時系列的な分析により，日本人の総食物繊維摂取量と糖尿病有病率及び糖尿病死亡率には強い相関（特に時差相関）があることが示されている[21]。血中の脂質濃度については，水溶性のセルロース誘導体は別だが，水に不溶性のセルロースは，特に大量のセルロースを摂取させない限り，一般に血中の脂質濃度を低減させる効果は少ないといわれている。

冒頭にも述べたが，セルロースは，由来する生物起源と精製加工が多様であり，重合度（分子量），結晶性，形態などが大幅に異なり標準的なセルロースなどは存在しない。さらに最近では全く新しいセルロース系食材が提供されようとしている。それぞれのセルロースサンプルの構造や特性を十分に把握すれば，セルロースの新しい機能が見出されるはずである。

第15章 セルロース

文　　献

1) J. Sugiyama *et al., Macromolecules*, **24**, 4168-4175 (1991)
2) Y. Nishiyama *et al., J. Am. Chem. Soc.*, **124**, 9074 (2002)
3) J. Hisano *et al.*, USP 4, 994, 285; 久野忍平, ジャパンフードサイエンス, 1990-7, 52-57 (1990); 河邊正雄, ジャパンフードサイエンス, **38**(10) 35-68 (1999); H. Miyamoto *et al., Food Sci. Technol. Res.*, **15**(4), (2009), 印刷中
4) 磯貝明, 繊維学会誌, **46**(8), 324 (1990)
5) L. Segal, *Text. Res. J.*, **29**, 786 (1959)
6) A. F. Turbak *et al., J. Appl. Polym. Sci.: Appl. Polym. Symp.*, **37**, 815 (1983); A. F. Turbak *et al.*, (1983) USP 4374702; 谷口ほか, *Cellulose Communications*, **2**(2), 22 (1995); 特開昭 56-100801
7) Y. Komuro *et al.*, USP 5123962
8) 小室雄一, 食品と開発, **27**(4), 47 (1992))
9) M. Seguchi *et al., Journal of Food Science*, **72**, 79-84 (2007); 瀬口, 山根, 特開 2006-180846
10) 山根, 瀬口, セルロースコミニケーション, **12**(4), 184-188 (2005); 特開 2007-135562
11) K. Abe, S. Iwamoto, and H. Yano, *Biomacromolecules*, **8**, 3276 (2007); S. Iwamoto, K. Abe, and H. Yano, *Biomacromolecules*, **9**, 1022 (2008)
12) B. Reddy, *et al., Cancer Res.*, **49**, 4629 (1989)
13) G. A. Spiller, *American Journal of Clinical Nutrition*, **33**, 754 (1980)
14) J. L. Slavin, *American Journal of Clinical Nutrition*, **33**, 1932 (1980)
15) R. L. Jacob, *Gastroenterol. clin. North Am.*, **17**, 747 (1988)
16) M. D. Klurfeld, *J. Am. Dietetic Association*, **87**, 1172 (1987))
17) M. D. Klurfeld *et al., Fed. Proc.*, **45**, 1076 (1986)
18) L. R. Ferguson *et al., Mutation Research*, **319**, 257 (1993); 江越和夫, 他, 食衛誌, **37**, 114 (1996)
19) R. B. Johnson *et al.* , *Journal of Nutrition*, **72**, 353 (1960))
20) 辻啓介ほか, 臨床栄養, **72**, 479 (1988))
21) 原島恵美子ほか, 日本家政学会誌, **45**, 1079 (1994)

第16章　大豆多糖類

古田　均*

　大豆の食物繊維の代表として豆腐加工時に副生するオカラが知られるが，オカラは大豆の外皮と子葉部および胚軸部の細胞壁の混合物である。図1に示したように，豆腐オカラの組成の約70％は多糖類成分が占める。これらの多糖類は図2に示した大豆の各部分に由来する[1]。表1に大豆の外皮と子葉部から，幾つかの水抽出条件にて抽出される水溶性及び水不溶性多糖類の糖組成を示した[2]。オカラは豆腐の加工工程において熱水抽出を受けた残渣であることから，オカラに含まれる外皮多糖類と子葉部多糖類は，この表の水抽出残渣に近い多糖類といえる。表1に示した各多糖類画分の糖組成やその収率から，外皮はセルロースを主体とした不溶性多糖類で，子葉部はセルロースに加え，ガラクトース，ウロン酸，アラビノースを構成糖として持つヘミセルロース画分から構成されていると考えられる。

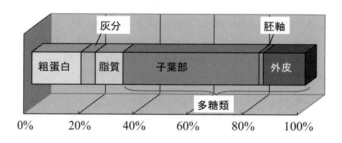

図1　豆腐オカラの組成分析例

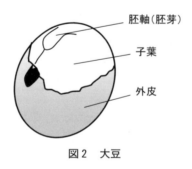

図2　大豆

＊　Hitoshi Furuta　不二製油㈱　蛋白素材海外販売部　部長

第16章 大豆多糖類

表1 水抽出条件と大豆外皮及び子葉部多糖類の分画

部位	外皮		脱皮子葉部			
画分	WSh	WUh	SBM	WSc	WUc	WUS
収率 (%)	16.7	83.3	100	56.0	44.0	13.9
粗タンパク質 (%)	26.0	10.7	53.9	57.2	48.6	5.2
各画分の全糖 (%)	37.2	63.5	24.9	17.9	37.5	80.3
構成糖 (%)						
Rhamnose	2.8	3.3	2.6	2.2	5.5	3.6
Fucose	0.2	0.5	1.3	0	2.1	2.1
Arabinose	3.7	7.3	10.4	1.8	13.3	13.9
Xylose	1.3	12.8	4.3	0	5.9	5.9
Mannose	36.2	4.5	3.5	5.1	2.2	1.5
Galactose	20.4	3.0	31.9	39.6	29.6	28.1
Glucose	26.9	66.3	37.7	49.4	28.2	27.8
Uronic Acids	8.4	2.6	8.2	1.8	13.2	17.6

WSh ; 外皮部から常温の蒸留水にて抽出した水溶性画分
WUh ; 上記抽出不溶性画分
SBM ; 脱脂子葉部
WSc ; 脱脂子葉部から常温の蒸留水にて抽出した水溶性画分
WUc ; 上記抽出不溶性画分
WUS ; WUc を 1.5 % sodium dodecyl sulfate 及び 10 mM 1,4-dithiothreitol を用い洗浄した後の残渣

一般的に，オカラの栄養試験には前述した豆腐オカラが試料として用いられるが，大豆の子葉部のみを水抽出した後に残る水不溶性成分と豆腐オカラを用い食物繊維としての栄養機能をラットにて調べた結果を表2に示す[3]。この比較から，豆腐オカラの食物繊維成分に比較して，子葉部分の食物繊維成分は消化や腸内菌による資化を受けやすく消化管内での消失割合が高いことが

表2 大豆子葉部水不溶性多糖類と豆腐オカラの栄養試験結果

試料	PP 500	豆腐オカラ	無繊維食
食物繊維含量*	67.0	55.3	-
排便開始時間 (h)	11.4±0.2 a	-	23.7±5.6 b
排便終了時間 (h)	38.0±0.2 a	-	53.9±5.3 b
食物繊維消化率 (%)	85.3±0.75	62.8±3.24	-
血漿分析			-
総コレステロール (mg/dl)	77.5±2.4	78.8±2.7	-
HDL コレステロール (mg/dl)	42.7±2.6	38.3±1.7	-
動脈硬化指数	0.85±0.10	1.08±0.06	-
盲腸内容物分析			
総有機酸 (mg/g content)	10.74±0.39 a	9.37±0.17 b	6.33±0.75 c

PP 500 ; 脱皮及び胚軸を除去した脱脂大豆由来のオカラ成分
*食物繊維含量は酵素重量法により分析
異なるアルファベット間で有意差あり ($p < 0.05$)

わかる。この消失は，検体ラットの盲腸内の有機酸含量が高いことから，子葉部の多糖類が腸内細菌に資化されたためだと推測されている。

　大豆多糖類は，このような特徴を持つ大豆子葉部の細胞壁から，弱酸性下で 100 ℃を超える熱水を用い抽出される水溶性多糖類である（図 3）[4]。大豆多糖類は主にガラクトース，アラビノース，キシロースそしてガラクツロン酸から構成される酸性の水溶性ヘミセルロースである（表 3）。その構造は図 4 に示すように，ラムノガラクツロナン及びホモガラクツロナンから成る酸性多糖の主鎖と，ホモガラクタンやホモアラビナンといった中性多糖の側鎖から構成されている[5]。分子量は粘度法で求めた場合約 11 万程度である[6]。

　大豆多糖類の水溶液物性[6]は低粘度で，その粘度は塩や pH の影響を受けづらく，広い条件下での溶解が可能である（図 5, 6）。このような安定した水溶液物性や酸性水溶液中におけるタンパク質の分散安定機能を利用し多くの食品や飲料に使用されている[4]。

　食物繊維としての観点から大豆多糖類を分析すると，酵素重量法により測定した食物繊維含量は 75 ％と，豆腐オカラ[3]や精製した水不溶性の大豆子葉部多糖類（以下子葉部多糖類）を上回る[7]。ラットに大豆多糖類を試料として与え，その栄養生理機能を子葉部多糖類と比較した結果を表 4 に示す[7]。大豆多糖類の場合，食物繊維成分の 70 ％近くが消化管内で消失し，子葉部多糖類と似た消化特性を示す。大豆多糖類の滞腸時間は，ほとんど消化を受けないセルロースよりも短縮される傾向にある。大豆多糖類摂取群の盲腸内の有機酸量はセルロース摂取群よりも有意に高くなり，それは子葉部多糖類を上回る傾向を示す。これは，大豆多糖類が腸内菌により資化されやすい食物繊維であることを示している。

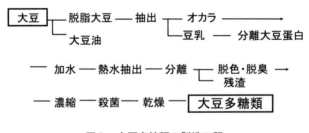

図 3　大豆多糖類の製造工程

表 3　大豆多糖類の糖組成

構成糖 (%)						
Rham	Fuc	Ara	Xyl	Gal	Glc	GalUA
2.5	3.7	22.5	5.9	43.6	2.2	19.6

中性糖はアルジトールアセテート化した後に GLC にて，ウロンガラクツロン酸は Blumenkrantz 法にて測定した。

第16章 大豆多糖類

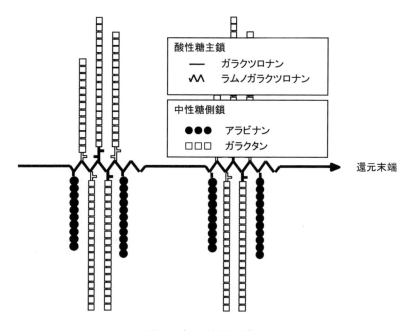

図4 大豆多糖類の構造

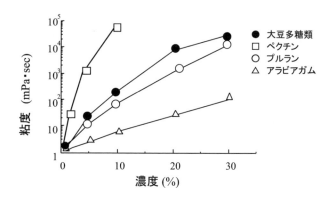

図5 大豆多糖類水溶液の濃度と粘度（20℃）

　一般的にこのように高い腸内醗酵性を示す水溶性多糖類は，腸内にて有機酸に変換され，腸におけるミネラル吸収を改善すると報告されている[8]。腸内細菌に資化されやすい大豆多糖類においても同様のミネラル吸収促進が確認されている。ここでは胃切除の場合と閉経後を想定した卵巣摘出ラットにおける二つの実験結果を紹介する[9,10]。

　胃の役割のひとつに，胃の強酸性を利用したイオン交換がある。つまり，胃は強酸性の胃液を分泌させることにより食品に結合あるいは不溶化したミネラル分を脱離あるいは溶解させ，小腸以降で行われる吸収を助けている。しかし，胃を全切除した患者は胃でのイオン交換や不溶 Ca

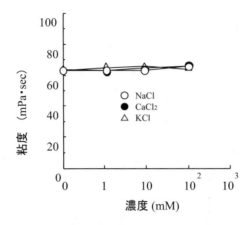

図6　大豆多糖類水溶液の粘度に及ぼす塩の影響（大豆多糖類 10 %, 20 ℃）

表4　精製大豆子葉部多糖類と大豆多糖類の栄養試験結果

試料	大豆多糖類	精製子葉部多糖類	セルロース	無繊維食
食物繊維含量*	75.1	61.4	97.5	-
帯腸時間 (h)	8.5±1.0 a	10.3±0.7 ab	9.1±1.1 ab	11.8±0.7 b
食物繊維消化率 (%)	64.5±0.8 a	77.6±5.5 b	23.6±0.7 c	-
血漿分析				
総コレステロール (mmol/l)	2.02±0.10	2.13±0.13	2.06±0.10	1.86±0.17
HDL コレステロール (mmol/l)	0.96±0.06	0.99±0.06	0.96±0.05	0.88±0.11
動脈硬化指数	1.1±0.1	1.2±0.1	1.1±0.1	1.2±0.1
盲腸内容物分析				
有機酸総量（μmol/g content）	91.4±14.7 a	70.8±8.92 ab	58.0±11.5 b	47.7±4.60 b

*食物繊維含量は酵素重量法により分析
　異なるアルファベット間で有意差あり（$p < 0.05$）

塩の溶解がなされないため，ミネラルの吸収不良を起こす。このような状態下の検体に，腸内醗酵性の高い食物繊維を与えるとミネラルの吸収不良が改善される[11]。

図7に胃切除を施したラットにおける大豆多糖類の摂取と Ca 吸収との関係を示す。セルロース摂取群においては，胃を切除することにより Ca の吸収率が胃切除を行わない場合の 17 ％まで低下する。しかし，大豆多糖類を食物繊維として与えると，その低下が 65 ％に抑制され，胃切除による Ca の吸収率の低下が改善される。この改善により，Ca 吸収不良が原因で起こる大腿骨の強度低下も改善され，通常の 65 ％まで低下する大腿骨強度が，75 ％の低下に抑制される。これは，盲腸において大豆多糖類が腸内菌により資化され，多くの有機酸が生成すると同時に不溶性の Ca 塩の可溶化が促進され Ca の吸収率が向上したためと推測されている。

次に，閉経後を想定した卵巣摘出ラット（以下閉経モデルラット）における大豆多糖類の Ca

第16章　大豆多糖類

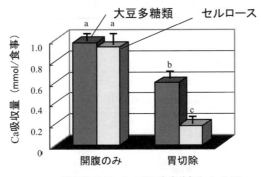

図7　胃全切除を施したラットにおける大豆多糖類の摂取とCa吸収

吸収不良の改善例を示す。ヒトもラットも閉経によりエストロゲンの分泌が低下し，Caの吸収低下やその代謝バランス不良が起こり，骨密度が低下する。このエストロゲンの低下や加齢に伴うCa吸収能力低下が老人女性の骨粗しょう症の大きな原因といわれている[12]。

一方，腸内発酵性の高い食物繊維の摂取はその食物繊維としての機能と腸内醗酵により，排便の改善だけでなく，Caの吸収不良を改善し，エストロゲンの低下による骨密度低下を補う効果があると報告されている。それは，前述同様大腸における食物繊維の発酵が腸内の有機酸量を増加させ，不溶性Ca塩等の水溶化を促進させることに起因すると考えられている[13]。

図8に閉経モデルラットにおける大豆多糖類の摂取とCa吸収との関係を示す。セルロース摂

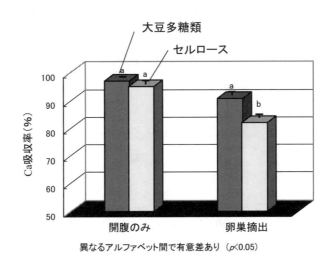

図8　卵巣摘出ラットにおける大豆多糖類の摂取とCa吸収

表5 大豆多糖類を摂取した卵巣摘出ラットの大腿骨中ミネラルの分析

	開腹のみ群		卵巣摘出群	
	セルロース	大豆多糖類群	セルロース	大豆多糖類群
Ca (m mol/大腿骨)	2.11±0.045 a	2.42±0.114 b	2.00±0.050 a	2.41±0.042 b
Mg (μ mol/大腿骨)	69.5±3.00 ab	72.4±1.89 a	65.4±1.69 b	67.1±1.11 ab
P (m mol/大腿骨)	1.47±0.063 ab	1.60±0.050 a	1.33±0.052 b	1.45±0.063 ab

異なるアルファベット間で有意差あり ($p < 0.05$)

取群の場合，卵巣摘出により，Caの吸収率が摘出しない場合の80％程度に低下するが，大豆多糖類を摂取すると，この低下が90％にとどまり，有意にCaの吸収低下を改善する。また，卵巣摘出により，セルロース摂取群では大腿骨のミネラル量が低下する傾向を示した（表5）が，大豆多糖類摂取群では摘出・非摘出に関わらず卵巣摘出を行わなかったセルロース摂取群の値を上回り，Caについては有意に向上した。

同じ水溶性の食物繊維であっても，高粘度の多糖類は大量の摂取が難しく，十分な腸内発酵も行われない。また，腸内醗酵性の低い食物繊維の場合は，腸内pHの低下がなく，ミネラルの吸収改善効果や腸内環境改善が期待できない。一方，大豆多糖類は，水溶液が低粘度でありながら，消化酵素や酸に強い特徴を持つ[6]ため高分子の状態で腸に達する。その後，腸内醗酵を受けやすいという特性により，有機酸に変換され，腸内環境の改善やミネラル吸収の改善という効果が発揮される。

大豆多糖類は従来食されてきたオカラを水溶化した食物繊維として発売したが，現在ではその物理機能の高さから，米飯，即席麺や調理麺といった主食に使い商品から飲料まで，広い範囲で使用されている。1993年に日本にて初めて上市したが，現在では世界の主要諸国で利用されるようになり，総量で年間おおよそ2000トンが消費されている。

文　　献

1) 古田均, 月刊フードケミカル, **4**, 35 (2003)
2) Ouhida, I., *J. Agric. Chem.*, **50**, 7, 1933 (2002)
3) 高橋太郎ほか, 日本栄養・食糧学会誌, **45** (3), 277 (1992)
4) 古田均ほか, FFIジャーナル, **10** (208), 781 (2003)
5) A. Nakamura *et al.*, *Biosci. Biotechnol. Biochem.*, **65** (10), 2249 (2001)
6) H. Furuta *et al.*, *Food Hydrocolloids*, **13**, 267 (1999)

第16章　大豆多糖類

7) T. Takahashi *et al.*, *Biosci. Biotechnol. Biochem.*, **63** (8), 1340 (1999)
8) H. Hara *et al.*, *Br. J. Nutr.*, **76**, 773 (1996)
9) R. Mitamura *et al.*, *J. Agric. Food Chem.*, **51**, 1085 (2003)
10) K. Shiga *et al.*, *J. Nutrition*, **18**, 637 (2002)
11) R. F. Bringhurst, *Endocrinology*, p.1017 W. B. Saunders Co. (1995)
12) J. R. Bullamore *et al.*, *Lancet*, **2**, 535 (1970)
13) H. Minao *et al.*, *Life Sci.*, **69**, 517 (2001)

第17章　低分子化アルギン酸ナトリウム

志多伯良博*

1　はじめに

　食物繊維の一種であるアルギン酸は海藻に多く含まれており，日本人は古くから，昆布，ワカメ，ひじき等の海藻をよく食べ，食経験は長い。昆布から抽出した天然のアルギン酸は分子量が大きく，粘性が極めて高く，水に溶けにくいため，これを食品素材として，飲料その他の加工食品に直接用いることは困難である。

　そこで，アルギン酸を食物繊維機能のある食品素材として広く加工食品に用いるためには，天然のアルギン酸を低分子化して粘性を低下させ，溶解性を高くする必要がある。ところが，増粘多糖類において，分子量を小さくし，粘性を低下させる程，食物繊維の生理機能活性は低下するという報告がある[1,2]。このため，高分子の食物繊維を機能性食品素材に加工する場合，分子量をどの程度に抑えるかが重要なポイントになる。

　また，㈱カイゲンは，1985年より潰瘍治療剤販売しているアルロイドG（MW 25万のアルギン酸ナトリウムの製剤）の使用医師より，本製品がコレステロール改善効果及び便通改善効果があることが指摘された。

　これらの問題点を考慮して，㈱カイゲンは，アルギン酸分解物である低分子化アルギン酸ナトリウム（ソルギン）を開発し，1996年2月より販売を開始した。低分子化アルギン酸ナトリウム（ソルギン）は，アルギン酸を加熱加水分解して，平均分子量50,000±10,000に小さくして，溶解性を高めたものである[3]。

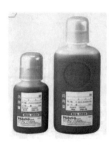

写真1　アルロイドG

＊　Yoshihiro Shitahaku　㈱カイゲン　食品事業部　次長

第17章　低分子化アルギン酸ナトリウム

2　昆布中の機能性成分，低分子化アルギン酸ナトリウム

低分子化アルギン酸ナトリウムは，昆布（*Laminaria* 属の海藻）等に由来し，D-マンヌロン酸（M）とL-グルロン酸（G）からなる多糖類で平均分子量 50,000±10,000 の食用に供される食品素材を言う。

3　低分子化アルギン酸ナトリウムの化学構造及び特性

(1)　化学構造

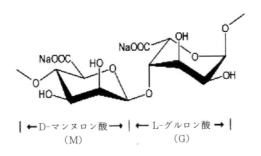

図1　低分子化アルギン酸ナトリウムの化学構造

(2)　特性

（a）粘度：ソルギン（共成製薬㈱製，低分子化アルギン酸ナトリウム；平均分子量 50,000±10,000）の粘度は濃度（3 wt%）で 5 cp（25℃）であるが，市販のアルギン酸ナトリウム（平均分子量約 130 万）の粘度は，同条件で 2,300 cp であった。

（b）溶解性：20 w/v%-50 w/v% の各種濃度のソルギン水溶液に対して，50 w/v% まで均一な水溶液が調製できた。また，その流動性は，20 w/v% では液はさらさらしており，連続的に流れ出る。しかし，30 w/v% では連続して流れ出るが，液は塊状を呈する。

（c）耐熱性：4% ソルギン溶液を種々の温度で 30 分間加熱し，加熱後のソルギンの含量を測定したところ図2の通りであった。

表1　粘度比較

濃度（wt%）	1	2	3	5
ソルギン	1.5	3	5	10
市販アルギン酸 Na	110	560	2,300	26,500

粘度：cp（25℃）

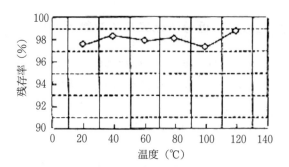

図2　ソルギンの熱安定性

(d) 耐酸性：4％ソルギン溶液に0.01-0.1 N-HClを適量加えてpH 2-12とし，37℃で3日間放置し，ろ過した後ろ液についてソルギンを定量すると図3の通りとなりpH 3.5以下では，ゲルを生ずる。

(e) 耐塩性：4％ソルギン溶液に食塩の2-10％溶液とし，室温で3日間放置した後，ソルギンの含量を測定したところ図4の通り，食塩の影響は認められなかった。

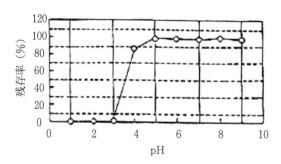

図3　ソルギンの耐酸性

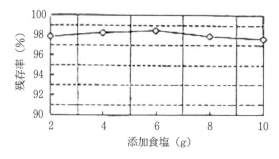

図4　ソルギンの耐塩性

4 ソルギンの製造工程

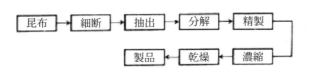

図5　ソルギンの製造工程

5 ソルギンの製品規格

① 外観・性状　　白－帯黄白色の粉末で，ほとんど無味無臭である。
② 確認試験
　(a) 塩化カルシウム溶液を加えると，直ちにゼリー状の沈殿を生じる。
　(b) 硫酸1mlを加えると，直ちにゼリー状の沈殿を生じる。
　(c) 硫酸アンモニウム飽和溶液1mlを加えるとき沈殿を生じない。
③ 低分子化アルギン酸ナトリウム含量 90.0%以上
④ 乾燥減量　　15%以下（105℃，4時間）
⑤ 強熱残分　　33.0-37.0%（乾燥物換算）
⑥ pH　　（1%）6.0-8.0
⑦ ヒ素　　2 ppM以下
⑧ 重金属　　20 ppM以下
⑨ 一般生菌数　　3×10^3個/g以下
⑩ 大腸菌群　　陰性

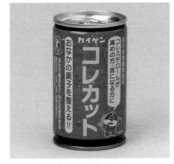

写真2-1　コレカット

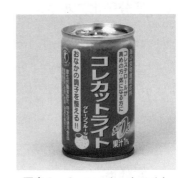

写真2-2　コレカットライト

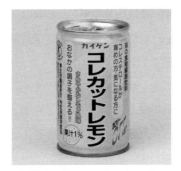

写真2-3　コレカットレモン

6 用途

「コレカット」という商品名で，特定保健用食品のドリンク等をはじめとする種々の食品に，低分子化アルギン酸ナトリウム4gを添加し，店頭販売（健康食品専門

7 安全性試験

(1) 急性毒性試験
4週齢SD雌雄ラットを用いて，新薬開発研究所にて実施した。
雌雄とも，最小致死量5 g/kg以上。

(2) 亜急性毒性試験
亜急性毒性試験（4週齢SD雌雄ラットを用いて，28日間連続強制経口投与する）を新薬開発研究所にて行った結果，0.25-1.0 g/kgの28日間連続投与しても，毒性は発現しない事が確認された。

(3) 食経験
岩田ら[4]は，昆布巻等を醤油及び食用酢で煮て調理し，その際にはソルギンの分子量に相当するアルギン酸ナトリウムが生成することから，食経験のある成分と確認した。

8 低分子化アルギン酸ナトリウムに含まれているナトリウムの影響

辻ら[5]は，アルギン酸ナトリウムは，胃内では塩酸の存在下，pHは2以下となり，アルギン酸とナトリウムに解離される。小腸内では多量のナトリウムの存在下にあるので，アルギン酸はナトリウムと再結合して，アルギン酸ナトリウムになり，体外に排出され，血圧上昇はないと考察している。

9 有効性

(1) 便通改善作用

(a) 健常女性に対する臨床試験
奥ら[6]は，女子学生43人を対象に，排便及び便性状（形，量，色，臭い）に及ぼす低分子化アルギン酸-Na含有飲料（1缶150 ml，低分子化アルギン酸-Na 4 g）摂取の影響をプラセボ飲料摂取と比較した。その結果，アルギン酸Na含有飲料1缶以上の摂取によって排便及び便性状（形，量，色，臭い）の改善効果が得られた。プラセボ飲料摂取では，このような改善効果はみられなかった。

第17章 低分子化アルギン酸ナトリウム

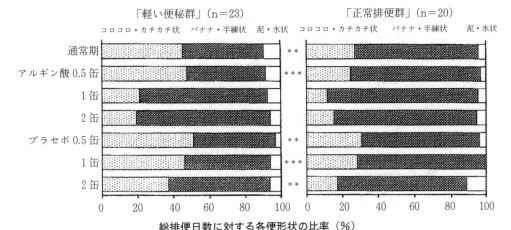

図6 健常女性に対する便通改善・臨床試験

(b) ヒト糞便フローラ及び腸内環境試験

久田ら[7]は健康な成人男子6名を対象に，平均分子量5万の低分子化アルギン酸ナトリウムを1日4g，14日間連続投与したときの糞便フローラ，pH，糞便中の揮発性塩基窒素及び短鎖脂肪酸に及ぼす影響を調べた。

その結果，*Bifidobacterium*，*Lactobacillus* は増加したが，*Bacteroides* 及び *Clostridium Perfiringens* は減少した。また，*Eubacterium* は変化がなかった。pHは低下傾向が見られ，糞便揮発性塩基窒素は減少し，短鎖脂肪酸は変化がなかった。

(2) 血中コレステロール改善作用

(a) 健常男性に対する臨床試験（コレステロール負荷試験による）

浅岡ら[8]は，男性会社員16名を対象に3週間，コレステロール負荷食を摂取させ，毎朝食後，平均分子量5万の低分子化アルギン酸ナトリウムを1日4g入り試験飲料と低分子化アルギン酸ナトリウムを含有しない飲料を3週間飲用させた。

その結果，試験群の血清総コレステロール値の平均は1週間で低下したが，2週間目，3週間目で，ほぼ同レベルであった。一方，対照群では，1週間目，2週間目，3週間目と徐々に増加した。両群において，3週間目での試験群の血清総コレステロール値は，対照群と比較して血清総コレステロール値の上昇抑制効果があった。

ルミナコイドの保健機能と応用－食物繊維を超えて－

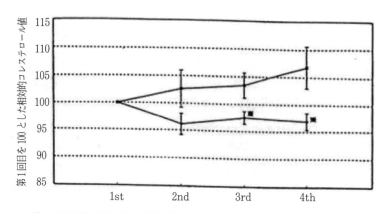

第1回測定平均値±標準偏差に対する血清総コレステロール値
180～250 mg/dl の対象者の推移
●：試験群（8名）
■：対照群（8名）
※：$p<0.05$ で試験群に有意差がある。

図7　コレステロール負荷試験による臨床試験

(b)　健常男性に対する臨床試験（血清総コレステロール値の高いグループに対する比較試験）

浅岡ら[9]は，男性会社員42名（25-56歳）を対象に，血清総コレステロール値の比較的高い人（220-250 mg/dl 以下）の群と，正常に近い人（180-220 mg/dl 未満）の群に分けて，6週間，当社開発商品である平均分子量5万の低分子化アルギン酸ナトリウム4g配合した飲料「コレカッ

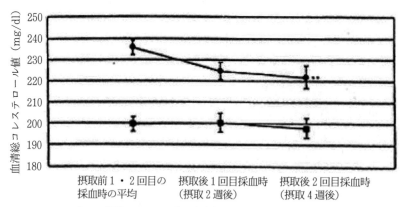

コレカット摂取による2群の血清総コレステロール値（mg/dl）の推移
220 mg/dl 以上
220 mg/dl 未満
t 検定＊　　$p<0.05$
　　＊＊$p<0.01$

図8　コレステロール値の高いグループと正常に近いグループに対する臨床試験

第17章 低分子化アルギン酸ナトリウム

ト」（150 g スチール缶入り清涼飲料水）を毎日摂取する事により，臨床試験を行った。

その結果，血清総コレステロール値は，正常に近い人の群において，「コレカット」摂取前後で有意な差はなかった。しかし，比較的高い人の群において，「コレカット」摂取後の2週間および4週間で血清総コレステロール値は有意に低下した。

(3) 血糖値上昇抑制作用

(a) 健常女性に対する血糖上昇並びにインスリン分泌抑制効果

奥ら[10]は，女子学生8名を対象に，低分子化アルギン酸 2.5 g，5 g または 10 g をブドウ糖 50 g と一緒に摂取させ，血糖上昇抑制並びにインスリン分泌抑制に対する影響を観察した。

その結果，ブドウ糖 50 g と低分子化アルギン酸 5 g を摂取した場合，血糖値は 30 分後にピークに達し，対照群よりも有意に低かった。90 分後には対照群と同様に空腹時レベルまで低下した。

また，ブドウ糖 50 g と低分子化アルギン酸 10 g を同時に摂取した場合，30 分後の最大血糖値は 103 mg/dl を示し，低分子化アルギン酸の血糖上昇抑制効果は，低分子化アルギン酸 5 g 摂取よりも強かった。

摂取 30 分後のインスリン濃度の最大値は，低分子化アルギン酸摂取量が 5 g，10 g と多くなるに伴って低くなる傾向を示したが，対象群に比べて有意に低かったのは低分子化アルギン酸 10 g 摂取であった。

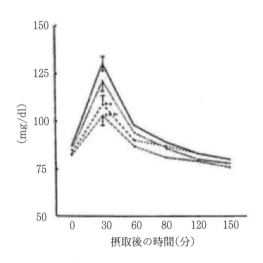

図9 ブドウ糖摂取による血糖上昇に及ぼす低分子化アルギン酸の影響
＊＊，＊＊＊；ブドウ糖 50 g 群に対して p<0.01，p<0.001 でそれぞれ有意差のあることを示す。
―― ブドウ糖 50 g，――― ＋アルギン酸 2.5 g，……… ＋アルギン酸 5 g，―・―・― ＋アルギン酸 10 g

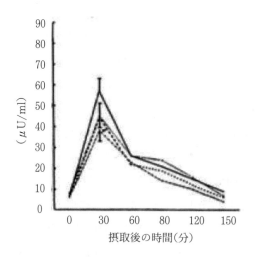

図10　ブドウ糖摂取による血清インスリン変化に及ぼす低分子化アルギン酸の影響
　　＊；ブドウ糖50g摂取群に対してp＜0.05で有意差のあることを示す。
　　──ブドウ糖50g，──＋アルギン酸2.5g，……＋アルギン酸5g，──＋アルギン酸10g

（4）　医療機関でのソルギンの有効性に対する発表

表2　医療機関での有効性の評価

効果	研究者（敬称略）	商品	対象者	発表誌
1. 便通改善効果	慶応義塾大学（医）中澤　敦	コレカットドリンク	便秘の程度が強い医療従事者17名（女性15名・男性2名）	臨床栄養 95,857 (1999)
	北里大学健康管理センター　松田唯史	コレカットドリンク	胃部X線検査受診者	総合検診第30回記念大会（2002）発表
	㈶明治生命厚生事業団　新宿検診センター	コレカットドリンク	胃部X線検査受診者117名	総合検診第30回記念大会（2002）発表
	国立佐倉病院外科　蜂巣　忠	コレカットドリンク	慢性腎不全患者10名	新薬と臨床 47,73 (1998)
	東海大学病院　高橋　ゆかり	コレカットドリンク　ソルギン顆粒	便秘妊婦12名	第39回日本母性衛生学会（1998）発表
2. コレステロール改善効果	聖マリアンナ医大　宮下　実	ソルギン顆粒	外来通院患者20名（男性7名・女性13名）	第22回日本臨床栄養学会（2000）発表

10　特許

① 特許

㈱カイゲンは，低分子化アルギン酸含有食品において，下記の内容で，日本をはじめアメリカ

第17章　低分子化アルギン酸ナトリウム

及びヨーロッパ（イギリス，フランス，ドイツ）で特許取得している。
   1）日　　　本　　PAT. No. 2643669
   2）アメリカ　　　PAT. No. 5283076 & 5324526
   3）ヨーロッパ　　PAT. No. 0493265 B 1
  ②　内容
  1）糖尿病予防
  2）肥満防止
  3）健康飲料

文　　献

1) Kiriyama, S., Morisaki, H. and Yoshida A., *Agric. Biol. Chem.*, **34**, 641-643 (1972)
2) Kiriyama, S. Enishi, A and Yoshida, A., *Nutr. Rep. int.*, **6**, 231-236 (1972)
3) 志多伯良博, 藻類, *Jpn. J. Phycol.* (*Sorui*), **51**, 31-36, Mar. 10 (2003)
4) 岩田一幸, 西澤信, 山岸喬, 辻啓介, 日本家政学会誌, **48**(9), 803-807 (1997)
5) 奥恒行, 中村禎子, 岡崎光子, 栄養学雑誌, **56**(2), 89-99 (1998)
6) 辻啓介, 辻悦子, 中川靖枝, 鈴木慎次郎, 日本家政学会誌, **39**(3), 187-195 (1988)
7) 久田孝, 小山田晃, 藤井建夫, 日本水産学会誌, **60**(1), 85-90 (1994)
8) 浅岡力, 岩塚英文, 箕輪久子, 栄養－評価と治療, **13**(4), 454-459 (1996)
9) 浅岡力, 岩塚英文, 箕輪久子, 栄養－評価と治療, **13**(4), 460-464 (1996)
10) 奥恒行, 中村禎子, 岡崎光子, 日本食物繊維研究会誌, **1**(1), 13-18 (1997)

第18章 難消化性デキストリン

岸本由香[*1],大隈一裕[*2]

1 はじめに

　一般に,デキストリンとは消化吸収性に優れ,エネルギー源になる物質として経腸栄養剤等の炭水化物源に古くから利用されている。しかし一方で,澱粉を粉末の状態で加熱分解して調製した焙焼デキストリンの構成成分中には,$α$-アミラーゼやグルコアミラーゼなどの消化酵素に対して抵抗性を示し,分解されない成分が存在することが1950年代に見出されている。焙焼デキストリンは,食品や医薬品の賦形剤あるいは希釈剤などに広く利用されてきたが,ヒトにおける消化性に着目して利用を試みた事例はこれまでに見受けられなかった。我々は,焙焼デキストリン製造時の焙焼条件の検討および難消化性成分を取り出す研究を開始し,1988年に水溶性食物繊維として難消化性デキストリンを確立させた。

2 難消化性デキストリンの製造方法および基本物性

　難消化性デキストリンは,澱粉に微量の酸を添加して高温で加熱分解し,$α$-アミラーゼおよびグルコアミラーゼで加水分解した後に,活性炭による脱色,イオン交換樹脂による脱塩などの精製を行い,クロマト分画により食物繊維部を分取して得られた物質である[1]。酵素-HPLC法で分析した結果,食物繊維を85～95％含有することが確認されている。難消化性デキストリンの推定構造式を図1に示す。難消化性デキストリンは平均分子量約2000のグルカンであり,原料澱粉と比較して枝分かれの発達した構造を有することがメチル化分析によって明らかにされている。枝分かれ構造の形成は,澱粉の熱分解過程においてブドウ糖の還元末端基が分子内脱水され,あるいは解離したグルコース残基がランダムに他の水酸基に転移した結果であると推定されており,難消化性デキストリンには澱粉が本来有する1→4および1→6グルコシド結合に加え,1→2ならびに1→3結合などが見出されている。

[*1] Yuka Kishimoto　松谷化学工業㈱　研究所　第一部　1グループ　主任研究員
[*2] Kazuhiro Okuma　松谷化学工業㈱　研究所　取締役・副所長

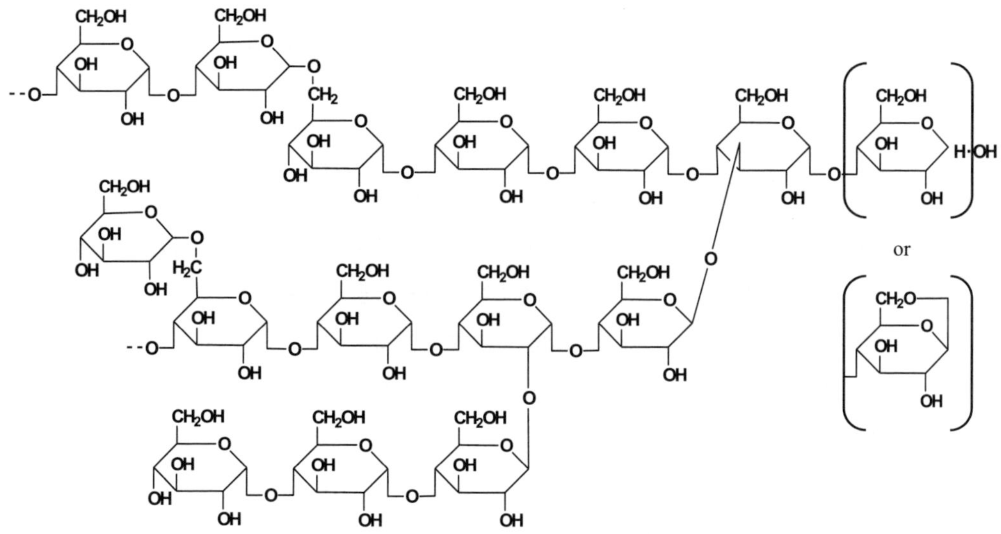

第18章　難消化性デキストリン

図1　難消化性デキストリンの推定構造式

　同じ澱粉の加水分解物であるデキストリンと同様に，水に溶け易く，異臭味がなく，僅かに甘味（砂糖の1/10）を有する。浸透圧や氷点降下度などの溶液特性も同じDEのデキストリンとほぼ同じ値を示す。その他，前述したように，難消化性デキストリンは分岐構造が発達しているため，デキストリンと比較して冷蔵や冷凍にも耐え，長時間，水溶液で保存しても濁りや沈殿が生じないという特性をもつ。

　なお，難消化性デキストリンのエネルギー値は，食物繊維部が1 kcal/gである。

3　難消化性デキストリンの生理機能

　難消化性デキストリンが水溶性食物繊維として，様々な生理機能を有する事を，多数の研究者が動物実験あるいはヒト試験で明らかにしている。以下，それらの生理機能について記す。

3.1　メタボリックシンドロームの改善

　メタボリックシンドロームは脂質代謝異常，高血圧，糖代謝異常が内臓脂肪の過剰蓄積に起因するという考えに基づいており，内臓脂肪の蓄積に加え，高脂血症（高中性脂肪血症，あるいは低HDLコレステロール血症），空腹時高血糖，高血圧のいずれか2項目以上が該当した状態である。つまり，内臓脂肪の低減が最も重要であるが，内臓脂肪が蓄積していても，その他の項目が正常であれば，動脈硬化を発症するリスクを低減することができる。難消化性デキストリンは

内臓脂肪を低下させることがヒト試験において確認されており，さらに血糖低下作用，血清脂質低下効果も有することから，メタボリックシンドロームに対して有効であると考えられる。以下，それらについて検討した試験の結果を紹介する。

① 内臓脂肪低減作用

BMI 23 以上の軽度肥満者 38 名を対象に，難消化性デキストリン（食物繊維として）9 g を含有する茶飲料あるいはプラセボ飲料を 12 週間，毎食時摂取させた二重盲検並行群間試験において，試験群の内臓脂肪面積値は，試験開始前およびプラセボ群と比較して，いずれも有意に低下する事が報告されている[2]。特に，試験開始前の内臓脂肪面積値が高い被験者ほど低下効果が顕著であり，最も効果が認められた 64 歳男性のデータによると，内臓脂肪面積値は 44 % 低下し，ウエスト周囲計は 105 cm から 95 cm まで減少した（図 2）。同時に，インスリン抵抗性の指標である HOMA-R が低下し，HOMA-R 低下率と内臓脂肪面積値の低下率と負の相関が認められたことから，難消化性デキストリンはインスリン抵抗性を是正することによって脂肪の蓄積（肥満）を改善することが示唆されている。

② 血糖低下作用

難消化性デキストリンの食後血糖値の上昇に及ぼす影響について検討された結果を図 3 に示す[3]。難消化性デキストリン 5 g を含有する茶飲料を，食事（うどんとご飯）と共に摂取した時の血糖値の推移を示しており，A のグラフは被験者全員の平均値である。プラセボ飲料摂取時と比較して，難消化性デキストリン含有茶飲料を摂取した時は，食後 30 および 60 分値が有意な低値を示し，食後血糖の上昇抑制作用が確認された。さらに「食後血糖の上がりやすい群」（グラフ B）と「食後血糖の上がりにくい群」（グラフ C）に分けて層別解析を行なった結果，食後血

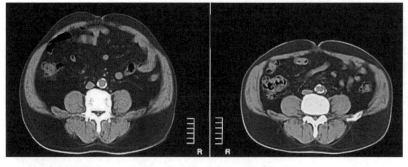

図2　難消化性デキストリン摂取により内臓脂肪が顕著に改善した例（64 歳，男性）

第18章　難消化性デキストリン

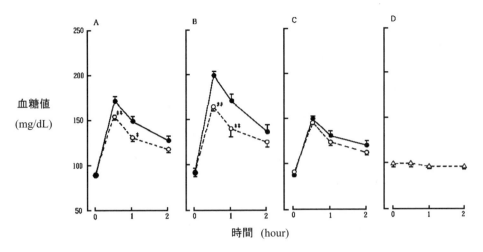

図3　試験食負荷後の血糖値に及ぼす難消化性デキストリン含有茶飲料の影響
　　●：コントロール，○：難消化性デキストリン含有飲料負荷
　　平均値±標準誤差
　　*$p<0.05$　**$p<0.01$ (paired t-test)

糖の上がりやすい群ではより顕著に血糖値の上昇が抑制され，食後血糖の上がりにくい群では血糖値は低下せず，有意な差は認められなかった。また，難消化性デキストリン含有茶飲料を空腹時に単独で摂取した際の血糖値の変化を観察したところ，摂取後の血糖値はほとんど変化を示さず，低血糖を誘発しないことが確認された（グラフ D）。以上の結果から，難消化性デキストリンは単独で摂取した際には血糖値に影響を及ぼさず，あくまでも同時に摂取した食事中の炭水化物の吸収を緩やかにし，食後血糖上昇を抑制することが明らかとなった。難消化性デキストリンの食後血糖上昇抑制作用は，本試験に用いられた食事のメニュー以外にも，カレーライス，親子丼，菓子パン，おにぎりなど，さまざまなメニューでも検証されており，多数の論文が報告されているが，それらの論文37報を用いてメタアナリシスの解析を行った結果が最近発表されている[4]。その論文によると，難消化性デキストリンは3～10gを食事と共に摂取することによって用量依存的に食後の血糖上昇を有意に抑制することが明らかにされている。

　一般に，水溶性食物繊維の食後血糖上昇抑制効果は，消化管内でゲルを形成することによる胃内滞留時間の延長や，栄養素の拡散阻害などによるものと言われている。難消化性デキストリンはゲルを形成せず，糖負荷試験において二糖類～多糖類に対して選択的に作用を示すことから，従来の作用機序とは異なる可能性が示唆された。田代らは *in vitro* において，難消化性デキストリンが二糖類分解酵素であるマルターゼおよびスクラーゼに対し，拮抗的に阻害する事を報告している[5]。また，一方では難消化性デキストリンは消化されて生じたグルコースの吸収を遅延させるという報告もある[6]。さらに，ラットに難消化性デキストリンを反復摂取させ，小腸各部位

のスクラーゼ，マルターゼ，イソマルターゼの活性を比較したところ，難消化性デキストリン摂取群では回腸のマルターゼおよびイソマルターゼの活性が増大し，空腸と回腸の二糖類分解酵素の活性の差が小さくなることが報告されている[7]。この結果から，難消化性デキストリンは食事と共に摂取した糖質の消化・吸収速度を遅延させ，その主要な消化・吸収部位を回腸まで含めた広い領域に移行させることによって食後の血糖上昇を抑制すると考えられている。

さらに，反復摂取時の有効性については，インスリン非依存型糖尿病患者5名を対象に難消化性デキストリン10gを3ヵ月間，毎食時（30g/日）摂取させた試験において検討されており，耐糖能の改善およびHbA1cの低下が認められている[8]。また，空腹時血糖値が糖尿病境界域周辺である成人男性10名を対象に，難消化性デキストリン10gを3ヵ月間，毎食時（30g/日）摂取させた結果，空腹時血糖の平均値は113.7 mg/dLから105.5 mg/dLに有意に低下し，同時にフルクトサミンも低下するなど糖代謝の改善が報告されている[9]。

③ 中性脂肪低下作用

難消化性デキストリンを食事と共に摂取すると，食後中性脂肪の上昇が緩やかになることが新たに見出されている。脂肪を含む食事（ハンバーガーとフライドポテト）と共に難消化性デキストリン配合飲料あるいはプラセボ飲料を摂取させる食事負荷試験の結果を図4に示す。プラセボ飲料摂取群の食後中性脂肪値は試験食を食べた後に大きく上昇し，4時間後に最も高い値になったが，難消化性デキストリン配合飲料摂取群では食後中性脂肪値の上昇が有意に抑制され，曲線

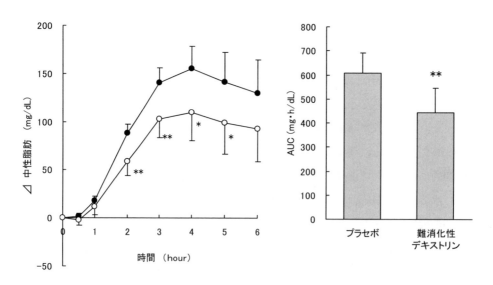

図4　難消化性デキストリンの食後中性脂肪の上昇に及ぼす影響
　　●：プラセボ飲料，○：難消化性デキストリン配合飲料
　　平均値±標準誤差
　　$*p<0.05$　$**p<0.01$ (paired t-test)

第18章 難消化性デキストリン

下面積値も有意に低い値であった[10]。

次に，二重盲検並行群間試験における，難消化性デキストリン反復摂取時の中性脂肪値の経時変化を図5に示す。血清中性脂肪値が軽度高値である男性18名を2群に分け，難消化性デキストリン5gを含む茶飲料あるいは難消化性デキストリンを含まないプラセボ飲料をそれぞれ4週間，1日3回反復摂取させている。その結果，プラセボ群の中性脂肪値は試験期間中変動しなかったが，難消化性デキストリン摂取群の中性脂肪値は摂取前と比較して有意に低下し，プラセボ群と比較しても有意な差が認められた。摂取期間終了後，難消化性デキストリン摂取群の中性脂肪値が開始前の値のレベルにもどった事からも，本試験における中性脂肪値の低下は，明らかに難消化性デキストリンによる効果であることが確認された[11]。

④ コレステロール低下作用

高脂血症である成人12名を対象に，難消化性デキストリン10gを3ヵ月間，毎食時摂取させた際の血清脂質の変化を表1に示す。開始前の総コレステロール，中性脂肪は正常範囲を超える

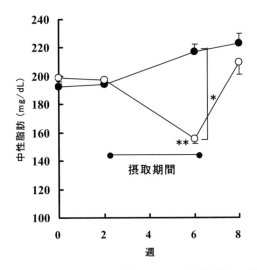

図5　難消化性デキストリン反復摂取による中性脂肪値の経時変化
●：プラセボ群，○：難消化性デキストリン摂取群
$*p<0.05$ (t-test), $**p<0.01$ (paired t-test)

表1　難消化性デキストリン反復投与による糖代謝および脂質代謝の変化

	基準値	開始前	4週間後	12週間後
血糖値 (mg/dL)	70〜109	147±17	107±7	103±7*
総コレステロール (mg/dL)	120〜220	265±10	209±22*	209±9**
中性脂肪 (mg/dL)	50〜149	243±34	134±24*	176±42

$N=5$, 平均値±標準偏差, $*p<0.05$ $**p<0.01$ (Student t-test)

異常値であったが，難消化性デキストリン摂取開始以降はいずれの項目も改善が認められた[12]。特に総コレステロール値においては，善玉コレステロールであるHDL-コレステロールは低下せずに13％の低下が認められた。

3.2 整腸作用

健常成人男性8名を対象に，1日あたり20gの難消化性デキストリンを5日間摂取させ，その期間中の糞便重量，糞便の水分含有率および排便回数を測定した結果を表2に示す。プラセボ摂取期間と比較して，糞便の湿重量，乾燥重量および排便回数が有意に増加したが，糞便の水分含有率は増加しなかった[13]。これは，難消化性デキストリンが下痢を誘発することなく，糞便量および排便回数を増加させ，整腸作用を発揮したことを示す。難消化性デキストリン3〜8gを含有する飲料，ゼリーなど様々な食品を用い，整腸作用について多数のヒト試験が実施されているが，いずれの試験においても排便量および排便回数の増加が報告されている。

一方，下痢に対する効果に関しては，下痢の人を対象に難消化性デキストリン30gを3ヵ月間摂取させた試験で検討した試験において，水状便および泥状便の発生頻度が有意に低下し，明らかな下痢の改善が認められ，被験者のQOLが向上したことが確認されている[14]。

難消化性デキストリンは*Bifidobacterium*および*Bacteroides*に資化されやすく，反復摂取すると*Bifidobacterium*の占める割合が増加し，腸内菌叢が改善されることが確認されている。よって，これらの難消化性デキストリンの整腸作用は，腸内細菌叢の改善と難消化性デキストリンの一部が糞便に排泄される事による便量の増加との相乗効果によるものと考えられた。

3.3 ミネラル吸収促進作用

オリゴ糖など，腸内細菌による資化を受けやすい難消化性糖質はミネラル吸収促進作用を有することが報告されている。難消化性デキストリンのミネラル吸収に及ぼす影響について，ラット

表2 難消化性デキストリンの排便量および排便回数に及ぼす影響

	便重量[*1]		水分含有率	排便回数
	糞便湿重量 (g)	糞便乾燥重量 (g)	(％)	(回)
コントロール ($n=8$)	571.5±58.7	137.9±5.6	76.2±1.7	4.76±0.36
難消化性デキストリン ($n=8$) 20g/day	778.2±93.2*	180.5±12.9*	76.8±1.8	5.92±0.40*

[*1]: 月曜日に採取したカルミンが排泄された時から，同一金曜日に採取したカルミンが排泄されるまでの便をすべて採取し，測定した。
*$p<0.05$. $N=8$，平均値±標準誤差
難消化性デキストリンの摂取期間：5日間

第18章　難消化性デキストリン

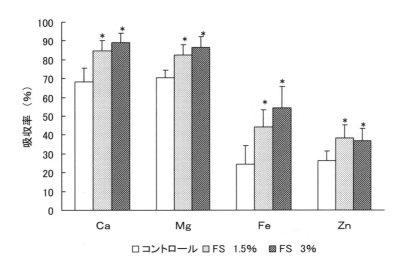

図6　難消化性デキストリンのミネラル吸収率に及ぼす影響

を用いた出納試験で検討が行われた。その結果，難消化性デキストリンを添加した飼料を摂取した群においては，カルシウム，マグネシウム，鉄，亜鉛の吸収率が有意に上昇し，ミネラルの吸収促進効果が認められた（図6）。さらに，難消化性デキストリン添加群では肝臓の鉄含有量および大腿骨重量が有意に増加した。盲腸内容物中の短鎖脂肪酸の増加およびpHの低下が観察されたことや，盲腸を切除したラットで同様の検討を行うと，ある種のミネラルは吸収促進が認められなかったことから，難消化性デキストリンのミネラル吸収促進作用は，盲腸内発酵による効果であると考えられている[15]。

ヒトを対象とした検討では，貧血の項目の検査値が正常低値である女子大学生を対象に，難消化性デキストリン15 g/日を4週間摂取させた結果，赤血球数，ヘモグロビン，ヘマトクリット値が有意に上昇し，改善が認められている。

4　安全性

難消化性デキストリンは前述したようにグルコースを構成糖とするデキストリンの一種であり，長い食経験を有する事からも安全であることが容易に推察される。アメリカのFDAより，1990年にGRAS（Generally Recognized As Safe）の認定を受けており，摂取量に上限はない。また，変異原性は陰性，急性毒性試験の結果，死亡例はなくLD_{50}値は20 g/kg以上であることが報告されている[16]。難消化性糖質は大量に摂取した際に一過性の下痢を誘発することが知られているが，難消化性デキストリンの下痢発症の最大無作用量は体重あたり男性で0.8 g/kg，女性

では1.0g/kg以上であると推定されており、他の糖アルコールやオリゴ糖と比較して高い値である。これは、難消化性デキストリンが糖アルコールやオリゴ糖よりも高分子であり浸透圧が低いために、下痢を誘発しにくいと考えられている。

継続して過剰量を摂取した際の安全性についても多数の論文で報告されており、1日あたり難消化性デキストリン45gを4週間摂取させた試験において、臨床上問題となる所見は無いと報告されている[17]。

5　食品への利用

5.1　生理機能を利用した食品開発

① 特定保健用食品

難消化性デキストリンを関与成分とし、整腸作用を表示した特定保健用食品は、1997年に初めて蓄肉製品で許可を取得した後、年々増え、現在では113品目となっている（平成21年4月6日現在）。このような多数の許可実績をもとに、規格基準型特定保健用食品に利用可能な関与成分として規格が設定されており、既に16品目の食品が許可を取得している。添加量の目安は1日あたり3～8gであり、容易に添加が可能である。

難消化性デキストリンの食後血糖値上昇抑制作用を利用し、「血糖値が気になる方に適した特定保健用食品」として許可を取得している特定保健用食品も多く、117品目の食品が許可を取得している（平成21年4月6日現在）。難消化性デキストリンは食後に上昇する血糖値を抑制するため、食事と共に摂取可能な食品にする必要があり、茶飲料、米飯、みそ汁などの食品形態で実績がある。添加量の目安は5～10gである。

血清脂質低下作用については、1998年に㈶日本健康・栄養食品協会より、素材としての認定を受け総合評価書が発行されているが、実際に特定保健用食品として許可を取得した食品は、現在のところはまだない。現在、市場では脂肪あるいは体脂肪というキーワードが注目を集めているため、今後、血清脂質や体脂肪の低下を表示する特定保健用食品が期待される。

6　おわりに

難消化性デキストリンは様々な用途で、あらゆる食品に利用可能な食品素材である。第6の栄養素である食物繊維としてはもちろんであるが、機能性を利用した特定保健用食品などの健康食品、マスキング効果など基本物性を生かした食品など、その利用範囲は限りなく広い。今後、さらに新たな分野においても利用されることを期待している。

第18章　難消化性デキストリン

文　　献

1) 大隈一裕ほか, 澱粉の熱変性と酵素作用, **37**, 107（1990）
2) 山本卓資ほか, 肥満研究, **13**, 34（2007）
3) 徳永勝人ほか, 糖尿病, **42**, 61（1999）
4) G Livesy *et al, Am J Clin Nutr*, **89**, 114（2009）
5) 田代操ほか, 日本栄養・食糧学会誌, **52**, 21（1999）
6) 若林茂, 日本内分泌学会, **68**, 623（1992）
7) 加冶屋裕也ほか, 第58回日本栄養・食糧学会大会講演要旨集, 273（2004）
8) 藤原啓子ほか, 栄養学雑誌, **53**, 361（1995）
9) 水島昇ほか, 健康・栄養食品研究, **3**, 3, 75（2000）
10) Kishimoto Y *et al, Eur J Nutr*, **46**, 133（2007）
11) 梶本修身ほか, 健康・栄養食品研究, **3**, 3, 47（2000）
12) 岸本由香ほか, 日本食物繊維研究会誌, **4**, 59（2000）
13) 里内美津子ほか, 栄養学雑誌, **51**, 31（1993）
14) 山本卓資ほか, 第28回日本臨床栄養学会総会講演要旨集, 225（2006）
15) 中川智絵ほか, 第11回日本食物繊維学会学術集会講演要旨集, 42（2006）
16) 若林茂ほか, 食衛誌, **33**, 557（1992）
17) 齋木朗ほか, 薬理と治療, **36**, 613（2008）

第19章　乳果オリゴ糖

向井和久*

1　はじめに

　健康機能を食品に表示できる特定保健用食品制度が1991年に始まり，消費者の健康志向の高まりとともに，特定保健用食品の許可件数は年々増加している。特定保健用食品の関与成分のうち，「おなかの調子を整える」旨の食品に多く利用されているオリゴ糖は，乳酸菌類や食物繊維とともに，特定保健用食品を牽引してきたといっても過言ではない。本章でとりあげる乳果オリゴ糖は，「おなかの調子を整える」旨の特定保健用食品において，オリゴ糖の中で最も多く採用されている（2009年4月9日現在）。さらに，特定保健用食品としての許可実績が十分であるなど科学的根拠および安全性データが蓄積されているため，2001年に創設された規格基準型の特定保健用食品の関与成分として成分規格が設定されている。2007年には，「おなかの調子を良好に保つとともにカルシウムの吸収を促進する」というダブルヘルスクレームの特定保健用食品としても許可を受けている。本章では，乳果オリゴ糖の保健機能のうち，従来から知られている整腸作用に加えて，新しく見いだされた免疫調節作用と脂肪低減作用について紹介する。

2　乳果オリゴ糖とは

　乳果オリゴ糖は，4^G-β-D-ガラクトシルスクロース（別名：ラクトスクロース）を主成分とするオリゴ糖である。ラクトスクロースは，ガラクトース，グルコース，フラクトースからなる三糖で，ラクトースとスクロースの構造をあわせもつことが特徴的である（図1）。ラクトスクロースはスクロースに近い味質を有しており，甘味度はスクロースの約30％である。食品中では，牛乳にスクロースを添加して乳酸菌で発酵させたヨーグルト中に存在する[1]。工業的には，牛乳などに含まれるラクトースとサトウキビなどに含まれるスクロースとを原料として，微生物由来のβ-フラクトフラノシダーゼ（EC 3.2.1.26，別名：フルクトシルトランスフェラーゼ）の糖転移反応を利用して製造される[2,3]。乳果オリゴ糖の製造販売は1990年に始まり，現在は，主

---

*　Kazuhisa Mukai　㈱林原生物化学研究所　開発センター　食品開発室　アシスタントディレクター

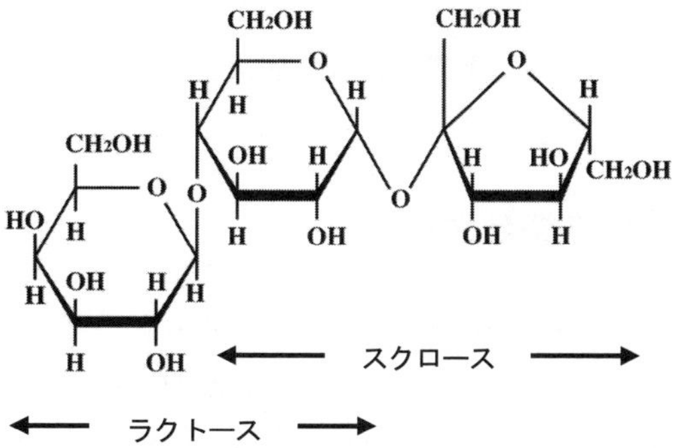

第19章　乳果オリゴ糖

図1　ラクトスクロースの構造

成分のラクトスクロース純度が42～47％, 55～60％および68～73％の液状製品と, 55～60％, 68～73％および88～93％の粉末状製品が市販されている。ラクトスクロースの安全性に関しては, 単回投与毒性試験, 90日反復投与毒性試験, AMES試験などが実施されており, いずれの試験においても問題となる所見は認められていない。

　ラクトスクロースを経口摂取した場合, 唾液および膵液のアミラーゼでは分解されず, 胃酸および小腸粘膜酵素で数％が分解されるのみで（表1）, 血糖値およびインスリン値はほとんど上昇しない[4]。摂取したラクトスクロースの大部分は大腸に到達し, ビフィズス菌などの腸内細菌によって選択的に資化され, 酢酸, プロピオン酸, 酪酸などの短鎖脂肪酸が生成する。平成11年4月26日衛新第13号・厚生省生活衛生局食品保健課新開発食品保健対策室長通知によると, ラクトスクロースのエネルギーは2 kcal/gと示されている。

　乳果オリゴ糖の保健機能としては整腸作用がよく知られている。健常者[5～7], 妊婦[8], 高齢者[9]を対象としたヒト試験のほか, ペット[10,11]や家畜[12]を対象とした動物試験も実施され, 乳果オリゴ糖を継続摂取することにより, 糞便中のビフィズス菌の菌数および割合が増加することが明らかにされている。この腸内菌叢の改善効果に起因して, 発酵産物の短鎖脂肪酸により腸のぜん動運動が活発化することや, 浸透圧作用で糞便中の水分が増加することによって, 便秘が改善される。また, 短鎖脂肪酸が生成して腸内のpHが低下することにより, カルシウムなどのミネラルの溶解度が上昇し, その結果, ミネラルの吸収が促進される[13]。さらに, いわゆる悪玉菌の割合が減少することによって, 便中のアンモニアや硫化物などの腸内腐敗産物の生成が抑制される[6]。こ

表1　ラクトスクロースの in vitro 消化性－加水分解率

唾液	胃酸	膵液	小腸粘膜酵素
0.0 %	1.5 %	0.0 %	5.0 %

れら整腸作用やカルシウム吸収促進作用のほかに，乳果オリゴ糖を摂取することにより，牛乳を飲んでお腹がゴロゴロする，いわゆる，乳糖不耐症の症状を緩やかにする作用も報告されている[14]。

3 乳果オリゴ糖の免疫調節作用

先進諸国においてアレルギー疾患が増加するなか，乳酸菌やビフィズス菌による免疫賦活作用（プロバイオティクス効果）が注目されている。ビフィズス因子としてのオリゴ糖にも同様の作用（プレバイオティクス効果）が期待され，乳果オリゴ糖の新たな保健機能として，以下の2つの免疫調節作用が明らかにされている。

3.1 腸管免疫の増強作用

免疫グロブリンの一種であるIgA抗体は，腸管など生体が外界と接している粘膜からの病原菌やウィルスの感染に対して，防御的な役割を果している。乳果オリゴ糖をマウスに摂取させると，腸管の主要な免疫担当細胞であるパイエル板細胞が活性化され，摂取1週間後からIgA抗体の分泌量が有意に増加した（図2）[15]。この作用は，乳果オリゴ糖が直接パイエル板細胞に働くのではなく，腸内菌叢の改善を介したものであることが示唆された。腸管におけるIgA抗体量の上昇により，病原体，例えば大腸菌O-157やノロウィルスなどに対する抵抗力が高まることが期待される。

さらに，このIgA抗体の産生増加は，ペットフードや家畜の飼料分野にも展開されようとしている。特に養鶏の現場では，抗生物質の使用の低減が求められているとともに，鳥インフルエ

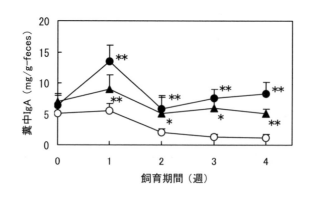

図2　乳果オリゴ糖摂取による糞中 IgA 抗体量の変化

ラクトスクロースを0％（○），2％（▲），5％（●）配合したAIN-93G飼料を用いて，BALB/cマウス（7週齢，メス，各群5匹）を4週間飼育した。毎週，糞を採取し，ELISAによりIgAを測定した。数値は平均値±S.D. *：$p<0.05$, **：$p<0.01$ vs ラクトスクロース0％群

ンザの感染防御も重要な課題である。安全な乳果オリゴ糖によって腸管免疫を増強し，鶏自身の抵抗力を高めることができると考えられている。また，このような免疫力の向上だけでなく，乳果オリゴ糖による整腸作用やカルシウム吸収促進作用によって，鶏の便性改善や糞便臭低減，骨折予防にも有利に働くと思われる。

3.2 アレルギー原因の低減作用

　免疫グロブリンの一種である IgE 抗体の過剰産生は，花粉症や食物アレルギーなどさまざまなアレルギー疾患の発症原因のひとつとされている。乳果オリゴ糖をマウスに摂取させた試験において，スギ花粉抗原に特異的な血清 IgE 抗体量が有意に低下することが確認された（図3）[16]。そこで，スギ花粉症の疑いのあるボランティア40名を対象としたヒト試験を実施した。乳果オリゴ糖シラップ6g（ラクトスクロースとして3g）を1日1回，スギ花粉の飛散シーズン前から継続的に摂取させた。摂取期間中，「鼻アレルギー診療ガイドライン2005年度版」[17]および大久保らの重症度分類方法[18]に基づいて，1週間ごとにアンケート調査をおこなったところ，薬の使用量，眼や鼻の症状および日常生活の支障度などが改善された（図4）[19]。IgE 抗体の産生抑制作用は，マウスを用いた動物試験において，卵白アルブミン抗原を用いた場合でも確認されており[16]，花粉症のみならず，食物アレルギーに対する効果も期待される。さらには，ダニアレルギーやアトピー性皮膚炎などのアレルギー疾患への応用も考えられる。

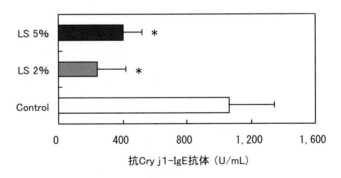

図3　乳果オリゴ糖摂取による血清 IgE 抗体量の変化

ラクトスクロース（LS）として0％，2％，5％配合した AIN-93G 飼料を用いて，BALB/c マウス（7週齢，メス，各群5匹）を5週間飼育した。1週間後および3週間後にスギアレルゲン Cry j1 をアジュバントのアラムとともに腹腔内投与した。5週間後に採血し，血清中の Cry j1 に対する IgE 抗体価を ELISA 法により測定した。
数値は平均値±S.D. ＊：$p<0.05$ vs Control 群

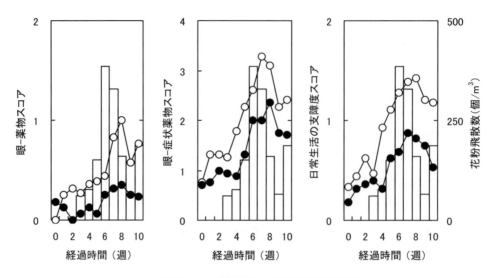

図4　乳果オリゴ糖摂取による花粉症症状の緩和
○：プラセボ水飴摂取群，●：乳果オリゴ糖摂取群（ラクトスクロースとして1日あたり3g），棒グラフ：花粉飛散数（環境省花粉観測システムによる岡山県笠岡市の2007年2～3月のデータ）
スコアが高いほど薬の使用量が多く，花粉症の症状および日常生活の支障度が重いことを示す．

4　乳果オリゴ糖の脂肪低減作用

　食事由来の中性脂肪（トリグリセリド）は小腸内で胆汁酸により乳化された後，膵リパーゼの作用を受けて脂肪酸とβ-モノグリセリドに分解される．次いで，これらの分解物は胆汁酸とミセルを形成し，小腸粘膜の上皮細胞から吸収される．吸収された脂肪酸とβ-モノグリセリドは上皮細胞内でトリグリセリドに再合成され，その後，リポタンパク質の膜に覆われたカイロミクロンとなり，リンパ管を経て血中に入る．

　「中性脂肪・体脂肪が気になる方に」の旨の特定保健用食品が開発されるなか，乳果オリゴ糖の脂肪低減作用が報告されている．Hanらは，ラット小腸刷子縁膜小胞を用いた *in vitro* 試験において，ラクトスクロースが用量依存的にβ-モノグリセリドの吸収を阻害することを示した[20]．また，Mizoteらは，ラクトスクロースがトリグリセリドと相互作用することをNMR解析により見いだし，胆汁酸によるトリグリセリドの乳化が阻害された結果，膵リパーゼの反応性が弱まることを明らかにした[21]．これらの脂肪吸収抑制作用はラットを用いた動物試験においても実証され，トリオレインとともにラクトスクロースを単回投与した場合，投与後の血中中性脂肪の上昇が有意に抑制された（図5）[21]．さらに，ラクトスクロースを長期投与した場合においても，腎臓周辺や精巣周辺などの内臓脂肪の蓄積が有意に低減することがわかった（図6）[21]．これらの結果から，乳果オリゴ糖を食事とともに摂取することにより中性脂肪の吸収が抑制され，また，

第19章　乳果オリゴ糖

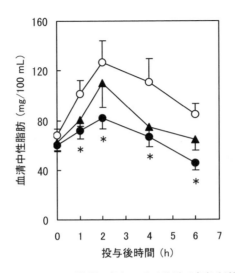

図5　乳果オリゴ糖単回投与による脂肪吸収抑制効果
○：トリオレイン単独群（1.76 g/kg-体重），▲：トリオレイン＋ラクトスクロース低用量群（0.13 g/kg-体重），●：トリオレイン＋ラクトスクロース高用量群（1.26 g/kg-体重）
一晩絶食させた Wistar ラット（7週齢，オス，各群6匹）に，各投与物質を胃ゾンデにて経口投与後，経時的に尾静脈より採血し，血清中性脂肪を測定した。
数値は平均値±S.E. ＊：$p<0.05$ vs トリオレイン単独群

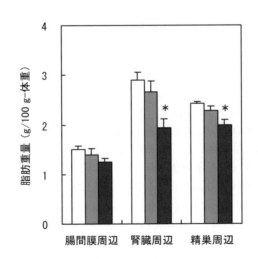

図6　乳果オリゴ糖長期投与による内臓脂肪低減効果
ラクトスクロースを0％（□），2％（▨），5％（■）配合した AIN-93 G 飼料を用いて，Wistar ラット（6週齢，オス，各群6匹）を飼育した。8週間後，腸間膜周辺脂肪，腎臓周辺脂肪，精巣周辺脂肪を採取し，それぞれの重量を測定した。
数値は平均値±S.E. ＊：$p<0.05$ vs ラクトスクロース0％群

継続的に摂取することにより体脂肪の蓄積低減作用が期待される。

5 おわりに

　乳果オリゴ糖の保健機能のうち，整腸作用は，乳酸菌類とオリゴ糖を組み合わせて両者の機能を高めるシンバイオティクスの考えのもとで，新しいステージへと発展しつつある。また，本章で紹介した免疫調節作用や脂肪低減作用は，花粉症やメタボリックシンドロームなど消費者の健康訴求のなかでもニーズの高い分野に対応するものである。今後，ルミナコイド素材のひとつとして乳果オリゴ糖の用途が拡大していくことが期待される。

文　　　献

1) 須山亨三ほか，第88回日本畜産学会大会講演要旨集, 276 (1994)
2) 藤田孝輝ほか, 澱粉科学, **38**, 1-7 (1991)
3) 山本拓生ほか, 日本生物工学会平成17年度大会講演要旨集, 116 (2005)
4) 藤田孝輝ほか, 澱粉科学, **38**, 249-255 (1991)
5) 米山勝ほか, 日本栄養・食糧学会誌, **45**, 101-107 (1992)
6) 緒方幸代ほか, 日本栄養・食糧学会誌, **46**, 317-323 (1993)
7) 北岡久美子ほか, 新薬と臨床, **44**, 228-236 (1995)
8) 真田幸一ほか, 母性衛生, **34**, 25-33 (1993)
9) 大池教子ほか, 日本食物繊維学会誌, **11**, 49-56 (2007)
10) A. Terada *et al.*, *Microb. Ecol. Health Dis.*, **5**, 87-92 (1992)
11) A. Terada *et al.*, *J. Vet. Med. Sci.*, **55**, 291-295 (1993)
12) A. Terada *et al.*, *Poultry Sci.*, **73**, 1663-1672 (1994)
13) F. Teramoto *et al.*, *J. Nutr. Sci. Vitaminol.*, **52**, 337-346 (2006)
14) 奥和之ほか, 日本栄養・食糧学会誌, **55**, 353-356 (2002)
15) K. Hino *et al.*, *J. Appl. Glycosci.*, **54**, 169-172 (2007)
16) Y. Taniguchi *et al.*, *Biosci. Biotechnol. Biochem.*, **71**, 2766-2773 (2007)
17) 鼻アレルギー診療ガイドライン作成委員会, 鼻アレルギー診療ガイドライン－通年性鼻炎と花粉症－ (2005年度版), 17-30, ライフ・サイエンス (2005)
18) 大久保公裕ほか, アレルギーの領域, **5**, 1491-1499 (1998)
19) 定清剛ほか, 第62回日本栄養・食糧学会大会講演要旨集, 169 (2008)
20) L. K. Han *et al.*, *J. Trad. Med.*, **16**, 66-71 (1999)
21) A. Mizote *et al.*, *Biosci. Biotechnol. Biochem.*, **73**, 582-587 (2009)

第20章　発芽玄米－あたらしい全粒穀物としての有用性－

喜瀬光男[*]

1　はじめに

　Dietary Fiber（食物繊維）が健康に良いというBurkitやTrowellらが提唱した仮説[1,2]は，その後，多くの研究者の動物実験や疫学調査により，その仮説の妥当性が示唆されている。もはや，食物繊維は消化されず役に立たない「食物のカス」ではなく，健康にとって必要な成分として一般的に認知されている。例えば，重要な食物繊維源である全粒穀物は心疾患や癌などの慢性疾患の予防のように，健康面で有益であることが支持されてきている。しかしながら，最近では全粒穀物の健康に及ぼす有用性は，食物の繊維状の部分だけで説明されるものではなく，糠，胚，胚乳を含むentire fiber complexが重要であるということが強く提唱されている[3]。

　我々が研究をしている発芽玄米は，食物繊維の供給源として優れているだけでなく，穏やかな作用ながらもさまざまな生活習慣病に対しての有用性が明らかになってきている。これらの機能は，食物繊維だけで発揮されるものではなく，まさにentire fiber complexとして生体調節している結果であるともいえる。ここでは，日本で誕生した発芽玄米の機能について，難消化性成分を中心に紹介する。

2　発芽玄米の食物繊維

　日本人にとって馴染み深い全粒穀物は玄米である。しかし，玄米は外皮，糠（糠に脂分を含むため）があるがゆえに，穀粒の吸水性が非常に悪く，炊飯に手間がかかるといった欠点があった。また，炊き上がった玄米のご飯は，食感が硬く，えぐみが強いため，これまで精製度の高い白米を食べ慣れた人が，主食を玄米に替えて食べ続けるには抵抗があった。このような玄米の取り扱いや食味に対する不満を解決した米が発芽玄米である。

　食後血糖上昇を指標とした単回食事負荷試験により発芽玄米の糠に含まれる不溶性食物繊維が主要な有効成分であることが確認されている[4]。また，様々な食物繊維の機能を評価した研究で

---

*　Mitsuo Kise　㈱ファンケル　総合研究所　基盤探索研究所・新規機能開発グループ　グループマネジャー

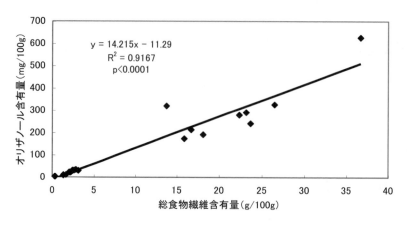

図1　総食物繊維とオリザノール含有量の相関

は，天然の食物繊維源の中でも米糠がステロール類の生体への吸収を抑制する効果が高いことが示唆されている[5,6]。このように，米糠の食物繊維は機能性の高い食物成分として認知されており，機能性食品の用途に利用されている。また，米糠にはフェルラ酸エステルであるγ-オリザノールのような化合物が食物繊維との複合体として存在しており，実際に総食物繊維量とγ-オリザノール量は強い相関関係がある（図1）。γ-オリザノールは，血中のコレステロール低下作用を有することも知られており，このようなフィトケミカルを含む繊維の複合体が発芽玄米や玄米のコレステロール改善作用の一端を支えているともいえる。

イネ種子である穀粒では，発芽に伴いさまざまな酵素が活性化され，貯蔵タンパク質や澱粉に由来する遊離アミノ酸及び直接還元糖の増加など，出芽に備えた成分変化が起こる（図2）。植物の生理的な意義は不明であるが，特に発芽玄米ではγ-アミノ酪酸（GABA）が増加している[7]。

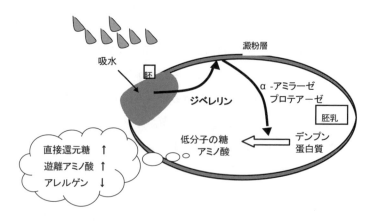

図2　発芽に伴う変化

第20章 発芽玄米−あたらしい全粒穀物としての有用性−

　これらの変化は，発芽玄米の食味や生体調節機能に少なからず影響していると考えられるが，発芽による難消化性成分の変化については分かっていない。

　玄米と発芽玄米の一般的な食物繊維やそれに関連する成分を比較した結果を表1に示した。食物繊維を酵素−重量法，サウスゲート法で測定した結果，繊維の種類，構成比には玄米と発芽玄米とでは大差がなかった（表1）。米糠のヘミロース画分は，アラビノースとキシロースで構成される多糖類であり，コレステロール低下効果を有することが報告されている[8]。このヘミロース画分に着目し，多糖類を構成する糖の比較を行った結果，玄米，発芽玄米のヘミセルロース画分から検出された中性糖はアラビノース及びキシロースのみで，発芽による食物繊維の糖組成の変化は確認されなかった（表1）。これら成分の比較結果を裏付けるように，発芽玄米の血中コレステロールレベルの改善効果は，玄米と遜色ないことが分かっており[9]，食物繊維の機能としては玄米も発芽玄米も同質であることが予想された。

表1　イネ科植物の各種難消化性成分*及びヘミセルロース画分の糖組成の比較

	もちきび	もちあわ	はとむぎ	大麦	玄米	発芽玄米
TDF	1.4	1.9	ND	7.4	2.6	2.3
IDF	1.4	1.9	ND	3.7	2.1	2.3
SDF	ND	ND	ND	3.7	0.5	ND
β-グルカン†	ND	ND	ND	3.5	ND	ND
RS‡	ND	ND	1.3	1.2	ND	ND
ヘミセルロース§	1.3	1.9	1.4	5.9	2	1.8
グルコース（％）	57.1	47.1	66.7	42.6	ND	ND
アラビノース（％）	14.3	17.6	ND	14.8	33.3	36.4
キシロース（％）	ND	17.6	ND	19.7	25.0	27.3
マンノース（％）	ND	ND	ND	ND	ND	ND
ガラクトース（％）	ND	ND	ND	ND	ND	ND
ラムノース（％）	ND	ND	ND	ND	ND	ND
リボース（％）	ND	ND	ND	ND	ND	ND
フコース（％）	ND	ND	ND	ND	ND	ND
その他　（％）	28.6	17.7	33.3	22.9	41.7	36.3
リグニン	0.2	ND	ND	ND	0.3	0.2
セルロース§	0.4	0.5	0.4	1.2	0.6	0.6

＊データは100gあたりのgで表示；TDF, 総食物繊維；IDF, 不溶性食物繊維；SDF, 水溶性食物繊維；RS, レジスタントスターチ
† β-グルカン測定キット（MIXED-LINKAGE BETA-GLUCAN Megazyme）；‡レジスタントスターチ測定キット（RESISTANT STARCH ASSAY PROCEDURE Megazyme）；§フェノール硫酸法：標準試薬グルコース

3 食物繊維を超える機能

一方で，食物繊維だけでは説明のつかない機能性が発芽玄米にあることが分かってきた。我々は，炭水化物源として，飼料中の澱粉を発芽玄米や玄米で置き換えたSTZ誘導糖尿病モデルラットを用いた研究で，玄米に比べて発芽玄米を食べ続けたグループが糖尿病性神経障害などの合併症を抑制する効果があることを見出した[10]。実験では，AIN-93Gをベースにスターチ部分を白米，玄米，発芽玄米に置き換えた実験群で評価しているが，病態が重症になると末梢神経障害の指標であるNCV (Nerve Conduction Velocity)，神経細胞膜由来ウアバイン感受性Na^+/K^+-ATPase活性が低下する。しかしながら，発芽玄米を摂取した群では，NCVの低下が抑制され，（図3(A)），さらに神経細胞膜由来のウアバイン感受性Na^+/K^+-ATPase活性も高く維持された（図3(B)）。糖尿病における食後の血糖制御は確実に食物繊維の寄与が大きく，病態に良い影響を与えることは容易に理解することができる。しかし，発芽玄米が玄米と同質の繊維成分を

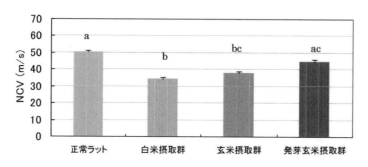

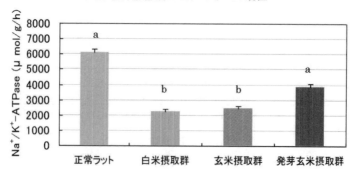

図3 糖尿病ラットにおける末梢神経障害に及ぼす影響
※$P<0.05$ (Kruskal-Wallis test followed by Scheffe multiple comparison test)；(A), (B)：mean ±SEM

第20章 発芽玄米－あたらしい全粒穀物としての有用性－

有することを考慮すると，玄米よりも優れた作用を示すためには，食物繊維を超える生体調節物質が存在するはずである。

我々は，糖尿病性神経障害に対する有用な作用について，GABA を含めた発芽玄米に特徴的な成分の関与を探索した。GABA には抗ストレス作用[11]，血圧降下作用[12]が知られている。しかし，我々の実験では，少なくとも発芽玄米に含有されている GABA 濃度では糖尿病性神経障害に対する有用性は確認されなかった。そして，最新の研究において植物ステロール配糖体の存在が明らかになってきた[13]。植物ステロールは食物繊維とともに糠層に存在しており，一般的に消化吸収されにくい成分として知られている。玄米との比較では，発芽玄米では，アシル化した植物ステロール配糖体（ASG）が多いことが分かってきた。発芽玄米が糖尿病性神経障害改善作用を示す作用機序の解明にはさらなる検討が必要であるが，発芽玄米に由来する植物ステロール配糖体は，玄米を超える生体調節機能を説明する食物成分として注目している。

4 実践栄養における発芽玄米の有用性

経済の高度成長期を境に食が豊かになると，感染症や脳卒中は減少したものの，逆に肥満，高血圧，脂質異常症，糖尿病に罹る割合が激増し，これら疾患がもたらす心筋梗塞，脳梗塞などといった重篤な心血管系疾患が，死因の上位を占める構造に変化した。このような疾病構造の変化は，代謝障害から発展する慢性疾病予防の手段として全粒穀物の重要性を再認識させることとなった。

異なる炭水化物源は，それぞれの消化吸収性が異なり，食後の血糖値の上昇に直接的に関係してくるが，その炭水化物源の消化吸収性の違いは一定量の炭水化物摂取後の血糖値の上昇度合いを指数化したグリセミックインデックス（GI）を用いることによって分類することができる。例えば，精製度の低い全粒穀物は，食物繊維が豊富で GI が低い。この GI を利用した食事指導は，従来のカロリーコントロールだけでは血糖値の改善が難しかった糖尿病患者の食事療法において有用であると期待されている。発芽玄米は，食物繊維が豊富なことから GI が白米よりも低く，玄米と同様に血糖値を上げにくい炭水化物源である[14]。また，任意の割合で白米と発芽玄米を混ぜて炊飯することもできることから，玄米が苦手な方でも気軽に継続することができるし，糖尿病の予防や食事療法に利用することは有効である。

発芽玄米の主食としての有用性については，2型糖尿病患者を対象とした無作為割付交差試験において検討した。その研究では，日常の主食を白米から発芽玄米に切り替えるだけで，2型糖尿病患者の血糖値だけではなく脂質代謝異常をも改善する効果が実証された（表2）[15]。また，軽症高血圧症を対象とした試験では，血圧の改善が認められ，メタボリックシンドローム該当者

表2　介入後の糖質代謝及び脂質代謝プロフィール*

	発芽玄米摂取期間	白米摂取期間
糖質代謝指標		
空腹時血糖値（mg/dl）	134.5±24.7 ƒ	149.9±29.0
空腹時インスリン値（μU/ml）	7.7±3.2	7.6±4.6
フルクトサミン（μmol/l）	303.0±31.4 ƒ	315.2±34.8
HbA1c（%）	7.3±0.9 ƒ	7.7±1.0
脂質代謝指標		
TC（mg/dl）	220.1±17.4 ƒ	237.0±21.9
HDL-C（mg/dl）	57.8±11.2 ƒ	51.5±10.6
中性脂肪（mg/dl）	137.7±90.8 ƒ	149.3±93.8

* データは平均値±標準偏差；TC，総コレステロール；HDL-C，HDLコレステロール
ƒ 発芽玄米と白米に有意差あり（$p<0.05$　by Wilcoxon's signed-rank test）

に対する有用性についても，3ヶ月の主食の介入だけで中性脂肪値や体脂肪率の低下に良い結果が得られてきている。

　世界的にも日本食はヘルシーな食事として人気があるが，さまざまなエビデンスが蓄積されつつある発芽玄米を主食とすることは，過食や運動不足など生活習慣に起因する代謝障害を予防する一助となり，人々によりよい健康をもたらしてくれるのではないかと期待している。

5　おわりに

　難消化成分の研究は40年に満たない歴史であるが，まだまだ新しい発見が生まれる可能性を秘めた分野である。繊維だけでなく，一緒に摂取される食物成分を含めた複合体が生体に正常な機能を発揮できるように働きかけるという考え方は，すでに1980年に桐山から提唱されており，ミネラル，色素，タンパク質，脂質などを含む繊維複合体を表す用語として「ルミナコイド」が生みだされた[16]。研究が進むにつれ，食物繊維の定義は再び議論され，多糖類以外の難消化成分も含めた「ルミナコイド」という考え方があらためて認識されつつある。発芽玄米は穏やかながらも多様な機能を示しており，食物繊維だけでは分からなかった玄米との機能性の違いも少しずつ分かってきた。日本で生まれた「ルミナコイド」という概念が，日本で開発された「発芽玄米」の全粒穀物としての意義を高め，新しい研究へと導くのかもしれない。

第20章 発芽玄米－あたらしい全粒穀物としての有用性－

文　　献

1) Burkit DP *et al., Lancet.* **2**(7792), 1408-12 (1972)
2) Trowell H., *AM J Clin Nutr.*, **25**(9), 926-32 (1972)
3) Jacobs DR *et al., J Am Coll Nutr*, **19**, 326 S-330 S (2000)
4) Seki T *et al., Biol Pharm Bull.*, **28**(8), 1539-41 (2005)
5) Kahlon, T.S. *et al., Cereal Chem.* **77**, 518-521 (2003)
6) Kahlon, T.S. *et al., Cereal Chem.* **80**, 260-263 (2003)
7) Saikusa T. *et al., J. Agric. Food Chem.*, **42**, 1122-1125 (1994)
8) 綾野雄幸, 日本栄養食糧学会誌, **45**, 209-219 (1992)
9) Miura D *et al., Life Sci.*, **79**(3),259-64 (2006)
10) Usuki S *et al., Nutr Metab.*, **4**, 25 (2007)
11) Nakamura H *et al., Int J Food Sci Nutr.*, **22**, 1-8 (2009)
12) Matsubara F. *et al., Jpn.Pharmacol.Ther.* **30**, 963-971 (2002)
13) Usuki S *et al., J Lipid Res.*, **49**(10), 2188-96 (2008)
14) Ito Y *et al., J Med Invest.*, **52**(3-4), 159-64 (2005)
15) Hsu TF *et al., J Nutr Sci Vitaminol.*, **54**(2), 163-8 (2008)
16) 桐山修八, 日本食生活学会誌, **16**(2), 104-107 (2005)

第21章　醗酵バガッセ

与那覇　恵*

1　はじめに

　現在の日本人の食事は欧米化が進み，野菜，穀物および魚介が中心の典型的な日本型食生活から肉食中心へと変化し，食物繊維の摂取量が急速に低下している。厚生労働省は，成人男性で1日27gの食物繊維を摂取することを推奨しているが，現状ではその約半分しか摂取していないと言われている。食物繊維が不足すると，腸内環境の悪化，腸内での不要成分の長期滞留などが発生し，生活習慣病のリスクが高くなることが懸念されることから，食物繊維摂取の増加が推奨されている。不足しがちな食物繊維を補うために様々な食物繊維食品が市販されているが，安価で機能性の高い適当な食品素材がみあたらないのが現状である。食物繊維素材として，セルロース，ヘミセルロースなどの植物細胞壁を構成する不溶性多糖類が有望と見られており，これまでにも稲ワラ，モミガラ，トウモロコシ芯などの農産副産物が原料として注目されていた。しかしながら，これら農産副産物は，堆肥，飼料，燃料および農畜産資材としての利用は行われているが，余剰分は農産廃棄物として扱われており，食品素材としての利用はこれまで活発ではなかった。

　本章では，農産廃棄物の一つとして挙げられる，サトウキビ搾り粕である「バガス」を原料とした食物繊維素材について紹介する。

2　バガスと爆砕・発酵

　サトウキビ（Sugar Cane, *Saccharum officinarum* L.）は，イネ科の多年性宿根植物で，原産地は南太平洋諸島あるいはインドであると言われており，現在では，北緯38°（南スペイン）から南緯34°（南アフリカ）にわたる広い地域で栽培されている。わが国にはサトウキビから生成される砂糖は，鑑真和尚によって8世紀に中国から伝えられたと言われている[1]。サトウキビ栽培は1400年代に中国から沖縄に導入され，その後サトウキビは沖縄県の基幹作物として栽培されてきた。現在では，沖縄県，鹿児島県島嶼地域を中心とした南九州地方で栽培されている。サトウキビ栽培の目的は砂糖製造であるが，近年，その他の利用方法について様々な研究がなさ

＊　Megumi Yonaha　㈱琉球バイオリソース開発　研究室　研究課　課長

第21章　醗酵バガッセ

れている。特にサトウキビの圧搾後に排出されるバガスは，食物繊維そのものであり，食品としての利用価値は以前より指摘されてきた。

沖縄県では，製糖工場からサトウキビの搾り粕であるバガスが年間20万トン近く発生しているが，現状では，製糖工場のボイラー燃料として用いられているのが主な用途であり，一部が非木材パルプや合板の素材として利用されているほかは，畜産飼料，堆肥として使用されているにすぎず，付加価値を高めることが望まれてきた。このために，食品としての有効利用が考えられてきたが，サトウキビ皮部のワックス成分の抽出などが研究されている他はほとんど有効利用されていない。

バガスの成分は，セルロース40～60％，ペントザン20～30％，リグニン15～20％，灰分1～3％であり，まさに不溶性食物繊維そのものであると言える（表1）。しかし，サトウキビ茎部の植物細胞壁成分は，セルロース繊維にペントザンであるキシランやポリフェノール物質であるリグニンが結合して存在するため，非常に硬い物性を示す[2]。バガスの主成分は繊維質であるが，沖縄，南九州地域の特徴的気候である台風の暴風雨に耐えられるように，品種改良が行われた結果[3]，繊維構造が非常に強固なものになっている。このために，粉砕しても食感が悪い上，微生物発酵や酵素処理による分解が困難である。そこで，バガスの強固な繊維構造を破壊する目的で，爆砕処理を行い繊維の柔軟化を図った。

爆砕処理とは，木材チップなどのバイオマス原料を圧力釜中にて，180～230℃の高温高圧の水蒸気で適当な時間，加熱処理を行った後，瞬時に圧力を解放し，爆砕する方法である。高温高圧水蒸気によってヘミセルロース中のアセチル基が遊離し，pHが3程度まで低下する。このため，ヘミセルロース部分は加水分解をうけて水可溶性となる。リグニンは，アリルエーテル結合が開裂することにより，低分子化し有機溶媒や希アルカリに可溶となることが知られている。一

表1　醗酵バガッセの成分分析結果（100gあたり）

	バガス（g）	醗酵バガッセ（g）
水分	7.1	2.2
タンパク質	2.6	1.9
脂肪	1.9	1.5
灰分	5.0	3.3
炭水化物	0	37.3
食物繊維	85.2	53.8
ヘミセルロース	25.5	4.0
セルロース	40.9	41.1
リグニン	17.0	13.5
キシロオリゴ糖 　（キシロビオース，キシロトリオース）	検出されず	2.3

方，セルロースは可溶化しないが，ヘミセルロース，リグニンが低分子化および可溶化することによって，強固な結合による束縛から開放され，微生物や酵素による分解を受けやすくなる[4]。

爆砕処理を施し，微生物や酵素による分解を受けやすくなった爆砕処理バガスに，直接キシラナーゼを作用させキシロオリゴ糖の含量を増やせば，オリゴ糖を含む食物繊維素材として製造することが可能であると考え，キシロオリゴ糖を蓄積させる目的で，食品用微生物の中からキシラナーゼ活性が高く，β-キシロシダーゼ活性が低い，醤油麹菌の一種である *Aspergillus sojae* を選抜し，さらに自然突然変異株および UV 突然変異株から単胞子分離を行うことによって，より β-キシロシダーゼ活性の低い菌株を選抜し，爆砕処理と発酵処理を連続して行うこととした。

前処理として，カッターにより適当な大きさに粉砕したバガスに対して蒸煮・爆砕装置により爆砕処理を行った。爆砕処理バガスはやや褐色を帯びた黒糖様の香ばしい香りを持つ粉砕物であり，セルロースを主成分とする細胞壁構造が崩壊し，部分分解したキシランやリグニンを含むものである。キシランは部分的にキシロオリゴ糖までに分解するが，かなりの部分が高分子として残存している。これに引き続き麹菌による発酵処理を行うことで，キシランをキシロオリゴ糖にまで分解した[5]。

その結果，バガスを爆砕処理後，選抜した菌株を用い発酵させることで，ヘミセルロースを可溶化し，キシロオリゴ糖を蓄積させた醗酵バガッセ（爆砕・発酵処理バガス）を開発した。

3　醗酵バガッセの腸内環境改善効果[6]

キシロオリゴ糖は，ビフィズス菌などの善玉腸内細菌の成長因子であることが分かっている。醗酵バガッセの抽出液を用いて，試験管レベルでの腸内細菌の増殖効果を検討した。醗酵バガッセ抽出物にそれぞれの菌を接種し培養後の pH 変化値を測定し，pH が 0.3 以上変化するものを菌生育の指標としたものである（表2）。その結果，*Lactobacillus* 属や *Bifidobacterium* 属など

表2　糖発酵性が認められた細菌

細菌名	pH 変化値
Enterococcus faecalis	0.42
Bifidobacterium adolescentis	1.16
Bifidobacterium infantis	1.09
Bifidobacterium sp 1	1.07
Lactobacillus casei	0.92
Lactobacillus delbruckii	0.86
Lactobacillus plantarum	0.84
Streptococcus thermophilus	0.98

第21章 醗酵バガッセ

の善玉菌にのみ資化性が認められ，*Clostridium* 属などにおける資化性は認められなかった。このため，キシロオリゴ糖を含む醗酵バガッセは，善玉腸内細菌の割合を増やす機能があると考えられる。

続いて，ボランティアによる醗酵バガッセ摂取における腸内環境改善効果について試験を行った。ボランティア（13名）の方々に醗酵バガッセを2週間摂取してもらい，糞便中アンモニア含量の変化（図1），糞便中の腸内細菌叢（表3）に与える影響をみた結果，醗酵バガッセ摂取10g/日が有効であり，ビフィズス菌数が増加する傾向が認められた。また，総嫌気性菌数に占

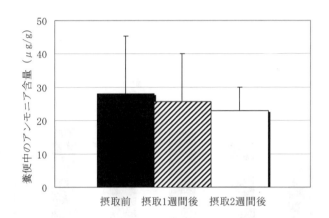

図1 醗酵バガッセ摂取における糞便中アンモニア含量の変化

表3 醗酵バガッセ摂取がヒト糞便中腸内細菌叢に与える影響

菌数 (cfu/g) $\times 10^{-6}$

菌種	摂取前	摂取1週間後	摂取2週間後
総嫌気性菌	11.7±0.8 (100)	12.2±0.5 (100)	12.4±0.2 (100)
バクテロイデス	8.1±4.1 (100)	11.7±0.2 (100)	12.1±0.3 (100)
ビフィズス菌	8.4±1.8 (83.3)	11.8±0.6 (100)	8.6±2.2 (100)
クロストリジウム	8.8±0.3 (100)	8.0±0.9 (100)	8.3±0.9 (100)
フゾバクテリウム	2.0±3.3 (100)	4.6±2.6 (83.3)	3.8±3.3 (66.7)
乳酸菌	0.8±1.9 (16.7)	1.0±2.4 (16.7)	2.2±3.1 (33.3)
総好気性菌	9.2±0.9 (100)	9.4±1.1 (100)	9.7±1.0 (100)
エンテロバクテリウム	6.7±1.2 (100)	8.1±1.0 (100)	7.7±1.2 (100)
エンテロコッカス	6.9±1.9 (100)	4.7±2.8 (83.3)	4.0±3.2 (66.7)
シュードモナス	0.4±0.9 (16.7)	0 (0)	0.7±1.8 (16.7)
真菌類	0 (0)	0 (0)	0 (0)
ビフィズス菌／総嫌気性菌 (%)	15.5±20.0	50.4±20.9**	29.4±25.1
pH	6.2±1.2	6.3±0.9	6.3±0.8

数値は平均±標準誤差　カッコ内は検出頻度（%）　**：$p < 0.01$

めるビフィズス菌は摂取1週間後で有意に増加することが確認された。

さらに，ボランティア（63名）による摂取試験を継続して実施した。醗酵バガッセを1日10g，4週間摂取してもらい，血液および尿を採取し血液学検査，生化学検査および尿検査を実施し，摂取期間中の排便量の変化等についてはアンケート調査を実施した。その結果，排便量は摂取前に比べ，摂取1週間後より有意に増加し摂取期間中も継続し，摂取終了1週間後においても継続していた（図2）。このほかアンケートにより，排便回数，便の色および便の臭いについても調査を実施した結果，有意に改善されたことが確認できた。ボランティア63名中，血糖値および中性脂肪値について基準値以上の方々のデータについて解析を実施した結果，血糖値に関しては摂取前に比べ醗酵バガッセを摂取することにより有意に減少し（図3），中性脂肪に関して

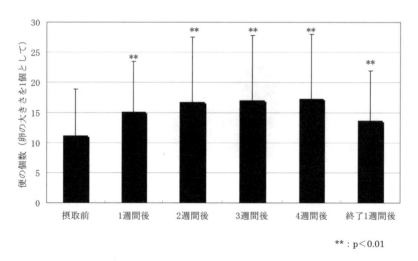

** : p＜0.01

図2　醗酵バガッセ摂取における排便量への影響

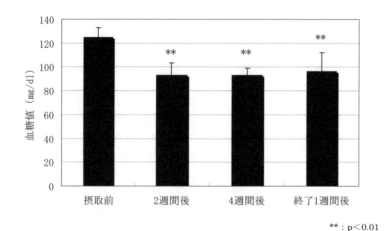

** : p＜0.01

図3　醗酵バガッセ摂取における血糖値への影響

第21章 醗酵バガッセ

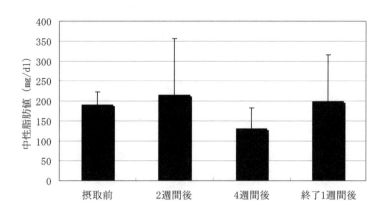

図4 醗酵バガッセ摂取における血中中性脂肪への影響

は摂取前に比べ醗酵バガッセを摂取することにより減少する傾向が確認できた（図4）。

4 醗酵バガッセの抗酸化活性[6]

　蒸煮・爆砕処理によって，木質系バイオマスに含まれるリグニンは，部分分解されアルカリ水溶液や有機溶媒に可溶化することが知られており，醗酵バガッセ中に生成したリグニン分解物が抗酸化活性を示すことが期待された。そこで，醗酵バガッセの熱水抽出物および80％エタノール抽出物について，DPPHラジカル消去法を用い抗酸化活性を検討した。その結果，熱水抽出

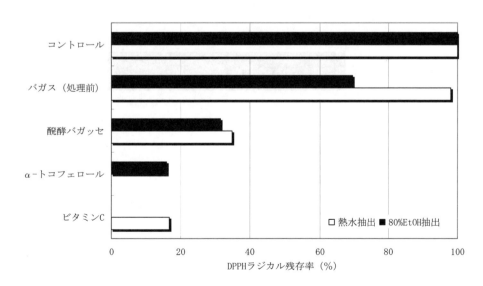

図5 醗酵バガッセの抗酸化活性

物および 80％エタノール抽出物ともにバガス（処理前）よりも強い抗酸化活性を有することが確認できた（図5）。さらに，ボランティアによる摂取試験の結果から，ヒト体内での抗酸化バイオマーカーである尿中 8-OHdG 量は，醗酵バガッセ摂取により有意に低下しており，体内での酸化ストレス軽減にも効果を示すことが明らかとなった（図6）。

また，総ポリフェノール含量の測定を行った結果，醗酵バガッセはバガスよりも総ポリフェノール含量が約 8 倍増加していた（図7）。さらに，醗酵バガッセ中に，フェルラ酸，フェルラ酸エステル，パラヒドロキシ安息香酸およびパラヒドロキシ桂皮酸の 4 種類のフェノール性化合物の存在を確認した。これらフェノール性化合物は蒸煮・爆砕処理によって含有量が大きく増大して

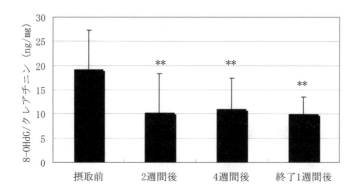

** : $p<0.01$

図6　醗酵バガッセ摂取における尿中 8-OHdG 量の変化

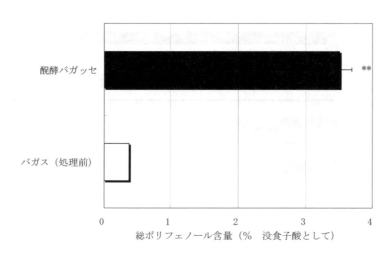

** : $p<0.01$

図7　醗酵バガッセ中の総ポリフェノール含量

第21章　醗酵バガッセ

おり，醗酵バガッセの抗酸化活性への関与が考えられた。中でもフェルラ酸は最大の抗酸化活性を示し，醗酵バガッセ中の抗酸化有効成分の一つであることが確認された。

5　安全性

醗酵バガッセの安全性について急性毒性試験（ラット，雌雄）を行ったところ，LD_{50} は 2,000 mg/kg 以上であり，90 日間連日混餌投与による反復毒性試験（ラット，雌雄）も行った結果，毒性は示さなかった。さらに，変異原性試験（Ames 試験）においても異常は示さなかった。さらに，前述したヒト試験においても，血液学検査，血液生化学検査および尿検査において異常は認められず，有害事象についても認められなかった。

6　おわりに

醗酵バガッセは，バガスを原料とし蒸煮・爆砕処理，酵素・発酵処理を組み合わせた技術によって製造されるキシロオリゴ糖を含有する食物繊維素材である。従来の可溶化キシラン抽出，酵素処理によるオリゴ糖製造とは違って，成分の抽出・精製を行わず食物繊維素材そのものを製造するため，コストの低減化ができるとともに，食物繊維，オリゴ糖，抗酸化性などの複合的機能を有する食物繊維素材として期待できる。

本研究は，㈱琉球バイオリソース開発，㈳農研機構食品総合研究所，㈳森林総合研究所の共同研究をもとに㈳科学技術振興機構（JST）における委託開発事業として実用技術開発および製品化されたものである。

文　　献

1) 山根嶽雄, 甘藷, 原料糖製造法, p.1-23, 丸善 (1960)
2) J.M. Paturau, Characteristics of Bagase, By-Products of the Cane Sugar, Industry, p.25-42, Elsevier Publishing, Amsterdam (1969)
3) 日本のさとうきび品種, ㈳農畜産業振興機構 (2006)
4) バイオマス変換計画, 農林水産省農林水産技術会議事務局編, 光琳 (1991)
5) 抗酸化性食物繊維およびその製造方法, 並びにそれを用いた加工食品, 特許第 4067805 号
6) 藤野哲也ほか, さとうきび由来高機能素材（発酵バガッセ）摂取におけるヒト糞便フローラへの影響と抗酸化性, 日本農芸化学会 2006 年大会講演要旨集, pp.53 (2006)

第22章　ビートファイバー

有塚　勉*

1　はじめに（ビートファイバーとは）

　砂糖の製造原料であるビート（てん菜，学名；*Beta vulgaris*）は，世界中で広く栽培されているアカザ科の工芸作物（約2億6千万t／年）である。わが国においては，北海道における輪作体系の中核をなす作物であり，毎年およそ380～470万トンが生産されている。わが国にビートが砂糖原料作物として導入されたのは1870年（明治3年）のことであり，以来幾多の変遷を経て，今日では作付面積約6万7千 ha，収量58～69 t/ha，産糖歩留15.5～18.9%の範囲に安定し，先進欧米諸国に比して勝るとも劣らない生産性をあげるに至っている。イオン交換樹脂による完全脱塩法（1959年），酵素メリビアーゼによるラフィノースの分解法（1968年）等の世界に先駆けて開発された製糖技術が，砂糖の歩留および品質の向上に大きく貢献している。

　ビート根1tからは砂糖約170 kgが生産され，糖蜜も得られる。当社ではクロマト分離装置を導入することによって，糖蜜からラフィノース（オリゴ糖）およびベタイン（アミノ酸誘導体）を分離精製し，食品や化粧品等の素材として販売している。また，ビート根部より砂糖を抽出した残渣であるビートパルプは，生パルプまたは乾燥パルプとして反芻動物（牛など）の飼料原料として使用されている。

　一方，現代病は食物繊維欠乏症であるとしたBurkittらの仮説[1]を契機として，ビート中の食物繊維成分の持つ多彩な栄養生理的効果が注目を集め，欧米及び日本で研究開発が進められてきた経緯にある。本章では，ビート中の食物繊維成分であるビートファイバー（Sugar beet fiber）の製法および特性について紹介する。

2　製法と製品規格

　ビートファイバーは，ビート糖製造工程においてビート根部から砂糖を抽出した後の残渣（ビートパルプ）を，洗浄・脱水した後に乾燥し，粉砕・篩分して製造される（図1）。ビートファイバーの製品規格を表1に示した。

---

　*　Tsutomu Aritsuka　日本甜菜製糖㈱　総合研究所　取締役所長

第22章 ビートファイバー

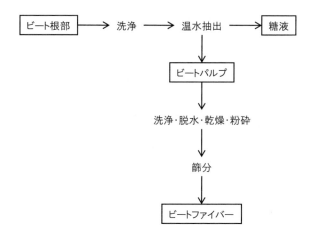

図1 ビートファイバーの製造工程略図

表1 ビートファイバーの製品規格

項目	規格
外観	白灰色粉末（粒度100メッシュ通過物）
性状	特有の苦みとにおいがある
異物	認めないこと
一般生菌数	3,000個／g以下
大腸菌群	陰　性
重金属（Pbとして）	20 ppm以下
ヒ素（As_2O_3として）	2 ppm以下
荷姿	Net 20 kg，ポリエチレン内装三層クラフト紙袋
原材料表示例	ビートファイバー，甜菜繊維，食物繊維など

製造・販売元：日本甜菜製糖㈱

3　物性と組成

　ビートファイバーは白灰色の微粉末（粒度100メッシュ通過物）で，水に不溶性の複合型食物繊維（水溶性繊維と不溶性繊維より構成される）である。繊維質成分は，植物細胞壁組織において一般的にみられる成分から構成され，構成割合はペクチン19％，ヘミセルロース36％，セルロース23％，リグニン3％（非繊維分19％，分析例）となっている（図2）。また，ビートファイバーは，天然の各種食物繊維製品のなかでも高い繊維含有率（80％前後）を示すことが特徴である。

　食物繊維は，ヒトの消化酵素によって分解されず，大部分は大腸部に達する食品成分で，大腸部に到達すると腸内細菌によって一部分解されエネルギーを供給することになる。しかし，それ

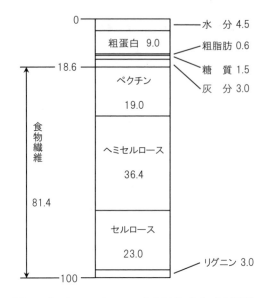

図2　ビートファイバーの成分組成（％）（分析例）

以上に重要なことは，胃から大腸へとほとんどそのまま消化管を通過していく間に，他の食品成分ではなし得ないような栄養生理的機能を果たしている点にある。そして，そのような機能は，食物繊維の物理化学的特性と密接に関連していることが指摘されている[2]。ビートファイバーに関しては，保水性・保油性がともに高く（図3），さらに膨潤性も高いことが特性としてあげられる（図4）。すなわち，ビートファイバー1gは，水を吸収し約10ml容まで膨潤する。また，ビートファイバーをプロテアーゼ（タンパク質分解酵素）及びリパーゼ（脂肪分解酵素）で処理すると，さらに膨潤する。このような特性は，ビートファイバー摂取時の満腹感，あるいは胃内における摂取食品の滞留時間の延長などの生理作用に大きな影響を及ぼしていると考えられている。また，ビートファイバーは，植物性の食物繊維特有の陽イオン交換能（カリウム，ナトリウムな

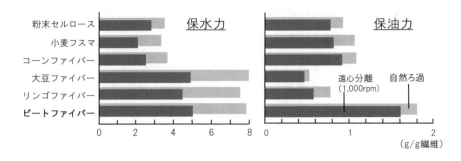

図3　食物繊維の水・油の保持力の比較

第22章　ビートファイバー

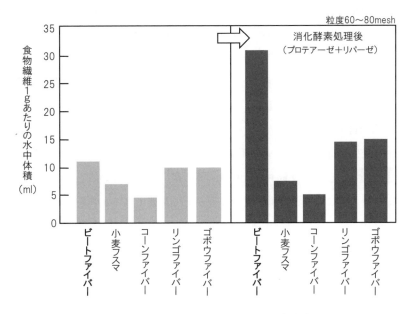

図4　食物繊維の膨潤性の比較（水中沈定体積）

どを吸着する能力のこと）を有する。さらに，陽イオンを吸着することによって陰イオン交換能を示すようになり，胆汁酸，脂肪酸などを吸着できるようになる性質も持つ。つまりビートファイバーの陽イオン交換能は，生体へのミネラル供給や胆汁酸，脂肪酸の排泄に深く関与している可能性が高いと考えられている。

4　安全性

米国 FDA はビートファイバーに対し GRAS（Generally Recognized As Safe Substances）承認申請を受理している。また，国内では急性毒性試験（日本食品分析センター：試験報告書44041301-6号）および変異原性試験（日本食品分析センター：試験報告書44041301-3号）を実施した結果，ビートファイバーの安全性が確認されている。

5　生理学的性質

5.1　整腸作用

ビートファイバーは大腸内での発酵性に富み，整腸・排便効果を有する。摂取された食物繊維が吸水・膨潤して消化管内容物のかさを増大させ，かつ腸内細菌に資化される際に多量の短鎖脂

肪酸（有機酸）が発生するため，大腸に対する刺激が高まり，その収縮運動が活発化し，糞便排泄を促進させるためと考えられている。過食による下痢症状はなく，整腸作用のある食物繊維素材として㈶日本健康・栄養食品協会より総合評価書（表2）が出されている。その一例として，Giacosaら[3]は慢性便秘の患者27名にビートファイバーを摂取させて，顕著な便秘改善（排便回数，便性）を確認している（図5）。また，ヒトにおいて，ビートファイバー投与により，大腸ガン等の原因物質である可能性が高いアンモニア，p-クレゾール，フェノール，インドール等の腐敗産物の発生が抑制され，腸内環境が改善することが見出されている[4]。肥満や高血圧など現代病と言われているものの発生の頻度は，便の量に比例していると言われており，必要以上に便を腸内に滞留させないことは腸の健康を守る上で重要であると考えられる。

5.2 血中脂質上昇抑制作用

ビートファイバーは脂質代謝に影響を及ぼす。ヒトによる調査では血中コレステロール低下作用があることが報告されており[5]，動物（ラット）試験では血中脂質（コレステロール，中性脂肪）の上昇抑制作用，肝臓及び体組織への脂質蓄積抑制作用を顕著に示すことが報告されている[6]。ラットの盲腸を切除するとそれらの効果が低減することから，血中脂質調節作用は盲腸機能＝ヒトでの結腸上部機能と密接に関連していることが示唆される。一般的に水溶性食物繊維は，小腸においてコレステロール・胆汁酸の吸収を抑制し，その糞便排泄を促進することにより血中コレステロールを低下させると考えられている。ビートファイバーはコレステロール無負荷実験においても，低下効果があることから，水溶性食物繊維とは異なる作用機序があると推測している。

表2 ビートファイバーの総合評価書概要

関与する成分	ビートファイバー（固有番号 911126）
保健の用途	整腸作用，便通・便性の改善
有効摂取量	5 g／日
最大無作用量	20 g／日

平成5年2月17日　㈶日本健康・栄養食品協会

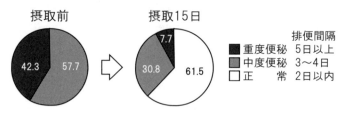

図5　ビートファイバー摂取による慢性便秘症の改善
慢性便秘症患者 27名　6.75 g／日
引用文献：Giacosa *et al*., Royal Society of Chemistry, pp.355-361 (1990)
(National Institute for Cancer Research, Italy.)

5.3 実験的大腸ガン発生の抑制作用

ビートファイバーは大腸ガン発生を抑制することが示唆されている。大腸ガン発生は食物繊維欠乏と密接に関連すると言われているが[1]，1,2-Dimethyl-hydrazine（DMH）を用いて行ったラットの実験的大腸ガン発生試験では，ビートファイバーは強い発生抑制作用を示した。この効果は，DMH投与時に消化管腔内に食物繊維が存在するかどうかが大きく影響し，食物繊維のDMH吸着排泄作用が大腸ガン発生を抑制していることを示唆している[7]。また，ビートファイバーの摂取が，腸内細菌叢の変化やその発酵産物である有機酸などを介して，大腸粘膜内の免疫系細胞の局在化に関与していることを示唆するデータも得られており，この局在化が大腸ガン発生の抑制に関与している可能性もある[8]。

6 食品への利用

現代人の食生活の中で食物繊維の摂取不足は顕著である。厚生労働省の発表では食物繊維摂取の目安量を19〜27g（18〜69歳，1日当たり）としているが[9]，実際に摂取している食物繊維の量は13〜18g程度であり[10]，かなり不足しているのが現状である。この状況を改善するための1つの方法として，食物繊維を添加した加工食品を摂取するという方法があるが，現実としてそのような目的のみで加工食品メーカーに食物繊維を使っていただくというのはなかなか難しいというのが我々の実感である。そこで我々は，ビートファイバー特有の物理化学的性質（保水性，保油性，膨潤性など）を生かした加工食品の物性改善法を調査・検討し，さまざまな利用法を見出している（表3）[11]。

6.1 パン類への利用

パン類は焼成後時間の経過に従い，硬くなりパサパサした食感になってしまう。この現象を老化と呼んでいるが，一般的に老化防止のためパンに乳化剤が添加されていることが多い。ビートファイバーには乳化剤と同等の効果があり，老化による硬化を1〜2日間遅らせることができる。

表3 ビートファイバーの利用上の効果

効果の認められる食品	効果
パン類	老化防止
めん類	歩留向上，めん離れ改善
畜肉加工品	歩留向上
コロッケ類	油分低下効果，パンク防止，水分移行防止
ドーナツ他	油分低下効果

6.2 めん類への利用

生麺における製品上の問題の1つは，製造後時間の経過とともに，麺が互いに付着してほぐれにくくなってしまうことであるが，ビートファイバーの添加により，付着を軽減することができる。また，ビートファイバーの添加によって麺の水分は高くなるため食感はやや柔らかくなるが，一方で歩留りの向上が期待できる。

6.3 畜肉加工品への利用

ハンバーグなどにおけるドリップ（旨味の流失）の発生は商品価値の低下につながるが，ビートファイバーの添加により，ドリップの発生を防止することができる。同時に，ビートファイバーは保水性が高いので，相当量の加水を行うことができる結果，顕著な歩留まりの向上が期待できる。

6.4 コロッケ類への利用

コロッケ類において油分過多は品質に関わる大きな問題であり，同時に揚げ油の不経済にもつながる。また，油調後に揚げ物から油が遊離することも，やはり商品価値に関わる問題となっている。パン粉やバッター液にビートファイバーを添加することにより，コロッケ類の油調時の吸油量を減らし，また油滲みを抑制することができる。

6.5 ドーナツへの利用

ドーナツにおいても，コロッケ類と同様に，油分過多や油調後の油滲みが品質上の問題となっているが，ビートファイバー添加によりそれらの問題を改善することができる。ドーナツの種類（イーストドーナツ，ケーキドーナツ）や油の種類（液状油，固形油）に関係なく，ビートファイバー添加によりドーナツの油分は低下し，また油滲みも少なくなることが確認されている。

7 おわりに

食物繊維特有の物理化学的性質は，保水性，膨潤性，イオン交換能などである。そして，その物理化学的性質は，食物繊維の栄養生理的機能，食品加工特性に大きく影響していると考えられる。数多くの食物繊維素材の中でも，ビートファイバーはその食物繊維特有の物理化学的性質に長けている食物繊維素材である。その結果，ビートファイバーは血中コレステロール低下作用などの優れた栄養生理的機能を持ち，また食品加工面においてもパンの老化防止など優れた特性を持つ。国民の食物繊維摂取量が減少している現在，一般食品への食物繊維添加は健康上重要性が

第22章 ビートファイバー

増している。また，最近の動向として食品添加物の使用は避けられる傾向にあることから，ビートファイバーのような食物繊維素材を食品改良剤として利用することも，今後の食品加工における1つの方向ではないかと考えられる。

文　　献

1) D.P.Burkitt, *Cancer*, **28**, 3（1971）
2) 桐山修八, 化学と生物, **18**, 95（1980）
3) A. Giacosa *et al.*, Dietary Fiber: Chemical and Biological Aspects, p 355, Woodhead Publishing（1990）
4) 名倉泰三ら, 腸内細菌学雑誌, **11**, 109（1988）
5) L. M. Morgan *et al.*, *Proc. Nutr. Soc.*, **47**, 185（1988）
6) 有塚勉ら, 日本農芸化学会誌, **66**, 881（1992）
7) 有塚勉ら, 日本農芸化学会誌, **63**, 1221（1989）
8) S. Ishizuka *et al.*, *Exp. Biol. Med.*, **229**, 876（2004）
9) 日本の栄養所要量－食事摂取基準－策定検討会, 日本人の食事摂取基準（2005年版）
10) 厚生労働省, 平成19年 国民健康・栄養調査結果
11) 社団法人菓子総合技術センター, 食品新素材有効利用技術シリーズ No.12「ビートファイバー」, 1998年

第23章　ビール酵母の機能性食品素材としての開発と応用

中村智彦*

1　はじめに

　酵母は，ビールやワイン，パン等の発酵工程において必要不可欠な存在であり，その中でもビール酵母は，紀元前数千年の頃よりビールの醸造に利用されて以来，ドイツを中心とするヨーロッパで発展してきた。ビール酵母は，ビールなどの発酵用途だけでなく，古くからその薬理効果が注目され，これまで乾燥酵母として食品，医薬品，および医薬部外品の原料に利用され，人々の健康の維持・増進に貢献してきた。20世紀に入ってから科学の進歩とともに本格的に栄養補給剤として使用されるようになり，今日においても乾燥ビール酵母は健康機能性食品，医薬品および医薬部外品に利用されている。また，乾燥酵母は，*Saccharomyces* に属する酵母の菌体を乾燥して粉末としたものとして，日本薬局方にも収載された素材である。

　ビール醸造工程において発酵の役目を終えたビール酵母は，食品の1次（栄養），2次（おいしさ）および3次（健康増進・疾患予防）という全ての機能において高度活用の期待される有用な資源である。しかしながら，ビール酵母はその特有の臭いおよびビール醸造に起因する苦味が障壁となり，これまで一般的な食品素材として広く利用されるまでには至っておらず，畜産及び養魚用の飼料として活用されることが多かった。しかしながら，近年，酵母の有効活用に向けた取り組みによって，乾燥酵母の形で調理における栄養補助剤（食物繊維，ビタミン，ミネラルなど）や物性改良剤（保水性，保形性，賦形性，弾力性など）としても利用されている。さらに，酵母細胞内成分を自己消化あるいはプロテアーゼ等の酵素添加により抽出することで，調味料原料である酵母エキスとしても利用されている。

　乾燥酵母や酵母エキスに留まらずビール酵母をさらに有効利用するため，酵母の細胞壁成分の健康機能性ならびに構造的・物性的特長に着目することで，酵母の食物繊維成分を高度に精製した健康機能性素材［Brewer's Yeast Cell Wall：BYC］および食品用コーティング剤［Acid treated Yeast Cell Wall：AYC］が開発されている。現在では，生産技術が確立され食品用途に利用されている。

　＊　Tomohiko Nakamura　キリンビバレッジ㈱　開発研究所　プロジェクトマネジメント担当　部長代理

第23章　ビール酵母の機能性食品素材としての開発と応用

本稿では，①ビール酵母の特性，②ビール酵母細胞壁の調製と健康機能性，および③ビール酵母細胞壁の食品用コーティング剤としての応用について解説する。

2　ビール酵母の特性

ビール酵母は写真1のとおり，電子顕微鏡下で明瞭な卵形として観察され，図1に示すとおり，たんぱく質，ビタミンB群および食物繊維（多糖類）を多く含み，カルシウム，鉄，カリウム，

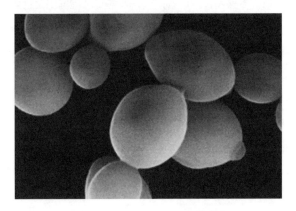

写真1　ビール酵母の形態的特徴

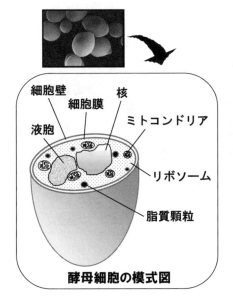

	成　分	分析例
一般成分	たんぱく質	49.7g
	脂質	4.5g
	糖質	7.6g
	灰分	6.0g
	食物繊維	30.5
	エネルギー	270kcal
ビタミン類	ビタミンB_1	22.1mg
	ビタミンB_2	3.04mg
	ビタミンB_6	2.96mg
	ビタミンB_{12}	0.03μg
	エルゴステロール	184mg
	コリン	400mg
	ナイアシン	35.1mg
	葉酸	2.6mg
	パントテン酸	1.19mg
	ビオチン	119μg
	イノシトール	489mg
ミネラル類	カルシウム	45.7mg
	リン	1360mg
	カリウム	1330mg
	マグネシウム	205mg
	鉄	6.9mg
	銅	428μg
	マンガン	1.29mg
	亜鉛	2.20mg
	セレン	52μg
その他	グルタチオン	480mg
	核酸	3000mg

（100g中）

図1　ビール酵母の構造と成分組成

マグネシウム等のミネラルのほか，核酸やグルタチオンといった有用成分を含有する[1]。ビール酵母の薬理作用についてはいくつかの報告例があり，マウスを用いた実験ではビール酵母細胞壁画分の投与が腫瘍を減退させる効果のあることが報告されている。この作用は，細胞壁を構成する$β-1,3-$グルカンに起因するという報告もあるが，その詳細については不明である。また，酵母細胞壁画分の構成多糖である zymosan が免疫調節作用を有することが発見され研究試薬として活用されてきた。近年，ビール酵母の薬効に関する医学・栄養学的な研究が進み，乾燥ビール酵母の整腸作用[2]，抗潰瘍作用[3]，貧血改善作用[4]等が報告されている。さらに，ビール酵母細胞壁の生理機能に関する研究も盛んに行われ，ビール酵母細胞壁が食物繊維という観点から見直され，その複合的作用を期待した健康機能性効果に関する研究成果が報告されている。

ビール酵母に50％程度含まれるたんぱく質には，人体に不可欠な8種の必須アミノ酸が含まれ[1]，植物たんぱく質には少ないリジンを豊富に含有する。また，ビタミンB群が豊富に含まれ[1]，特にビタミンB1の不足により，倦怠，疲労，食欲不振などが引き起こされるが[5]，健常成人は1日に0.8〜1.0 mgの摂取が必要とされており[6]，ビール酵母では大さじ1杯（8〜10 g）の摂取によりその所要量が満たされると言われている。

最近注目されるようになった葉酸は，ビール酵母100 gあたり2.6 mg含まれる。また，肝機能改善効果が期待され，体内の酸化還元反応に関与する重要な因子として知られるグルタチオンが，ビール酵母には100 gあたり約480 mg含まれる[1]。

核酸は，細胞の増殖，たんぱく質の合成，遺伝など重要な役割を有する成分であるが，ビール酵母にはRNAが約6％含まれる[1]。

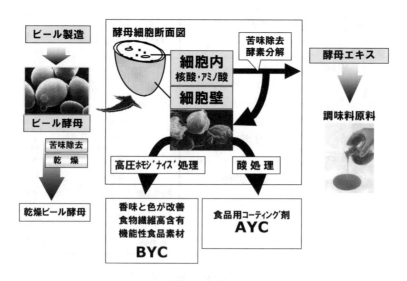

図2　ビール酵母活用素材の高度実用化

第23章　ビール酵母の機能性食品素材としての開発と応用

3　酵母細胞壁の精製と健康機能性

3.1　ビール酵母細胞壁 [Brewer's Yeast Cell Wall : BYC] の分画と精製

　ビール酵母の細胞内物質を酵素分解，アルカリ処理（脱苦味）及び固液分離処理により除去することで細胞壁画分が得られるが，このままでは細胞内物質の旨味成分であるアミノ酸や核酸および酵母特有の臭いや苦味が残存する。しかしながら，この細胞壁画分を高圧分散処理および水洗浄処理に供することで臭いおよび苦味が除去され，しかも食物繊維画分が濃縮・精製されたビール酵母細胞壁 [BYC] の調製が可能となった[7]（図2）。BYC は約 80 ％の食物繊維（AOAC 公定法）を含有し，それ以外の成分としてたんぱく質が 10 ％程度含まれる（図3）。現在では，BYC の生産技術が確立され，機能性食品素材として活用されている。

　ビール酵母の外骨格をなす細胞壁画分は，主に多糖及びたんぱく質より構成されており，その基本構造はグルコース，マンノースをはじめ，ガラクトース，キシロース，N-アセチル-D-グルコサミン，ウロン酸及びその他の微量成分から成るものであり，主に β-グルカン，α-マンナン及び α-マンナンに結合した難消化性たんぱく質から形成される水不溶性の食物繊維から構成される[8]。

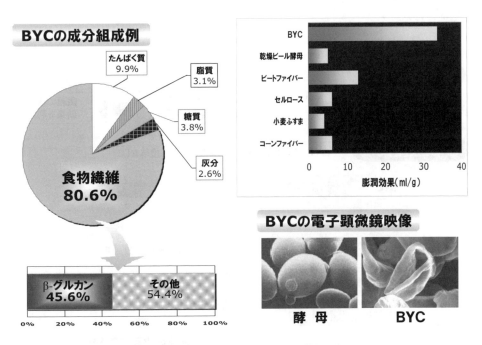

図3　BYC の成分・物性及び形態

3.2 BYCの腸内細菌叢・便通改善効果

これまでの研究において，BYCのように食物繊維が豊富に含まれる食品素材は腸管機能と密接に関与していることが明らかにされており，便通，さらには腸内環境を正常化させることへ寄与していると考えられている。そこで，人為的に便秘を誘発させるラット便秘モデルによりBYCの便通改善効果が評価され，BYCには便通及び便秘改善効果のあること（図4），また，BYCの摂取量と便秘改善効果との間に用量依存性のあることが確認されている[7]。大腸での腸内細菌による難消化性成分の資化・発酵によって生じる短鎖脂肪酸（SCFAs：Short Chain Fatty Acids）が，腸粘膜より吸収され大腸のエネルギー源となり腸管機能を活性化させることに加えて，腸管内における食物繊維の膨潤効果が便通及び便秘改善効果の一要素と言われている。BYC摂取による腸管内での腸内細菌発酵産物（SCFAs）の有意な増加も確認されていることから[7]，BYCの便秘改善効果は，腸管内における高いSCFAs産生能と，腸管内における高い水分保持能及び膨潤による大腸への物理的刺激に起因するものと考えられた[7,9]。さらに，腸内細菌叢に及ぼすBYCの作用についてラット便秘モデルにより評価された結果，*Bifidobacterium*の増加およびBacteroidaceaeの減少が確認されている。

以上のような便通改善効果を有するBYCの実用化を目的として，BYCをヨーグルトに配合することで，その相乗効果が期待されるドリンクヨーグルトが調製され，ヒトボランティア介入試験が実施された。

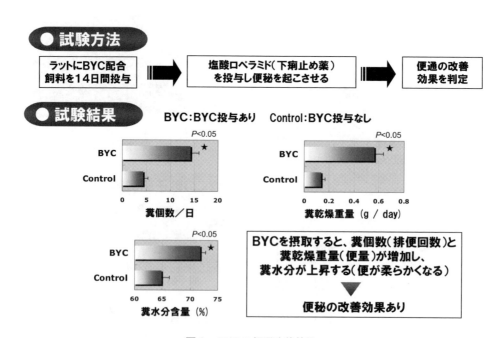

図4　BYCの便通改善効果

第23章　ビール酵母の機能性食品素材としての開発と応用

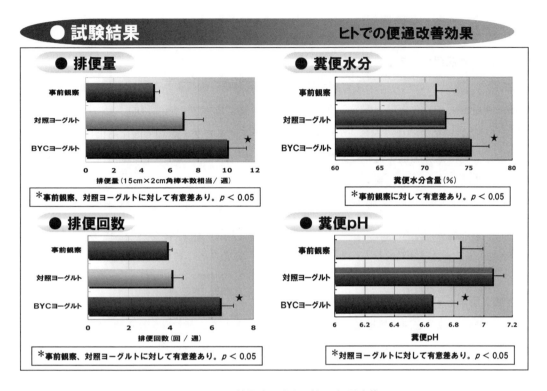

図5　ヒトでの効果確認試験―整腸・便通改善―

　便秘傾向にある健常者を対象としたBYC配合ヨーグルトの飲用試験では，従来のヨーグルトと比較して高い便秘改善効果を有することが確認された（図5）。また，ヨーグルトに配合されたBYCの効果により，排便回数，排便量の増加，便水分含量の正常化，便pHの低下作用，さらには腸内細菌叢改善効果のあることが確認されている[10]。

　BYCには便通改善効果のほかに，血中コレステロール値正常化作用[11~13]，アレルギー症状改善作用[14,15]，骨密度減少抑制作用[16]および腎機能保護作用[17]等の健康機能性が明らかにされている。今後，これらの保健機能へ関与する酵母細胞壁中の活性本体の特定に加え，人々の「生活の質（QOL）」の向上へ寄与する，より良い快適生活に貢献するための今後のさらなる研究と開発が期待される。

4　ビール酵母細胞壁の食品用コーティング剤としての応用[18]

　酵母の構造的・物性的特長についてはこれまでほとんど注目されていなかった。このビール酵母細胞壁の構造的・物性的な特長に着目することで食品用のコーティング剤［AYC］が開発さ

れ，商品化されている。

4.1 既存の食品用コーティング剤

食品として摂取可能なコーティング剤は，主に錠剤や顆粒剤のような健康食品や医薬品の固形製剤に利用されている素材である。食品に対してコーティングを施す目的としては，内容成分（香気成分等）の揮散防止，内容成分の品質劣化防止（例：ビタミン類の酸化防止），内容成分の吸湿防止（例：潮解防止を狙った飴類のコーティング），いわゆる QOL の向上を目的とした健康食品の苦味や臭いのマスキング，チョコレートの溶け出し防止のような取り扱い易さの向上，およびビフィズス菌等の有用腸内細菌製剤の胃酸による死滅の回避等が挙げられる。代表的な食品用コーティング剤としては，シェラック（カイガラムシ抽出物），ツェイン（とうもろこし抽出物），プルラン（菌体外多糖），メチルセルロース，ゼラチン，糖衣等が挙げられる。

4.2 食品用コーティング剤［AYC］の製法

酵母細胞内の成分を酵素処理などによって可溶化除去することで得られる酵母細胞壁画分を適切な条件下で酸により処理した後，その不溶性の酵母細胞壁画分をさらに水洗浄することにより，優れたコーティング効果を有する AYC が調製される。

4.3 食品用コーティング剤［AYC］の形状的特長

AYC の外観形状は茶系色の乳白色水分散スラリーであり，高い水分散性を有し 8 ％濃度においては 24 時間の経過においても分離は見られない。また，レオロジー特性は，塑性流動を示し，粘度は 5 ％濃度において約 60 mPa・s である。ミクロ的な形状は，一般的なコーティング剤で

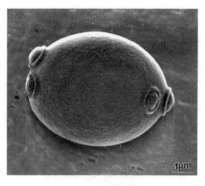 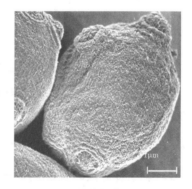

ビール酵母　　　　　　　　　**AYC**

写真 2　ビール酵母と AYC の形態的特徴

第23章 ビール酵母の機能性食品素材としての開発と応用

みられる線状の高分子ポリマーとは異なり、細胞壁形状を維持した5～10μmの楕円球状である。この形態を有する粒子一つ一つがコーティング剤としてのユニークな特性を発揮する要因である。また、酸処理によって表層が酵母に比較し粗くなっており、表層部分が除去されているが（写真2）、これもAYCの特性を発揮する一因である。

4.4 食品用コーティング剤［AYC］のコーティング特性

食品用コーティング剤として要求される特性は、食品としての安全性が確保されていることは言うまでもないが、コーティング後の保存状態では堅固に内容物を保護し、摂取した際に胃あるいは腸において迅速に内容物が放出されることである。すなわち、均一なフィルム形成性を持ち、しかも外的環境に対するバリア性能が高いこととともに、コントロール可能な内容物放出特性を有することである。これより以下、AYCのコーティング剤としての優れた特性について説明する。

4.5 フィルム性

AYCのキャストフィルムの走査型電子顕微鏡観察像を写真3に示す。乾燥によって水分が失われ、平板化した細胞壁が鱗辺状に並び積層することでフィルムが構成される。細胞壁は、表層のグルカン－マンナン層のハイドロゲルによる水素結合により結びついており、これによって、しなやかでしかも比較的高い強度を持つフィルムを形成すると考えられる。

可塑剤のグリセリンをAYCに10％添加しフィルムに柔軟性を与えた場合は、AYCのみの場合と比較しフィルム強度は若干悪化するが、引張り強度においては35～40 Mpaの強度を示し、医薬品用途で使用される合成品のHPMC（セルロース誘導体）とほぼ同等の強度（MPa）を持つ。

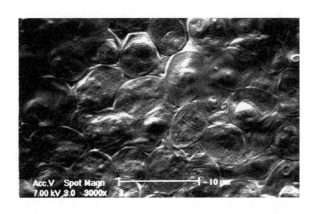

写真3　AYCのキャストフィルム

4.6 崩壊性

既存コーティング剤は，徐放的に溶出する場合，あるいは，溶出しない場合のいずれかの傾向を示すものが多い。一方，AYC は溶出を抑えるラグタイムを経過した後，爆発的な溶出を示す S 字型のシグモイド型と呼ばれる溶出曲線を描き，内容物を迅速に放出する特長を持つ。実際の錠剤崩壊過程を観察することでもその特性が確認できる。一部の既存コーティング剤ではシグモイド型溶出特性を有するが，放出に至るトリガーは pH あるいは温度，酵素等の外的作用である。一方，AYC はコーティング層への水の浸透によるフィルム強度の低下が，特長的なフィルム崩壊および放出機構に寄与している。したがって，コーティング量による内容物放出時間の制御が可能であるという特性を持つ。

4.7 ガスバリア性

防湿特性をもつコーティング剤はこれまでも存在したが，内容物劣化の大きな原因の一つである酸素に対して優れたバリア性能を持つものは医薬品用コーティング剤でも存在しなかった。比較的高いガスバリア性素材としてペットボトル等で使用されている PET，香り・臭い及びガスバリア性素材として食品の保存用ラップで使用されている PVDC（ポリ塩化ビニリデン），実用上最も高いバリア性を有するといわれる EVOH（エバール），および AYC の酸素透過係数を比較した結果，AYC は EVOH を除いた既存フィルム材に比較して非常に低い酸素透過係数を示し，高い酸素バリア性を持つことが確認された。

また，水系コーティング剤の HPMC に比較し同等以上の水蒸気バリア性を有し，比較的高い防湿効果を有している。このようなバリア性により，臭いをも封じ込めることができ，シリカゲル等の乾燥剤と併用することによりガスバリア性がさらに向上するとともに，臭いの封じ込め効果も向上することが確認されている。

5 おわりに

ビール酵母およびビール酵母細胞壁の健康機能性および物理的機能性を中心に，ビール酵母の特性および高付加価値有効利用について述べた。

BYC の多様な健康機能性については，人々の健康に貢献するさらなる研究開発が期待される。AYC はコーティング剤としての使用用途以外の可能性も考えられ，今後の検討によって幅広い用途・分野で有効利用されていくと思われる。これまで明らかにされてきた，栄養補給，美味しさの向上，健康増進，疾病軽減および保存性・嗜好性向上という食品の各種機能性を発揮する素材として，ビール酵母は類を見ない優れた素材であることは言うまでもなく，今後もさらなる潜

第23章　ビール酵母の機能性食品素材としての開発と応用

在的機能の発見と実用化に期待したい。

文　　献

1) 橋谷義孝編, 酵母学, 岩波書店 (1967)
2) 高崎智子, 斉藤静男, 日本栄養・食糧学会誌, **50** (2), 175 (1997)
3) 渡辺和夫, 矢野真吾, 加藤哲男, 梶原良夫, 北畠克顕, 応用薬理, **35** (5), 351 (1988)
4) 高崎智子, 梶原良夫, 北畠克顕, 日本栄養・食糧学会誌, **45** (6), 529 (1992)
5) 日本ビタミン学会編, ビタミン学 (II) (1981)
6) 科学技術庁資源調査会編, 新編食品成分表四訂準拠 (1996)
7) T. Nakamura, K. Agata, M. Mizutani, and H. Iino, *Biosci. Biotechnol. Biochem.*, **65** (4), 774 (2001)
8) V. Farkas, The Yeast, 317, Academic Press (1989)
9) T. Nakamura, and M. Mizutani, *Jpn. Pharmacol. Ther.*, **28** (8), 661 (2000)
10) T. Nakamura, K. Agata, S. Nishida, Y. Shirasu, and H. Iino, *Bioscience and Microflora*, **20** (1), 27 (2001)
11) Y. Hitomi, M. Yoshida, T. Nakamura, and Y. Shirasu, *J. Oleo. Sci.*, **51** (2), 141 (2002)
12) Y. Hitomi, M. Yoshida, M. Mizutani, T. Nakamura, Y. Shirasu, and H. Shimasaki, *J. Oleo. Sci.*, **51** (5), 335 (2002)
13) T. Nakamura, Y. Hitomi, M. Yoshida, Y. Shirasu, T. Tsukui, and H. Shimasaki, *J. Oleo. Sci.*, **51** (5), 323 (2002)
14) 若林英行, 白須由治, 酵母細胞壁画分のNC/Ngaマウスに対する抗アレルギー効果, 第55回日本栄養・食糧学会大会講演要旨集, 221 (2001)
15) 若林英行, 白須由治, 酵母細胞壁画分 (BYC) の抗アレルギー効果, 第56回日本栄養・食糧学会大会講演要旨集, 120 (2002)
16) 中村智彦, 水谷麻衣, 白須由治, 小西 豊, 永野伸郎, 第57回日本栄養・食糧学会大会講演要旨集, 296 (2003)
17) 芳田美智子, 縣和江, 小西豊, 永野伸郎, 第57回日本栄養・食糧学会大会講演要旨集, 296 (2003)
18) 笠井隆秀, 酵母細胞壁からの新規コーティング剤, ファインケミカル, **29** (13), (2000)

第24章　ポリデキストロース

海老原　聡[*]

1　はじめに

　近年，豊かな食生活と過剰なエネルギー摂取による肥満とそれに伴う糖尿病，心臓病や高血圧などの成人病が問題となってきている。特に肥満はメタボリックシンドロームの主要な要因となるといわれている。またわが国をはじめとする先進国では食物繊維の摂取量が年々減少し，高カロリーの脂肪性食品や高度に精製された加工食品等の摂取が増える傾向にある。このような食生活ではエネルギーの吸収効率が高まる為，肥満をもたらす可能性が非常に高くなる。加えて，精製された加工食品では食物繊維の摂取量が不足し，便秘，糖尿病，血中脂質増加などを誘引することが考えられる。このため，低エネルギー食品や食物繊維を多く含む食品の開発がますます活発になってきている。

　ポリデキストロースとは，米国大手製薬メーカーであるファイザー製薬の食品部門で1970年代に開発が行われた，新規の低カロリー食品素材である。「20世紀後半から21世紀に最も求められる食品素材は何か」というテーマのもと，「低カロリー食品素材」という明確なコンセプトによりポリデキストロース（ダニスコ社商品名：ライテス®）は誕生した。

　とうもろこしから生産されるブドウ糖やソルビトールを原料としているにもかかわらず，医薬品と同等の安全性データを数多く集積して，世界で最も審査基準が厳しいと言われる米国食品・医薬品局（FDA）の許可を1981年に取得した。

　食物繊維としてのポリデキストロースは，消化管の働きを活発化させ，排便回数を増加させる，糞便容積を増加させる，消化管の通過時間を短縮させる，糞便の軟化等の食物繊維としての基本的な特徴をすべて備えている。

　ポリデキストロースが初めて日本で使用されたのは，乳酸菌飲料に低カロリー素材として採用された1986年である。さらに食物繊維としての機能により，1988年食物繊維飲料に採用され，その商品は日本の機能性飲料の先駆けとなった。ポリデキストロースは日本の機能性食品とともに歩んできたといっても過言ではない。その後ポリデキストロースは，飲料はもちろん，その他の非常に幅広い種類の食品に使用されるようになり，現在に至っている。

---

[*] Tadashi Ebihara　ダニスコジャパン㈱　スイートナーズ事業部　マーケティング　マネージャー

第24章　ポリデキストロース

2　食物繊維としてのポリデキストロース

食物繊維とは「人間の消化酵素で分解されない食物中の難消化成分の総称」[1]で多くの種類が存在するが，大きく分類すると，水に対する親和性の違いから水溶性と不溶性の食物繊維に分けられる。表1にその成分について示す。ポリデキストロースは，水溶性食物繊維の一種である。

ポリデキストロースはグルコースとソルビトール及びクエン酸を89:10:1の割合で混合，溶融し，減圧下で加熱，縮重合させて製造される平均分子量約2,000の重合体である。

ポリデキストロースの基本構造は図1の通りであり，糖質加水分解酵素では分解できない構造を有している。

ポリデキストロース（ライテス®）の主な特徴を下記にまとめる。

- 外観：白色もしくは淡黄色の非結晶性粉末
- 純度：ポリマー含有率として90％以上（2糖類以上）
- 水分：4％以下
- 溶解性：水に容易に溶解
- 甘味度：ショ糖の約10分の1とほとんど無し
- 非う食性：口内細菌に資化されない為，う食を誘発しない
- 粘性：ショ糖や水あめなどと同じような粘性を持ち，食品にボディ感を付与する。
- 食物繊維含有率：75％以上

ポリデキストロースは特に溶解性が高く，80％（W/W）の水溶液も製造可能である（図2）ので非常に使い勝手が良い。さらに各種pH及び加熱条件でも極めて安定である（表2）。

表1　食物繊維の分類と種類[1]

起源	分類	成分
細胞壁の構造物質	セルロース	β-D-グルカン
	ヘミセルロース	キシラン
	（非セミセルロース多糖類）	マンナン
		ガラクタン
	ペクチン質（不溶性）	ガラクツロナン
	リグニン	芳香族炭化水素重合体
	キチン	ポリグルコサミン
非構造物質（天然および添加物）	ペクチン質（水溶性）	ガラクツロナン
	植物ガム	ポリウロニド
	粘質物	ガラクトマンナン
		グルコマンナン
	海草多糖類	グルロノマンヌロナン
	化学修飾多糖類	ポリデキストロース
		CMC

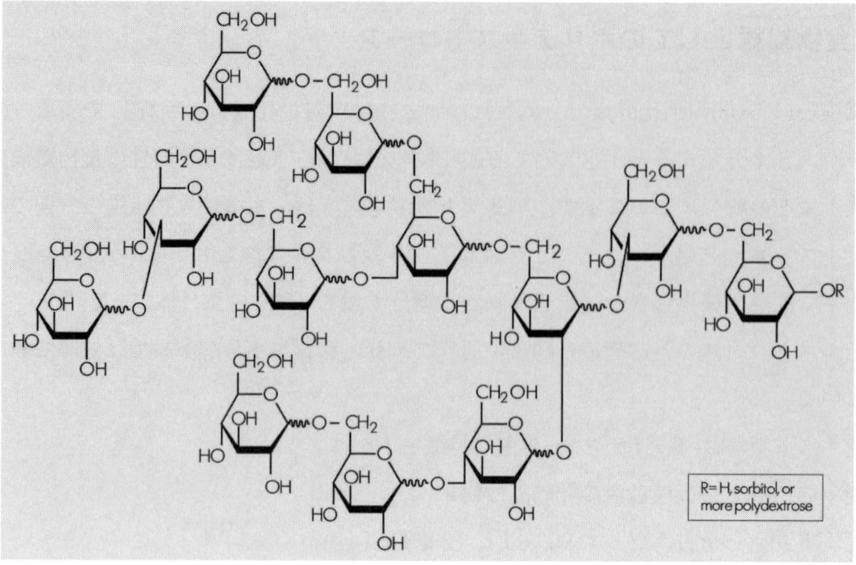

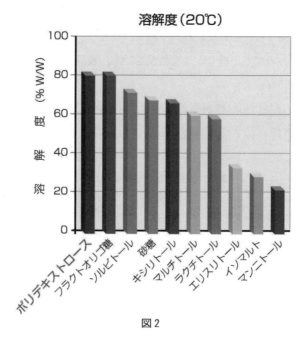

図1

図2

　甘味は，ほとんど無くわずかな酸味が感じられるが，使用時にはほとんど消失するため，味に影響を与えない（図3）。粘度も砂糖よりわずかに高い（図4）が，適度なボディを形成することができる。低カロリー食品においては，ボディ感をいかに構築するかが重要であり，ポリデキストロースを用いることにより容易にボディ感を付与できる。

第24章　ポリデキストロース

表2

殺菌条件	pH	ブドウ糖の増加
低温殺菌（70℃ 10分）	3 及び 7	ほとんど無し
UHT（142℃ 6〜10秒）	3 及び 7	ほとんど無し
保存条件　3ヶ月	pH	ブドウ糖の増加
40℃	3	最大 2 ％
20℃	3	最大 0.8％
−5℃	3	ほとんど無し
−20℃	3	ほとんど無し

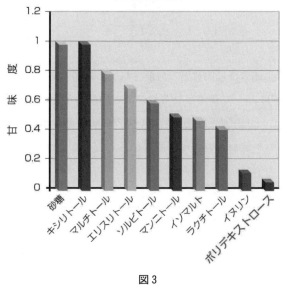

図3

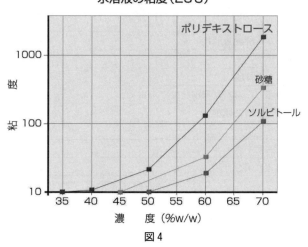

図4

3 ポリデキストロースの特徴

3.1 難消化性

生体内でエネルギー源として利用される糖質は一般的に消化酵素により分解され，低分子の糖として腸管より吸収される。消化酵素の代表的なものはα-アミラーゼや小腸の粘膜に存在する糖質分解酵素であり，ブドウ糖分子同士のα-1,4結合やα-1,6結合，ブドウ糖と果糖のα-1,2結合，ガラクトースとブドウ糖のβ-1,4結合などを水解するがその他の結合を水解することはできない。図1の様にポリデキストロースは，通常の糖質分解酵素によってほとんど加水分解されない構造を有しているため，消化管において分解されることはほとんどない[2]。

3.2 低カロリー

ポリデキストロースは上述の様に消化管で分解されず，大腸に届く。そこに存在する腸内細菌によって一部が醗酵分解によって資化されるものの，醗酵分解率が25％未満であることから，算出されるエネルギーは0 kcal/gと評価されている[3]。すなわち現存する水溶性食物繊維の中では，最もカロリーの少ない素材のひとつであるといえる。表3にその例を示した。

表3

No	食物繊維素材名	エネルギー値（kcal/g）
1	アラビアガム	1
2	低分子化アルギン酸ナトリウム	0
3	寒天	0
4	キサンタンガム	0
5	ジェランガム	0
6	タマリンドシードガム	2
7	グァーガム	2
8	グァーガム酵素分解物	2
9	小麦胚芽	2
10	サイリウム種皮	0
11	湿熱処理でんぷん（難消化性でんぷん）	2
12	水溶性大豆食物繊維	2
13	セルロース	0
14	難消化性デキストリン	1
15	ビートファイバー	1
16	プルラン	2
17	ポリデキストロース	0

3.3 安全性

ポリデキストロースは食物繊維の中では，安全性，代謝等について多くの動物実験やヒトの臨床試験が行われている素材のひとつである。

米国食品・医薬品局（FDA）で急性毒性試験，慢性毒性試験，発癌性試験，催奇性試験，遺伝毒性試験などの安全性試験のデータにより認可されたのをはじめとして，「ADIを特定せず」とした，JECFA（1987，1995）や専門論文を作成したFCC（NAS，1996）などの多くの承認例がある[4]。

3.4 「お腹の調子を整える」効果

ポリデキストロースは「お腹の調子を整える」食物繊維素材として規格基準型特定保健用食品の関与成分として厚生労働省に認可された[5]。また多くの臨床試験によりポリデキストロースの整腸効果が実証されている[6～10]。

「お腹の調子を整える」効果に関しては，女性ボランティア28名に対し，ポリデキストロースを0，5，7，10 g/日摂取させ，排便状況を調査した研究がある[8]。

この試験ではポリデキストロースを除く1日あたりの食物繊維摂取量を試験期間中，8.0～8.8 gと平均化させて行われた。ポリデキストロースの摂取量の増加に伴い，便が柔らかくなり，7 g/日あるいは10 g/日摂取時の便の硬さは無摂取時と比較して有意に軟化した。これら結果から，ポリデキストロースの摂取量は通常の食事摂取に加えて1日あたり7～10 gが適切な摂取量であると示唆された。

日本での女性の排便傾向は便秘がちであることも報告されている[11]ことからも本試験はその改善に有効であることも示唆している。

また，健常者8人に対し，低コレステロール食，高コレステロール食，高コレステロール食＋ポリデキストロースを各2週間ずつ摂取した臨床試験では，高コレステロール食にポリデキストロースを添加した食事において，糞便量の増加，糞便pHの低下，クロストリジウム属の減少，インドール，P-クレゾール，イソ吉草酸及びイソ酪酸が有意に減少していることが観察されたことから腸内環境の改善，整腸作用を示すことが示唆された[12]。

3.5 プレバイオティクス効果

現在，日本では腸内善玉菌を選択的に増殖させるというプレバイオティクスに対する認識が非常に高くなったが，ポリデキストロースに関してもプレバイオティクス素材としての研究を行っている。ポリデキストロースは醱酵性が高いオリゴ糖などとは異なり，非常にゆっくりと大腸で醱酵される。それによって，効果が結腸遠位部分まで持続することにより，より効果的に腸内環

境を改善すると考えられている。

ダニスコ社では4層に分かれた連続培養装置，いわゆる大腸シミュレーター（図5，写真1）を開発し，ポリデキストロースの醗酵特性を研究している（図6）[8]。

また，Zhongら[13]は中国人を対象とした臨床試験で，120人の健常人のボランティアを4群に分け，一日あたり0，4，8，12gのポリデキストロースを4週間摂取させ便を採取した。従来のプレーティング法を用いて便検体中の細菌種を解析した。ビフィドバクテリウム属やラクトバチルス属などの善玉菌はポリデキストロースの摂取量に伴い増加し（図7，8），バクテロイデス属などの悪玉菌は減少することを確認した（図9）（$p<0.05$）。特に12g/日摂取群では便

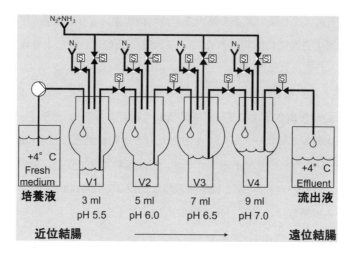

図5　大腸シミュレーターの模式図

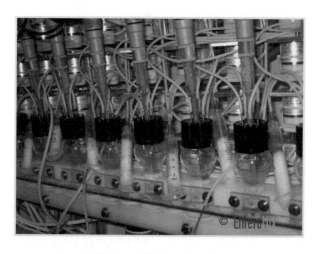

写真1　大腸シミュレーター

第24章 ポリデキストロース

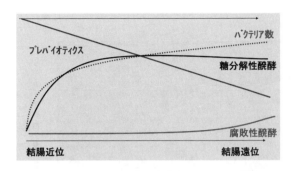

図6 結腸における糖分解性醗酵の持続効果と腐敗性醗酵の関係

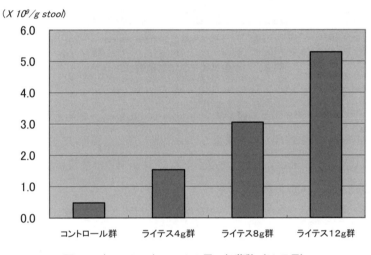

図7 ビフィドバクテリウム属の細菌数(28日目)

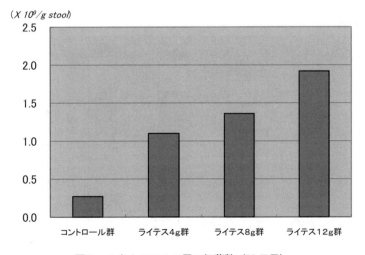

図8 ラクトバチルス属の細菌数(28日目)

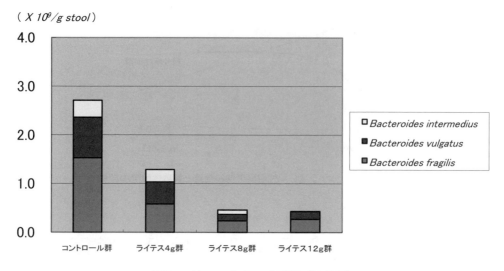

図9　バクテロイデスの細菌数（28日目）

中に存在するビフィドバクテリウム属やラクトバチルス属がコントロール群の約10倍に増加した。また短鎖脂肪酸（特に酪酸）の生成量の増加に関しては，摂取28日目の短鎖脂肪酸の生成量を図10に示した。ポリデキストロース8g群及び12g群の酢酸及び酪酸の生成量において，コントロール群と比較して有意差が認められた（$p<0.01$）。

ここで短鎖脂肪酸の生成量が増加する効果に関して注目すると，生成された短鎖脂肪酸（酢酸，酪酸，プロピオン酸）は，

① 粘膜血流量の増加（酢酸，酪酸，プロピオン酸）

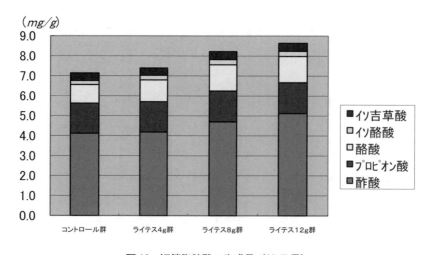

図10　短鎖脂肪酸の生成量（28日目）

② 蠕動の促進（酢酸，酪酸，プロピオン酸）
③ 腸上皮組織のエネルギー源（酢酸，酪酸，プロピオン酸）
④ 腸上皮細胞の増殖に寄与（酪酸）
⑤ 抗炎症作用→炎症性腸疾患を予防する（酪酸）

など腸に対して様々な効果を与えることが知られている。また，短鎖脂肪酸の生成により腸内のpHが下がり，病原性菌類の増殖が抑えられ，悪玉菌によるたんぱく質の異常発酵も抑制される。

3.6 腸内腐敗物抑制効果

大腸内では，炭水化物を主とする糖分解性醗酵とタンパク質を主とする腐敗性醗酵が行われている。しかし大腸内に炭水化物が存在すると，糖分解性醗酵が優勢となり，タンパク質の腐敗性醗酵が抑制される[14,15]。プレバイオティクスは，大腸に到達し腐敗性醗酵を抑制するが，種類によって分解速度が異なる為，醗酵速度が速いものは，結腸近位部分で消失し，結腸遠位では腐敗性醗酵が優勢となってしまう。ポリデキストロースは大腸遠位まで持続的に醗酵が持続されることが示唆されている（図6）。

3.7 脂肪吸収抑制効果

緒方ら[16]はラット試験により小腸からの脂肪吸収に対するポリデキストロースの影響を調べた。対象群では脂質の約80％がリンパ管に移送されたが，10％ポリデキストロース摂取群ではその移送が約50％であり，有意な低値を示した。

また，下村ら[17]はポリデキストロースが配合されたチョコレートを用いて，摂取後の血清中性脂肪の値について臨床試験を行った。ポリデキストロース配合のチョコレートを摂取後120分までは血清中性脂肪値が一定であった。

3.8 血糖値に対する影響

中国上海大学Zhong教授のもと行われたグリセミックインデックスに関する試験[6]は，120人の学生を中心とした被験者を対象とした大規模な臨床試験であり，50gグルコースにポリデキストロース12gを同時に摂取することによって，血糖値の上昇を緩やかにし，グリセミックインデックスを12％低下させる効果を確認した。また血糖値の上昇を緩やかにすることにより，インスリン過剰分泌を軽減し，脂肪蓄積を抑制することができるということも示唆されている（図11）。

日本でも下村ら[17,18]によるグリセミックインデックスおよび耐糖能に関する試験にて同等の結果を得ている。これは耐糖能試験における血漿グルコースと血清インスリンの上昇に対するポリデキストロースの影響を日本の男女を被験者として検討したものである。

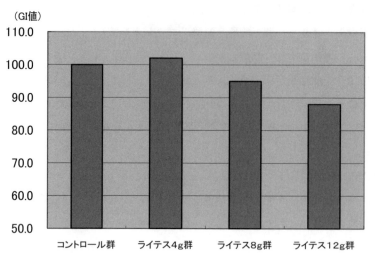

図11 グリセミックインデックス（GI）の低下効果（29日目）

　耐糖能試験の糖質源として50gのグルコースもしくは50gの炭水化物に相当するパンを用いた。糖質摂取による血漿グルコースと血清インスリン濃度の上昇は，ポリデキストロース摂取により抑制される傾向を示した。この試験における血漿グルコース濃度の上昇曲線の面積は，ポリデキストロースの摂取によりグルコースを糖質源とした場合と比較して28％，食パンを糖質源とした場合と比較して35％減少した。これらの結果によりポリデキストロースは炭水化物のグリセミックインデックスを低下する可能性が示唆されている。

3.9　カルシウム吸収促進効果

　原ら[19]はポリデキストロース及びグァガム酵素分解物のカルシウム吸収に対する影響をラット試験により検討した。ポリデキストロース群は，コントロール群及びグァガム分解物群よりカルシウム吸収は有意に増加した。また，胃全摘ラットにおいては，対照群に比べてポリデキストロース及びグァガム分解物はカルシウム吸収が有意に増加した。マグネシウム吸収においても同様の結果を得ている。

　そのメカニズムを確かめるため，小腸反転サックを用いた *in vitro* での実験が行われ，ポリデキストロースの添加により，回腸におけるカルシウムの吸収速度は有意に促進した。これにより，ポリデキストロースは小腸でのカルシウム吸収を促進する可能性が示唆された。

3.10　その他

　英国のLeeds大学のBlundell教授のもと，サタイアティー（満足感）の持続に関する試験が

第24章 ポリデキストロース

行われた[20]。食事前にポリデキストロースを摂取することにより，サタイアティーの効果によって，その食事の摂取カロリーを約17％軽減することができることが臨床試験により確認できた。現在，その作用のメカニズム解明のため，さらなる臨床試験が行われている。

　水溶性食物繊維として長年使用されてきたポリデキストロース（ライテス®）は，多くの生理機能を持ち，物理化学的に安定でしかも使い易い素材である。

　日本にポリデキストロースが上陸してから23年が経過しようとしているが，機能性はもちろんのこと，使い勝手の良さ，優れた加工特性，安全性の確立，徹底した品質管理及び安定した供給能力等が評価され，様々なアプリケーションに使用されている。

文　　献

1) 印南敏, 食物繊維としてのポリデキストロース, 東京農業大学総合研究所 (1985)
2) 小林ら, 澱粉化学, **36**, 4, 283-286 (1989)
3) 平成15年2月17日付厚生労働省通知『「栄養表示基準等の取扱いについて」の一部改正について』（食新発第0217001号）ならびに『「栄養表示基準における栄養成分等の分析方法について」の一部改正について』（食新発第0217002号）
4) G.A.Burdock, W.G.Flamm, *Food and Chemical Toxicology* **37**, 233-264 (1999)
5) 平成17年7月1日付厚生労働省通知「特定保健用食品（規格基制度の創設に伴う規格基準の設定等について」（食案新発第0701007号）
6) Zhongら, *Am J Clin. Nutr.* **2**, 1503-9 (2000)
7) 清水ら, 日本食物繊維研究会誌, **1**, 25-34 (1997)
8) 中川ら, 日本栄養・食糧学会誌, **43**, 95-101 (1990)
9) 松生ら, 日本食物繊維研究会誌, **6**, 1, 17-21 (2002)
10) 松生ら, 日本食物繊維研究会誌, **6**, 2, 55-60 (2002)
11) 竹副ら, 栄養誌, **43**, 93 (1985)
12) 光岡ら, *Bifidobacteria Microflora*, **10**(1), 53-64 (1991)
13) Makivuokko et al., *Nutr. and Cancer*, **52**(1), 94-104 (2005)
14) Cummings et al., *J.Appl.Bacteriol.* **70**, 443-459 (1991)
15) Smith et al., *Anaerobe.* **3**, 327-337 (1997)
16) 緒方ら, 肥満研究, **3**, 2, 30-33 (1997)
17) 下村ら, 肥満研究, **9**, 173 (抄録), 30-33 (2003)
18) 下村ら, 日本食物繊維学会誌, **8**, 2, 105-109 (2004)
19) Haraら, *British J.Nutr.* **84**, 655-661 (2000)
20) John E.Blundell et al., *Britih J.Nutr.*, **93**, 911-915 (2005)

―― 第3編:ルミナコイドの応用 ――

第25章　ルミナコイドの食品への応用

大和谷和彦*

1　はじめに

食品産業においてルミナコイドは「多糖類」として，その機能が物性の構築や食感の制御の目的で広く使用されている。ルミナコイドの機能は，増粘・ゲル化・各種安定化に大別され，食品毎に要求される機能が異なる。本章では，ルミナコイドの食品への応用について，タマリンドシードガム，キサンタンガム，ジェランガムを中心に機能と食品応用事例を紹介する。

2　ルミナコイドの食品における機能[1,2]

食品分野で用いられるルミナコイドは，植物や海藻が起源，または微生物の発酵による，天然の高分子が主体である（表1）。表2にルミナコイドの食品での主な機能と応用例を示した。

2.1　増粘

増粘機能はルミナコイドの最も基本的な機能である。水溶性のルミナコイドが添加されると食品の水溶液粘度が増加し，粘度の増加に伴って付着性や乳化安定性など様々な2次機能が付加される。図1に主なルミナコイドの粘度曲線と粘性（流動特性）を示した。粘性は，シェアによって粘度が減少するシュードプラスチック性と，変化しないニュートン性に大別できる。前者の代表がキサンタンガムであり，後者の性質を示すのがタマリンドシードガムである。ドレッシング，

表1　主なルミナコイドの種類と起源

植物種子	グアー，ローカスト，タマリンド，サイリウム
植物	セルロース，MCC，コンニャク
樹液抽出物	アラビア，カラヤ，トラガント
海藻	寒天，アルギン，カラギーナン
微生物	キサンタン，ジェラン，プルラン，カードラン
分解	グアーガム分解物
合成	CMC，メチルセルロース

*　Kazuhiko Yamatoya　大日本住友製薬㈱　フード＆スペシャリティ・プロダクツ部
　　研究開発第1グループ　グループマネージャー

第25章　ルミナコイドの食品への応用

表2　ルミナコイドの食品における機能

- 増粘：たれ，ソース，スープ，漬物
- ゲル化：プリン，ゼリー，ジャム
- 乳化安定：ドレッシング
- 懸濁安定：ココア，固形入りドレッシング
- 氷結晶安定：アイスクリーム
- 乳蛋白安定：ドリンクヨーグルト
- 気泡安定：ムース
- こく付け：飲料
- 離水防止：ゼリー，チーズ
- 保湿：スポンジケーキ
- 食感改良：麺
- フィルム形成，カプセル
- 脂肪代替：アイスクリーム，ドレッシング

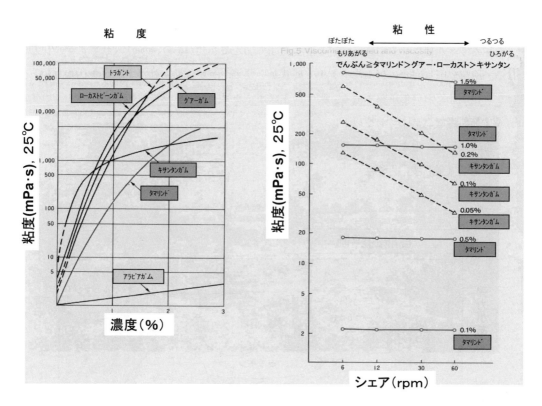

図1　ルミナコイドの粘度と粘性

たれ類，レトルト食品・缶詰，漬物ではキサンタンガムが，濃厚ソース，たれ類ではタマリンドシードガムが使われている。

ルミナコイドを増粘機能で使用する際の選択のポイントを以下に示す。

① 粘度値

② 粘性（流動特性）
③ 溶解性（加熱が必要か，水和しやすさ）
④ 粘度安定性（耐熱性，耐酸性，耐酵素性，機械耐性，経時安定性）
⑤ 食感（ボデイ感，糊感）
⑥ ２次的機能（付着性，保水性，乳化安定性，懸濁安定性，氷結晶安定化等）

2.2 ゲル化

ゼリー，ジャム，プリン，煮こごり等のゲル化にはルミナコイドのゲル化機能を利用する。ゲル化させるための条件は増粘よりも狭く，難しい。一般的には，ルミナコイドの水溶液を溶解温度まで加熱した後，ゲル化に必要な因子（イオン，糖など）を加えた後冷却することが必要である。ゲル化には加熱によって分子の配列を一度ばらばらにする必要がある。イオンや糖のゲル化因子を加えてゲル化させる場合，所定の濃度範囲で加える必要があり，多く入れてもゲル化しなくなる。冷却の際は完全にゲル化するまで静置が必要で，ゲル化前に動かすとゲル化しない。食感はゲル化機能において重要である。図２に主なルミナコイドの食感を比較した。ルミナコイドのゲル化剤の選択のポイントを以下に示す。

① 食感（硬い－柔らかい，もろい－弾力がある）
② 安定性（耐熱性，耐酸性）
③ 糖，pH，イオン，蛋白質など食品成分の条件

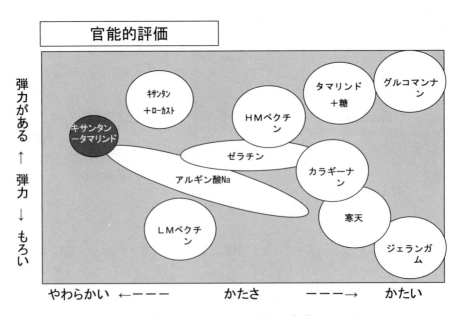

図２　ルミナコイドのゲルの食感

④　水系かミルク系か

⑤　製造工程による制限（溶解条件，ゲル化条件，殺菌条件）

2.3　乳化安定

　ルミナコイドは増粘，ゲル化以外にも様々な2次的機能を有する。ここでは安定化効果の代表例である乳化安定について述べる。アラビアガムが高濃度で乳化の目的で使用される場合を除くと，ルミナコイドの効果は，乳化を安定に保持する「乳化安定」効果である。食品における乳化状態は不安定であり，乳化剤が使用されるさいにも，その安定性の補強のため乳化安定剤としてルミナコイドが併用される。食品における乳化は水中油滴型（O/W型）エマルションが多く，このタイプの乳化の破壊（解乳化）は，油滴同士の集合（合一）による粒子の巨大化と，油滴の浮上（クリーミング）の2つのステップが重要である。ルミナコイドは，粘度によって合一やクリーミングを防止し，また油的表面に吸着して保護膜を形成し，合一による油の巨大化を防止する。

　マヨネーズ，ドレッシングにはキサンタンガムが，ドリンクヨーグルトにはペクチン，大豆多糖類が，冷菓にはグアーガム，ローカストビーンガム，タマリンドシードガムが組み合わされて，乳化香料ではアラビアガムが，多く使われている。

3　ルミナコイドの食品における応用の実際[1,2]

3.1　澱粉との併用

　様々な澱粉が食品に含まれ，あるいは添加され使用されている。澱粉は食品の使用において，熱，酸，シェアおよび老化により粘度が低下したり，老化によるゲル化，硬化（パンやもち）といった経時変化を起こす。また粘度を上げるために澱粉を多く使うと食感が重くなる。ルミナコイドを澱粉と併用し，澱粉の一部を代替することで安定性を向上させ，食感をより良好なものにできる。ルミナコイドは澱粉の直鎖状アミロース分子の再配列（澱粉老化の原因）を妨げ，澱粉粒を保護する。タマリンドシードガムは食感的に最も澱粉に近く，かつ安定性に優れ，老化抑制効果があるため，濃厚ソース，たれやフラワーペースト等において澱粉との併用に広く使用されている。その特徴は以下である。

- 澱粉の老化を防止
- 食感が澱粉に近い
- 重い食感を改良
- 耐熱性，機械耐性を付与
- 作業性を改善

- 特性を付与

3.2 マヨネーズ，ドレッシング

O/W型乳化食品であるマヨネーズやドレッシングにおいては，乳化安定性に加えて，酸性下での安定性，シュードプラスチック性が求められる。キサンタンガムが主に使用されている。キサンタンガムのシュードプラスチック性は，静置下では粘度が高く乳化安定性に優れ，また野菜にマヨネーズやドレッシングをかけたさいに，粘度が高く野菜への付着性が良好である点に活用されている。一方，摂食時には，噛むことによるシェアがかかり，粘性が低下し，粘さを感じないという特徴がある。他方，キサンタンガムは，シュードプラスチック性のため，容器から最初はなかなか出にくく，容器を傾けすぎると粘度が下がり大量に出てしまうこと，振動時には粘度が下がり乳化安定性が低下する。このため，ニュートン流動性を持つタマリンドシードガムの併用が有効である。マヨネーズやドレッシングでのキサンタンガムとタマリンドシードガムの併用は次の特徴を有する。

- 強い乳化安定性を付与
- 流動性をコントロール
- 粘度上昇と保形性，付着性の向上
- 食感が良好
- 脂肪代替機能（低脂肪，低カロリー化）

3.3 小麦粉製品

小麦粉製品でのルミナコイドの役割は，澱粉やグルテンの作用に関連する以下の効果である。

- 澱粉粒の保護
- 澱粉の老化防止
- グルテンネットワークの補強
- 離水防止
- 保形性，保水性，耐熱性，冷凍解凍耐性の付与
- 食感改良

キサンタンガムやタマリンドシードガムは，麺，パン，ケーキ，菓子，フィリングなどに広く使用されている。タマリンドシードガムのパンにおけるボリュームアップ，生地のきめ細かさの増加，経時的な硬さ増加防止効果が報告されている[3]。タマリンドシードガムの添加により，きめの細かいパンができ，焼成後3日まで老化防止により固さの変化が抑えられた。

3.4 冷菓

冷菓においてルミナコイドが求められる機能は複数あり，一般に冷菓用安定剤としては，ルミナコイドが2種類以上組み合わされて使用されている。主な機能と選択されるルミナコイドは以下である。

- 適切なオーバーランの発現：グアーガム，ローカストビーンガム
- 保形性の向上：ローカストビーンガム，タマリンドシードガム
- 良好な食感，組織，きめ細かな氷晶：タマリンドシードガム
- 耐酸性：キサンタンガム，タマリンドシードガム
- 乳漿分離防止：キサンタンガム，カラギーナン

より低粘性で，冷菓調製時のミックス液粘度が低く，調製が容易なタイプの低粘性タマリンドシードガムが開発されている。基本的な機能はタマリンドシードガムと同様で，特に食感改良に有効である。

- よりあっさりとした口溶けの良い食感の冷菓
- 細かな氷結晶を形成，維持
- 保形性を付与，溶出しを遅くする
- ミックス液の乳漿分離を抑える

3.5 嚥下補助食品（とろみ剤）

加齢により嚥下筋が衰え，ものを飲み込みにくくなり，水分摂取時にむせたりする。高齢者では，飲み込むことが困難なため水分補給が不足する。嚥下（のみこむ）困難者に対して，効果的な水分補給のために，飲料にとろみをつけることが1つの解決策であり，ルミナコイドの増粘機能を用いる。また，ルミナコイドを利用することで，様々なバリエーション（形態，食感）で，水分補給する手助けとなる。

とろみ剤において澱粉が多く使われてきたが，ルミナコイドは少量添加で増粘効果が高いこと，透明性，粘度安定性，物性のバリエーション，味や臭いが少ないこと，カロリーが低いこと等のメリットから，多く使用されるようになってきた。特にキサンタンガムはグアーガムのようなガラクトマンナンと組み合わせると相互作用により高い粘度およびゲル状の物性を発揮し，とろみ剤として有効である。

3.6 飲料への応用

タマリンドシードガムは飲料のボディ感の付与やこく付けに有効である。微量（0.05％）添加で，低脂肪牛乳で乳脂肪が増えたような濃厚感の付与，コーヒー牛乳で濃厚感と甘味の増加の

効果がある。

　ジェランガムの流体ゲル（フルイードゲル）が飲料の懸濁安定で使用されている。流体ゲルは，液体のような流動性を持つゲルで，弱い構造を持ちゲルのように手ですくうことができると同時に，液体の性質も有する。その1つ1つの粒はミクロ的にはゲルであるが，粒の集合として全体の系は液体のように振る舞う。ジェランガムの流体ゲルの特徴は，優れた懸濁安定効果と良好なテクスチャーで，増粘剤と異なり食感的に粘性を感じないため，飲料における果肉やゼリー，ココアの懸濁安定，果汁や野菜ジュースの沈殿防止に最適である。

3.7　脂肪代替

　食品中の脂肪は，栄養，味，加熱特性や物性面での重要性とともに，食品のおいしさに関与し，なめらかさ，こく，ボディー感を与える。一方，脂肪の過剰摂取はメタボリックシンドロームにつながる懸念があり，食品の低カロリー化・低脂肪化が課題である。

　食品の脂肪代替の手段として，おいしく，脂肪の食感を最も有効に再現できる3つの成分の組み合わせのシステムが提唱されている。増粘剤として，ルミナコイドは粘性を付与し，その水溶液は液体油脂様の流動性と乳化安定性や保水性などの機能を示す。

　　第1成分（増粘剤：キサンタン，タマリンド）：少量で粘性を付与

　　第2成分（水溶性増量剤：デキストリン，低粘性ルミナコイド）：高濃度で使用して濃厚感・こくを付与

　　第3成分（マイクロ粒子：MCC，微粒子化蛋白）：小さな不溶性分子で脂肪の口当り舌触りを発現

3.8　タマリンドシードガムのゼリーへの応用

　タマリンドシードガムは，ショ糖，液糖など糖類の濃度の増加とともに粘度が増大する。この相乗作用は糖類の濃度が上がると強化され，ゲル化する（ショ糖濃度40％以上，図3）。このゲルは弾力性に富み，離水が無いものである。凍結解凍により，ゲルの硬さと弾力性が増加する。また，アルコールの存在下でもゲルを形成し，ショ糖との併用もゲル化に有効である。

　これらのゲルは，ジャムやデザートゼリー，羊羹，くずもちなどの日本の伝統的な和菓子や，リキュールゼリーとして利用できる。タマリンドシードガムのゼリーは，凍結温度がより低く凍結しにくいので，冷菓のセンターゼリーとしても使用できる。

　お茶の成分であるカテキンとタマリンドシードガムは相互作用によりゲル化する[4,5]。このゲルは弱いゲルであるが口解けが良く，ゲル化に加熱が必要ないのが特徴である。またタマリンドシードガムとキサンタンガムは個別には単独ではゲル化しないが，両者を混合すると相互作用に

第25章　ルミナコイドの食品への応用

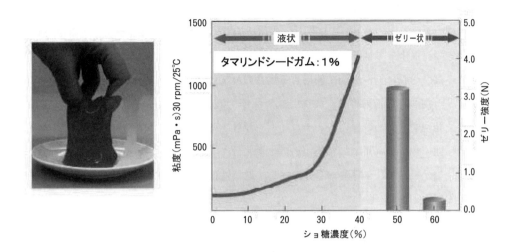

図3　タマリンドシードガム：糖濃度と粘度およびゲル強度の関係

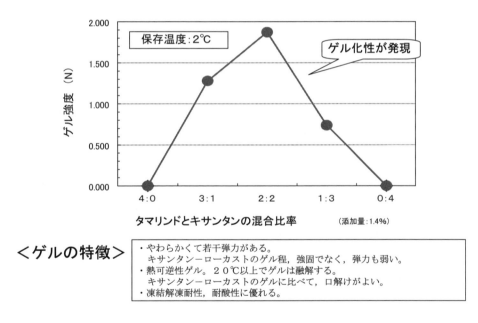

図4　タマリンドとキサンタンのゲル

よってゲル化する[6]。混合比率の違いによるこのゲル強度の変化を図4に示す。このゲルは柔らかくて若干弾力があり，20℃以上でゲルが融解するので口解けがよく，キサンタン－ローカストのゲルの補強や食感改良に使用される。

3.9 ルミナコイドの補給・強化

上述したルミナコイドの食品への応用は，少量添加で，食品へ物性機能を付与する目的である。ルミナコイドの食品中での補給・強化という観点で，その生理機能が有効に発揮できるような量を添加するのは，一般に物性機能で使用する場合の添加量より高い添加量が必要である。この場合に増粘などの物理的な効果が高くなりすぎ，通常の食品としては摂取するのは困難である。

生理活性を発現するための量のルミナコイドを添加するためのアプローチとしては，食感が良い比較的低粘性のルミナコイドの利用がある。例えばキシログルカンの脂質代謝改善効果・体脂肪低下効果[7]，グアーガムを酵素で部分分解し，低粘性化したグアーガム分解物の糖質・脂質代謝改善の臨床試験[8]が報告されている。

4 今後の展望

ルミナコイドが食品中で使用される場合，水溶性，粘性，ゲル化性，など固有の物性は，水溶液中で形成する様々な立体構造，例えば棒状，ランダムコイル，2重螺旋構造，架橋状態等と関係している。これらの構造はルミナコイドの1次構造によって決定される。例えば，タマリンドシードガムはセルロースと同じ主鎖構造を持つが，多数の側鎖の存在により，セルロースと異なり水に溶解し，ニュートン流動性を示す。タマリンドシードガムの分子は水溶液中で剛直で，分子の会合からなる多重ストランド構造を取る[9]。分子の形態は，慣性半径と流体力学的半径の比から，ランダムコイルと配列した棒状分子の中間的であった[10]。準希薄溶液中での濃度－粘度の傾きは，ランダムコイル構造を取る高分子に比べて高い。これは，「Superentanglment」[9]として記述でき，分子鎖のより高度な絡み合いに基づくもので，溶液中での分子配列および堅い構造に起因している。これらの立体構造を制御することで，新しいゲル形成や食品成分との相互作用の制御など物性の改変が可能である[11]。

食品での応用機能をさらに高め，利用性を深めるために，ルミナコイドの機能と立体構造に関する関係がより理解され，機能のデザインや最適化の研究のさらなる進展が期待される。

文　献

1) 大和谷和彦，水溶性・水分散型高分子材料の技術動向と最新応用，p.665，加藤忠哉編，日本科学情報（2001）

2) 大和谷和彦, 食物繊維科学－基礎と応用, p.267, 日本食物繊維学会編, 第一出版 (2008)
3) Maeda T., Yamashita, H. and Morita, N., *Carbohydrate Polymers*, **68**, 658 (2007)
4) Yuguchi, Y., Urakawa, H., Kajiwara, K., Shirakawa, M., and Yamatoya, K., The Second International Workshop on Green Polymers, p.253 (2001)
5) Nitta, Y., Fang, Y, Takemasa, M and Nishinari K., *Biomacromolecules*, **5**, 1206 (2004)
6) Kim, B.S., Taaakemasa, M and Nishinari, K., *Biomacromolecules*, **7**, 4, 1223 (2006)
7) Yamatoya, K., Shirakawa, M. and Baba, O., Hydrocolloids Part 2, p.405 (2000)
8) Yamatoya, K., Kuwano, K. and Suzuki, *J. Food Hydrocolloids*, **11**, 239 (1997)
9) Gidley, M.J., Lillford, P.J., Rowlands, D.W., Lang, P., Dentini, M., Crescenzi, V., Edwards, M., Fanutti, C. and Reid, J.S.G., *Carbohydr. Res.*, **214**, 299 (1992)
10) Dentini, M., Yuguchi, Y., Urakawa, H., Kajiwara, K., Shirakawa, M. and Yamatoya, K., The Second International Workshop on Green Polymers, p.239 (2001)
11) 大和谷和彦, 白川真由美, 平成18年度日本応用糖質科学会東日本シンポジウム「多糖類－驚異の機能と応用開発の最前線！－」要旨集, p.5 (2006)

第26章　腸内常在菌に及ぼす食事成分および プロバイオティクスの影響

辨野義己[*]

1　はじめに

　ヒトの大腸内には多様な常在菌が常在し，複雑なエコシステムを形成している。腸内常在菌の構成は様々な要因：年齢や性別などの属性，食習慣，生活習慣，運動習慣および居住地域などの環境，便秘，肥満，ストレス，アレルギーや腸疾患に代表される健康状態などにより，変化することが明らかにされている。また，ヒトが毎日排泄する糞便の約10％に達するほどの生きた常在菌で占められ，その大部分が偏性嫌気性菌（酸素のあるところでは生育できない細菌）である。詳細な研究によりヒトの大腸内には実に500〜1000種類，その数たるや乾燥糞便1グラムあたり約1兆個に近い常在菌が棲みついている。21世紀に入り，これまでの培養可能な腸内常在菌の解析から分子生物学的手法を用いて培養困難な腸内常在菌を含む多様性解析が行われ，ようやくその全容が見えてきた。

　本稿においては，①培養を介さない手法による腸内常在菌の多様性解析，②腸内常在菌プロファイル法による予防医学への可能性および③食事成分およびプロバイオティクスの新しい機能について紹介する。

2　培養を介さない手法によるヒト腸内常在菌の多様性解析

　腸内常在菌の約20％は培養可能な既知菌種であるが，残り80％は培養困難かあるいはその菌数が低いため，難分離性の未知菌種（群）であると推定されている[1〜3]。ところがこの腸内常在菌の70〜80％を占める難培養・難分離の腸内常在菌の解析に16S リボゾーム（r）RNA遺伝子を指標とする分子生物学的手法が導入され，ようやく難培養・難分離の常在菌を含めた腸内常在菌の全容が見えてきたのである[1, 2, 4〜6]。分子生物学的手法によるヒト腸内常在菌の多様性解析に関する研究の一環として，16S rDNAクローンライブラリー法によりそれの検索を行ったところ，健康な日本人男性3名の糞便より744クローン（DNA）を取り出し，抽出クローンの

---

[*] Yoshimi Benno　㈶理化学研究所　知的財産戦略センター　辨野特別研究室　特別招聘研究員

第26章 腸内常在菌に及ぼす食事成分およびプロバイオティクスの影響

25％を98％のホモロジー率を示す31既知菌種に同定し，残り75％のクローンが99の新規なファイロタイプ（系統型，Phylotype）に属することを明らかにした（表1）。このような16S rDNAによるクローンライブラリーの構築によって，ヒト腸内常在菌は *Clostridium* rRNA クラスター IV, IX, XIVa および XVIII や *Bacteroides, Streptococcus, Bifidobacterium* の各グループなどに属する菌種（群）であることが明らかにされたのである[3]。また，極端な菜食主義者の腸内常在菌を検索したところ，*Clostridium* rRNA クラスター XIVa, IV および XVIII が優勢に検出されることを認めた[7]。さらに，高齢者（75～88歳）の腸内常在菌の解析の結果（表1），240クローンを分離し，その46％を27種の既存菌種に同定し，残り54％はファイロタイプである[8]。このような腸内常在菌の多様性解析に16S rDNA クローンライブラリー法を用いる利点として，①DNA抽出キットを用いて腸内容物より直接細菌由来DNAを抽出することができ，②得られたクローンをDNAシークエンサーにて解析でき，③得られたクローン配列をそれがすでに登録されている菌種（DNA data bank of Japan；DDBJ, European Molecular Biology Laboratory；EMBLおよびGenBankヌクレオチド配列データベースなど）と比較することができ，それに基づいて構成菌種（群）の系統関係より，その構造が明らかにしえること

表1 16S rDNAクローンライブラリー法による健康成人，菜食主義者および高齢者の腸内菌叢の比較 (%)[3,7,8]

細菌（群）	健康成人			菜食主義者	高齢者		
	A	B	C	D	E	F	G
Clostridium クラスター I	0	1.1	0	0	0	0	0
Clostridium クラスター IV	22.7	12.4	11	13.1	34.7	16.1	9.5
(*Clostridium leptum* グループ)							
Clostridium クラスター IX	0	9.8	34	0	0	35.8	14.3
Clostridium クラスター XI	0	0.4	0.8	0	0	1.2	0
Clostridium サブクラスター XIVa	58.8	23.7	29	59.6	25.3	2.5	3.6
(*Clostridium coccides* グループ)							
Clostridium サブクラスター XIVb	0.5	0	0	0	0	0	0
Clostridium クラスター XVI	0	4.1	0	1.7	4	0	0
Clostridium クラスター XVII	0	8.3	0	0	0	2.5	0
Clostridium クラスター XVIII	0	0	0.4	12	0	0	0
Bifidobacterium	0	0.4	5.3	0.5	0	0	0
Lactobacillus	0	0	0	0	0	1.2	0
Cytophaga-Flexibcter-Bacteroides	5	9.4	16.3	6	20	8.6	15.4
Streptococcus	3.7	28.8	0.4	0	2.7	1.2	0
Preteobacteria	0.5	0.8	1.6	0	5.3	17.3	54.8
Epsilon subdivision				3.3			
その他	8.8	0.8	1.2	3.8	8	13.6	2.4

である。したがって，培養法とは異なり，難培養の腸内常在菌も把握可能となることが最大利点といえる。

3 「腸内常在菌プロファイル」法の確立

16S rDNA クローンライブラリー法は腸内常在菌を構成している菌種（群）の解析が可能であるが，それを行うには時間と多額の費用が求められる。従って，腸内常在菌の解析において，迅速，簡便および大量のサンプル処理が要求される。そこで多様な微生物叢を数値として把握する分子生物学的手法として RFLP 法による多様性解析と遺伝子解析システムによる全自動解析を組み合わせた terminal-restriction fragment length polymorphism（T-RFLP）解析と呼ばれる手法が提案された[9]。腸内常在菌の多様性解析において本法と 16S rDNA 塩基配列を使った各分子生物学的手法とを比較すると，その多様性解析やデータベース構築という点で優れた方法である（図1）。本法を用いて個人毎の T-RF パターンで表現される「腸内常在菌プロファイル」を作製し，その集積によりデータベースが構築されると，どのパターンが常態あるいは病態のどの段階であるかという判定が可能になる。

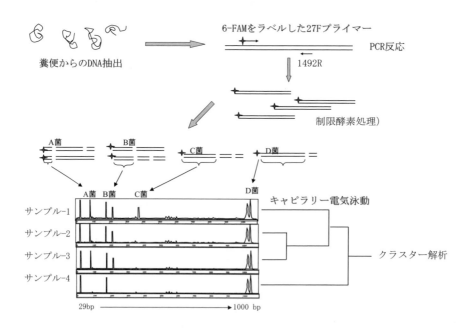

図1 ターミナル-RFLP 法による「腸内常在菌プロファイル」の作製

4　腸内常在菌プロファイルによる疾患把握や食生活の改善

　2005年より弘前大学医学部社会医学講座（中路重之教授）が総括して，青森県の特定地域の健康増進プロジェクトが開始された。本プロジェクトは10年間のコホート事業で，その目的は「平均寿命の延伸」とされている。肥満，飲酒，喫煙，運動習慣，食生活，年齢，性別などさまざまな要因のうち，「腸内常在菌プロファイル」解析を加えてこそ，その要因の裏付けが可能と考えて開始された。これまでの明らかにされている加齢による腸内常在菌の構成パターンが，より早く出現してくることが明らかとなった。また，地域住民の食餌成分と各腸内常在菌の出現との関連性も認められるようになってきた。以上の成績は腸内常在菌のパターンを解析する事により，対象者に見合った食餌成分やライフスタイルの提案も可能となるわけである。さらに，成分が明らかな食餌成分（テストミール）を摂取させ，それに反応する腸内常在菌の特徴把握が可能となる。従って，腸内常在菌のパターンを集積したデータベースから，食生活，生活習慣や運動習慣などを考慮して，病気リスクの軽減に向けた取り組みが可能となろう。

5　食事成分と大腸がん発症

　腸内常在菌が棲む場である大腸はヒトの臓器の中で最も種類の多い疾患が発症する場であることを意味している。腸内常在菌を構成している細菌が直接腸管壁に働き，消化管の構造・機能に影響し，宿主の栄養，薬効，生理機能，老化，発がん，免疫，感染などにきわめて大きな影響を及ぼすことになる。

　国際的にヒトの各臓器のがんによる死亡率は異なり，生活習慣，生活条件および食餌成分の違いによることが知られている。特に結腸がんによる死亡率と脂肪の摂取量と正の相関関係にある点で注目され，近年わが国における結腸がんによる死亡率の増加は顕著である。米国ガン研究財団の調査（www.aicr.org，1997年7月発表，2007年11月に第二次報告発表）によれば，食物繊維の摂取量が少なく，運動不足が続くと大腸ガンのリスクが決定的に高く，さらに動物性脂肪の高摂取やアルコールの多飲が大腸ガンによる死亡数を増加させると警告している。これまで大腸がんの高リスク地域と低リスク地域の人々の腸内常在菌を比べてみると，有意な差を認めないとされていたが，米国からの研究報告では伝統的な日本食を摂取させると，ある種の嫌気性菌種が優勢に検出されるとしている[10,11]。さらに，高脂肪食を常食としている都市部のカナダ人および高脂肪食摂取の日本人の腸内常在菌の構成を伝統的な日本食を常食とする農村部の日本人ならびに都市部の日本人成人のそれと比較すると，高脂肪食摂取により，*Bifidobacterium*の比率が激減し，逆に*Bacteroides*や*Clostridium*などの比率が増加することが認められている[12]。一方，

大腸疾患のうち，患者数が増加している潰瘍性大腸炎患者の腸内常在菌をターミナルRFLP法により解析したところ，これまでの報告にみられるような腸内常在菌のパターンではなく，未同定菌株を含む多様な菌種（群）が検出され，複雑な腸内常在菌解析が要求されている[13]。このように腸内常在菌の構成は食餌によって変動することは考えられるが，いまだ一致した結論はえられていない。それは腸内常在菌検索法の違いに加えて食習慣，生活習慣，運動習慣，年齢差などの課題が山積されているためである。

6 プロバイオティクス機能研究

1989年，Fuller[14]により「腸内常在菌のバランスを変えることにより宿主に保健効果の示す生きた微生物」として定義されたプロバイオティクスはSalminenら[15]により「宿主に保健効果を示す生きた微生物，それを含む食品」として再定義した。この定義はプロバイオティクスの安全性と機能評価を種レベルではなく菌株レベルで科学的に検証する必要性を述べている。プロバイオティクスのもつ健康増進作用が認められるならば，病気予防および制御などに関与する腸内常在菌の機能側面も明らかにされるであろう。

腸内常在菌のバランスを改善し，宿主に有益な作用をもたらすプロバイオティクスに用いられる有用微生物の条件は，i）胃酸や胆汁酸などの消化管上部のバリアー中でも生存できること，ii）増殖部位として消化管下部で増殖可能なこと，iii）便性改善，腸管内菌叢のバランス改善お

表2 すでに明らかにされているプロバイオティクスの機能および期待される機能

科学的に証明されている健康表示	・ロタウイルス下痢症改善作用 ・抗生物質誘導下痢症改善作用 ・乳糖不耐症軽減作用 ・乳児食餌性アレルギー症軽減作用 ・整腸作用
ヒト試験が求められる試験研究	・発ガンリスク低減作用 ・免疫能調節作用 ・アレルギーの低減作用 ・血圧降下作用 ・胃内ピロリー抑制作用 ・腸内環境改善作用 ・過敏性大腸炎，クローン病および潰瘍性大腸炎の軽減作用 ・*Clostridium difficile* 下痢症の低減作用 ・食餌性コレステロールの低減作用 ・乳児および児童の呼吸器感染症の抑制作用 ・口腔内感染症の低減作用

第26章 腸内常在菌に及ぼす食事成分およびプロバイオティクスの影響

よび腸管内腐敗物質の低下などの有効効果を発現すること，iv）抗菌性物質の産生や病原細菌の抑制作用を有していること，v）安全性が高いことなどが挙げられている。

さらに，現在では表2に示すようなプロバイオティクスの様々な機能研究がなされ，より優れたプロバイオティクスが開発されると期待されている。

7 おわりに

培養を介さない手法での腸内常在菌の多様性解析の進展はプロバイオティクスの機能開発と密接な関係にある。そして，プロバイオティクスを巧みに利用することがヒトの健康増進・病気予防に結びついている。今後，食事成分および様々な疾患と腸内常在菌の関係，それらを予防・改善するプロバイオティクスの機能解明が期待されている。

文　　献

1) P.S. Langedijk et al., *Appl. Environ. Microbiol.*, **61**, 3069 (1995)
2) A. Suau et al., *ApEnviron. Microbiol.*, **65**, 4799 (1999)
3) H. Hayashi et al., *Microbiol Immunol.*, **46**, 535 (2002)
4) A.H. Frank et al., *Appl Enviorn Microbiol.*, **64**, 3336 (1998)
5) K.H. Wilson, et al., *Appl Environ Microbiol.*, **64**, 3854 (1998)
6) E.G. Zoetendal et al., *Appl Environ Microbiol.*, **64**, 3854 (1998)
7) H. Hayashi et al., *Microbiol. Immunol*, **46**, 819 (2002)
8) H. Hayashi et al., *Microbiol. Immunol*, **47**, 557 (2003)
9) W.-T. Liu et al., *Appl Environ Micribiol.*, **63**, 4516 (1997)
10) W.E.C. Moore et al., *Appl. Microbiol.*, **27**, 961 (1974)
11) W.E.C. Moore et al., p.11, In W.R. Bruce et al. (eds.), Banbury report &, Gastrointestinal Cancer : endogenous factors, Gold Spring Harbor Laboratory (1981)
12) Y. Benno et al., *Microbiol. Immunol.* **30**, 521 (1986)
13) A. Andoh et al., *Inflamm Bowel Dis*, **13**, 955 (2007)
14) R. Fuller, *J Appl Bacteriol*, **66**, 365 (1989)
15) S. Salminen et al., *Br J Nutr*, **80**, S 147 (1998)

第27章 腸管免疫

杉　由高[*1]，細野　朗[*2]，高橋恭子[*3]，上野川修一[*4]

1　はじめに

ルミナコイドのもつ保健機能の大きな特徴は，それを摂取することによって宿主の腸内細菌環境を変化させることである．それは，多くのルミナコイドが難消化性糖類の特性をもつことに起因する．すなわち，消化酵素によって分解されずに腸内に到達したルミナコイドは特定の腸内細菌によってそのエネルギー源として資化され，その結果，腸内細菌叢が変動することになる．したがって，腸内環境がルミナコイドによって強く影響を受けている根拠は腸内細菌の関与が非常に大きいと考えられている．つまり，腸管において宿主の感染防御や免疫応答の制御に重要な役割を果たす腸管免疫系もまた，ルミナコイドによる影響を強く受けていると考えられる．そこで，本章では腸管免疫が腸内細菌によって如何に影響を受けながら腸管の恒常性維持に寄与しているのかを解説し，腸管免疫の機能性に注目したルミナコイドの応用について述べてみたい．

2　腸内細菌と腸管免疫系

ヒトの腸管には約500種，100兆個，重量にして約1kgにもおよぶ腸内細菌が生息し，免疫系に排除されずに存在する．すなわち，腸内細菌は宿主と共生関係にあるということができる．ここでいう共生はお互いに何らかの形で相互作用している「ギブ＆テイク」の関係であり，腸内共生菌は腸管内に豊富に存在する宿主の摂取した食物成分（＝エサ）に加えて体温という暖かい生育環境を与えられる代わりに，宿主に対しては①消化・吸収・排泄，②ビタミンなどの必須栄養素の合成，③病原菌の増殖抑制，④免疫系の組織・機能発達などに寄与している．

一方，宿主の生体防御反応にとって重要な免疫系は，大きく分けて自然免疫系と獲得免疫系の2つから成り立っている．自然免疫系は，日常的におこっている免疫反応の初期応答として，体

[*1]　Yutaka Sugi　日本大学　大学院生物資源科学研究科　生物資源利用科学専攻
[*2]　Akira Hosono　日本大学　生物資源科学部　食品生命学科　准教授
[*3]　Kyoko Takahashi　日本大学　生物資源科学部　食品生命学科　講師
[*4]　Shuichi Kaminogawa　日本大学　生物資源科学部　食品生命学科　教授

第27章 腸管免疫

内に侵入した抗原が迅速かつ非特異的に処理・排除される。このとき，マクロファージや好中球などの細胞群および炎症性サイトカイン，ケモカインあるいは補体といった分子によって免疫反応の初期応答がおこる。この自然免疫機構を突破して感染症を引き起こす微生物に対しては，引き続いて抗原特異的な免疫応答である獲得免疫が誘導される。獲得免疫系は脊椎動物のみに備わっている免疫システムであり，自己／非自己あるいは宿主にとって危険か否か，さらに抗原の記憶など高度な認識・排除応答を誘導する。その認識や記憶に中心的な役割を示すのはT細胞とB細胞である。生体に侵入した抗原は，マクロファージや樹状細胞（dendritic cell, DC）といった抗原提示細胞（antigen presenting cell, APC）に取り込まれ，消化・断片化される。これら抗原提示能をもつ細胞によってプロセッシング処理を受けた抗原の断片は，MHCクラスII分子を通してCD4$^+$T細胞に提示され，T細胞，B細胞の活性化，さらにB細胞から抗体産生能をもつ形質細胞への分化が誘導される。

　ところで，腸管は生体内に存在する器官でありながら広大な粘膜面を介して外界と接しており，環境中に存在する細菌やウイルスなどの微生物や食品由来の抗原に常に暴露されている。それゆえ，腸管は単に食品の消化・吸収の場であるというだけでなく，侵入してくる有害な異物に対する防御機能を高度に発達させてきた。腸管にはそのために局所粘膜免疫系が備わっている。そこには全末梢リンパ球の60％以上にも相当するリンパ球が集まり，生体最大のリンパ組織である腸管関連リンパ組織（gut-associated lymphoid tissue, GALT）を形成している。腸管の粘膜組織は一層の上皮細胞層によって覆われ，さらにその下には粘膜固有層（lamina propria, LP）が存在する。上皮細胞層においては上皮細胞3～6個に1つの割合で上皮細胞間リンパ球（intraepithelial lymphocyte, IEL）が点在している。また，絨毛の間にはマウスでは6-12個，ヒトでは180-240個のドーム型をしたパイエル板（Peyer's patch, PP）と呼ばれるリンパ組織が点在し，これらのリンパ組織が腸管における免疫応答の中心を担っている。さらに腸管に点在するリンパ組織である孤立リンパ小節（isdolated-lymphoid follicle, ILF）も，PPと同様に腸管免疫応答を誘導する重要な組織である。PPやILFを覆う上皮細胞は濾泡関連上皮細胞（follicle-associated epithelium, FAE）と呼ばれ，このFAEには管腔側からの抗原の取り込みに特化した特殊な上皮細胞であるM細胞が存在し，腸管管腔の抗原をトランスサイトーシスによって基底膜側へ輸送する。トランスサイトーシスにより運ばれた微生物抗原は，M細胞直下に存在するマクロファージやDCなどのAPCにより捕らえられ，免疫応答が惹起される。PPの中心にはB細胞が多く集積するB細胞領域が，さらにそのB細胞領域を取り囲むようにT細胞領域が存在する。B細胞領域では，T細胞依存性抗原の刺激が入ることで胚中心（germinal center, GC）と呼ばれる特殊なB細胞濾泡領域が形成される。腸管免疫系の最大の特徴は，生体にとって有害なものとそうでないものを認識し，それぞれを排除もしくは受諾するか判断しているとい

うところにある。そして，この腸管免疫系の分化・成熟には常在する腸内細菌が強く影響することが明らかになっている。特に，腸内細菌をもたない無菌マウスでは腸管免疫系組織が未発達で，PPの形成[1]，IELの数・種類[2]，LPの免疫グロブリン（Ig）A産生細胞数[3]などが通常マウスに比べて未成熟であることから，組織や機能の発達に腸内細菌が重要な役割を担っていると考えられる。また，無菌動物に特定の腸内細菌のみを定着させると，マウス小腸のIELおよびLP中のIgA産生細胞が増加し，マウス大腸においても主要な常在菌の定着によりIEL細胞数の増加が認められている[4]。

また，腸管上皮細胞においては，腸内共生菌からToll-like receptor（TLR）を介して刺激が入ることで損傷時の回復が促進されることや，TLRシグナルにより活性化されるNF-κBによって腸管上皮細胞上の共刺激分子やMHCクラスII分子[5]，サイトカインの発現が誘導され，続く適応免疫の誘導がスムーズにもたらされることが知られている。

3 腸内細菌が修飾する経口免疫寛容

腸管は摂取した食品成分を消化・吸収する器官として重要であるが，一方で，摂取した食品由来の高分子タンパク質は本質的には非自己抗原であるため，免疫学的な過敏反応が起きてそれらを完全に異物として排除してしまうことがあり得る。しかし，これは栄養学的に考えても生体にとって好ましくないし，食品成分に対して不必要に過剰な免疫応答が起こることは避けられなければならない。そこで，本来なら免疫応答を示すはずの異物に対して，経口的に摂取した場合に誘導される免疫学的な不応答または低応答のことを経口免疫寛容と呼んでおり，腸管免疫系の特徴の1つに挙げられる。

経口免疫寛容は，①高容量の抗原タンパク質の単回経口投与，あるいは②低容量抗原タンパク質の反復経口投与で誘導され，それぞれ異なった機構で寛容状態になることが知られている。具体的には①の場合，クローン除去（clonal deletion）とアナジー（anergy）化の2つの機構が明らかになっている。クローン除去では，投与された抗原特異的なT細胞集団にアポトーシスが誘導される[6]。一方，アナジー化ではAPCからの抗原提示の際に共刺激シグナルが不十分なためにCD4$^+$T細胞が抗原刺激を受けても活性化されず，細胞増殖やサイトカイン産生が誘導されない[7,8]。また，②の場合では制御性T細胞によるアクティブサプレッション（active suppression）が誘導される。アクティブサプレッションに関与する制御性T細胞には，これまでにTr1細胞，Th3細胞，CD4$^+$CD25$^+$T細胞などが報告されており，それらのT細胞群が産生するTGF-βやIL-10が抑制に寄与していると考えられている[9,10]。経口免疫寛容が正常に誘導されることは，食物アレルギーの発症抑制に重要であり，逆に正常に誘導されないと食物アレルギー

第27章　腸管免疫

の発症につながる[11]。

　これらの経口免疫寛容は腸内細菌の存在によって強く影響を受けることが報告されている。例えば，腸内細菌をもたない無菌マウスでは通常マウスに比べて経口免疫寛容が誘導されにくいこと[12]や，特定の腸内細菌を定着させたノトバイオートマウスでは無菌マウスに比べて摂取した食品抗原に対するT細胞応答が低応答化すること[13]などである。これらは免疫制御反応に腸内細菌の関与が考えられ，アレルギー反応の制御をめざした今後の研究の進展が期待されている。

4　腸内細菌が修飾するIgA産生

　腸管に侵入してきた病原微生物やウイルスなどに対する腸管免疫系の代表的な反応にIgAの産生がある。IgAは，微生物の上皮細胞への接着阻止や毒素・酵素・ウイルスの中和，高分子吸収抑制など極めて重要な生体防御機能を担っており，LPに存在するIgA形質細胞から分泌される。このIgA形質細胞はB細胞が最終分化した細胞であるが，その誘導には幾つかの経路の存在が報告されている。最も一般的な経路として，PPを起点とする誘導経路が知られている（図1）。PPでIgAを発現したB細胞は，細胞表面にケモカインレセプターCCR9，接着分子αEβ7インテグリン，1型スフィンゴシン1レセプターなどを発現しており，これらのレセプターとリガンドの刺激によってPPからLPへと遊走することが明らかにされている[14~16]。さらにLPへと遊走したIgA$^+$B細胞はIgA形質細胞へと最終分化し，IgAを産生する。一方，PPを欠損したマウスやT細胞を欠損したマウスにおいてもIgAの産生が認められることから，PPある

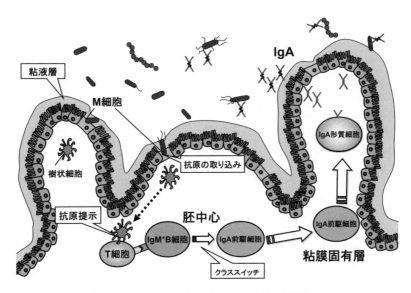

図1　小腸パイエル板を介したIgA産生誘導経路

いは T 細胞非依存的な IgA 産生経路が存在することも事実である。PP 以外の小腸絨毛にも M 細胞が存在すること，さらには上皮細胞間のタイトジャンクションから DC が触手を伸ばし管腔の微生物を直接捕捉することが報告されており，PP を介さない T 細胞非依存的な IgA⁺B 細胞の産生経路が提唱されている。また，大腸管腔の微生物を大腸上皮細胞の TLR が認識することで，上皮細胞から a proliferation-inducing ligand（APRIL）という分子が産生され，この APRIL を介して T 細胞非依存的に IgA_2 が産生されるという報告がなされている[17]。

実は，この IgA 産生もまた腸内細菌によって強く影響を受けていることが報告されている。例えば，無菌マウスには IgA 産生細胞の割合が通常マウスに比べて顕著に少ないこと[18]，腸内細菌が PP 細胞の IgA クラススイッチを誘導して IgA 産生を亢進させること[19]などである。腸管の IgA 産生は腸内細菌の量的なバランスを制御するのにも重要であるが，腸管免疫系の IgA 産生応答を通して腸粘膜の感染防御に重要な役割を果たしていることから，免疫調節作用としてのプロバイオティクスやプレバイオティクスへの応用も期待されている。

5 上皮細胞によるバリア機構

腸管粘膜面はおよそ 300 m² もあり，腸管管腔に面した腸管上皮細胞は，最外層に位置することから大量に存在する抗原や微生物の生体側への侵入を防ぐために最前線のバリアとして機能している。腸管上皮細胞は管腔側と生体内とを隔てる一層の円柱上皮細胞層を形成し，隣接する細胞同士はタイトジャンクションと呼ばれる接着分子群の強固な結合によって繋がっており，これにより微生物や食品由来の高分子物質の透過を阻止できる[20]。

腸管上皮細胞は，その機能から大きく吸収上皮細胞，杯細胞，パネート細胞，受容内分泌細胞の 4 系統からなり，腸管における感染防御にも重要な役割を果たしている。腸管における微生物感染はまず，上皮細胞への菌の接着・侵入によって開始される。そのために，腸管上皮細胞はその表面が 400 μm にもおよぶ分厚い粘液層でおおわれており，この粘液層が物理的なバリアとして作用し菌の上皮への到達を妨げている。この粘液の分泌細胞が杯細胞であり，分泌量は成人で 1 日あたり数リットルにも達する。さらに，粘液の主成分の 1 つであるムチンは高度に糖鎖修飾を受けているために常在する腸内細菌を含め微生物の上皮細胞への接着を阻害できるほか，intestinal trefoil factor（ITF）と呼ばれる上皮細胞の修復を促す因子を含んでいることが知られている[21]。

また，腸管上皮細胞は，Defensin に代表される抗菌ペプチドを恒常的に産生している[22]。Defensin は，細菌，真菌，ウイルスおよび原虫まで広い抗微生物スペクトルを有することが知られ，かつ耐性が出現しにくい特徴をもつ。小腸クリプトの最基底部に位置するパネート細胞に

よって特異的に分泌されるのが α-Defensin であり，パネート細胞内の顆粒に蓄積している状態から，LPS などの菌体成分刺激が入ることで管腔内に放出される。

以上，腸上皮細胞はいずれも腸内細菌との直接的な接触の機会が常に起こり得ること，腸内細菌の代謝産物によっても強く影響を受けることなどから，ルミナコイドの摂取によって変化した腸内環境は，同時に腸上皮系に対しても多大な影響をもたらすことが予想される。

6 腸管免疫系に対するルミナコイドの作用

今日では，腸内細菌叢をコントロールして腸管免疫系を刺激し，健康増進に寄与するルミナコイドの作用に注目が集まっている。以下に，その例をいくつか挙げる。

プレバイオティクスは「腸内細菌叢のバランスの改善を通して生体機能を調節し，疾病の予防または回復に作用する食品成分」であり，難消化性オリゴ糖などに代表される。プレバイオティクスは，胃酸や消化酵素ではほとんど分解されずに大腸にまで到達し，そこで初めて腸内細菌によって資化されると考えられている。例えば，フラクトオリゴ糖（fructooligosaccharides, FOS）はヒトが摂取することによって，腸内優勢菌のひとつである *Bifidobacterium* を選択的に増加させる作用をもっていることが報告されている[23]。マウスでは腸内細菌叢に *Bifidobacterium* がほとんど検出されないため，FOS の摂取によって *Bacteroides* が増加することが確認されている[24]。このような腸内細菌叢の変化は腸管免疫系に対しても強い影響がみられ，マウスにおいてはFOS の摂取によって腸管での総 IgA 分泌量が増加することが示されている[25,26]。この反応は，FOS 経口摂取によってパイエル板でCD 4$^+$ T 細胞による IFN-γ，IL-5，IL-6，IL-10 産生が上昇すること，さらに腸管上皮においてポリ Ig レセプターの発現が促進することに起因すると考えられている。その他にも，FOS の摂取により腸内細菌の代謝産物である短鎖脂肪酸，特に酪酸濃度が上昇し，その結果大腸粘膜上皮細胞数の上昇と粘液層の厚さが増大することが報告されている[27]。この酪酸は腸管上皮細胞以外にも T 細胞の活性化抑制やマクロファージの分化抑制などといった免疫担当細胞への免疫調節作用を持つことが考えられる。加えて，FOS の摂取によって生体内でのカルシウム，マグネシウム，亜鉛などのミネラル吸収が促進されることが知られており，Ryz らはイヌリンの投与で PP の DC の割合が増加することや腸間膜リンパ節での IL-2, IL-10, IFN-γ 産生量が上昇することを示し，これがイヌリンによる亜鉛吸収促進作用によってもたらされていることを明らかにした[28]。

また，ガラクトース，グルコース，フラクトースからなるオリゴ糖であるラフィノースの摂取でも，*Bifidobacterium* の増加，便通の促進や腸内の有害代謝産物の濃度の低下といった難消化性オリゴ糖類に一般的にみられる効果が確認されている。さらに，OVA 特異的 T 細胞受容体ト

ランスジェニックマウス（卵白オボアルブミン特異的な T 細胞受容体を多く発現するように遺伝子改変されたマウスで，卵白 OVA の摂取でアレルギー応答を示すモデルマウス）は，OVA の摂取で IgE 抗体価が上昇することが知られているが，これにラフィノースを投与しておくことで IgE 抗体価の上昇を抑制できる。このとき，PP において Th 1 型サイトカインである IL-12 の産生が増加しており，同時に GALT の 1 つである腸間膜リンパ節では Th 2 型サイトカインである IL-4 の産生低下が起こっていたことから，ラフィノースの経口摂取が免疫系に作用して Th 1/Th 2 バランスを改善することによって結果として IgE 産生が低下したのではないかと考えられている[29]。加えて，ラフィノースを摂取することによって臨床的なアトピー性皮膚炎患者の症状改善をめざす試みも行われている[30]。

なお，近年，炎症性腸疾患が増加傾向にあり大きな社会問題となりつつあるが，プロバイオティクスやプレバイオティクスの利用によって腸内細菌叢を制御することによって，炎症性腸疾患の改善をめざす取り組みも実施されている。なかでも，FOS の摂取によってクローン病患者の病態を改善する試みはあらたな腸管機能改善作用として，その有効性が期待されている[31]（図 2）。

7　おわりに

腸管免疫系は，我々の健康の維持に不可欠な役割を果たしている。近年では，ルミナコイドの腸管免疫系に対する作用，さらに，腸管免疫系の成立や機能に深く関与する腸内細菌叢に対する作用を上手く利用することで抗感染作用や抗アレルギー作用など様々な有益な効果が期待され，その科学的な根拠も多数報告されている。今後もさらなる研究の進展により，腸管免疫系の正常

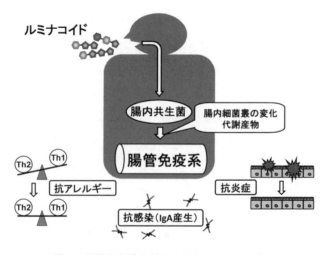

図 2　腸管免疫系に対するルミナコイドの応用

第27章 腸管免疫

化と活性化を介した健康の維持・増進をめざし，健常人はもちろんのこと，腸管機能の低下による生理学的なリスクをもつ患者に対してもルミナコイドを用いた腸管免疫系への応用がより一層期待される。

文　　献

1） K. E. Shroff *et al.*, *Adv Exp Med Biol*, **371 A**, 441（1995）
2） Y. Umesaki *et al.*, *Infect Immun*, **67**, 3504（1999）
3） M. C. Moreau, *Arch Pediatr*, **7** Suppl 2, 247 s（2000）
4） Y. Umesaki *et al.*, *Immunol*, **79**, 32（1993）
5） S. Matsumoto *et al.*, *Epithelial Cell Biol*, **4**, 163（1995）
6） Y. Chen *et al.*, *Nature*, **376**, 177（1995）
7） R. H. Schwartz *et al.*, *Cold Spring Harb Symp Quant Biol*, **54** Pt 2, 605（1989）
8） N. Van Houten *et al.*, *J Immunol*, **157**, 1337（1996）
9） A. Friedman *et al.*, *Proc Natl Acad Sci U S A*, **91**, 6688（1994）
10） X. Zhang *et al.*, *J Immunol*, **167**, 4245（2001）
11） S. Kaminogawa, *Biosci Biotechnol Biochem*, **60**, 1749（1996）
12） N. Sudo *et al.*, *J Immunol*, **159**, 1739（1997）
13） M. Tsuda *et al.*, *Immunobiol*, **214**, 279（2009）
14） J. R. Mora *et al.*, *Science*, **314**, 1157（2006）
15） E. C. Butcher *et al.*, *J Immunol*, **129**, 2698（1982）
16） M. Gohda *et al.*, *J Immunol*, **180**, 5335（2008）
17） B. He *et al.*, *Immunity*, **26**, 812（2007）
18） J. J. Cebra *et al.*, *Dev Immunol*, **6**, 13（1998）
19） T. Yanagibashi *et al.*, *Biosci Biotechnol Biochem*, **73**, 372（2009）
20） S. Tsukita *et al.*, *Nat Rev Mol Cell Biol*, **2**, 285（2001）
21） H. Kindon *et al.*, *Gastroenterol*, **109**, 516（1995）
22） T. Ayabe *et al.*, *Trends Microbiol*, **12**, 394（2004）
23） H. Hidaka *et al.*, *Adv Exp Med Biol*, **270**, 105（1990）
24） Y. Nakanishi *et al.*, *Appl Environ Microbiol*, **72**, 6271（2006）
25） A. Hosono *et al.*, *Biosci Biotechnol Biochem*, **67**, 758（2003）
26） Y. Nakamura *et al.*, *Clin Exp Immunol*, **137**, 52（2004）
27） T. Tsukahara *et al.*, *J Nutr Sci Vitaminol*, **49**, 414（2003）
28） N. R. Ryz *et al.*, *Br J Nutr*, 1（2008）
29） T. Nagura *et al.*, *Br J Nutr*, **88**, 421（2002）
30） 千葉友幸ほか，アレルギーの臨床, **283**, 1039（2001）
31） J. O. Lindsay *et al.*, *Gut*, **55**, 348（2006）

第28章　大腸疾患の予防

松生恒夫[*]

1　はじめに

　私の専門は，全大腸内視鏡検査，胃内視鏡検査を主とする消化器内科である。現在までに3万件超の大腸内視鏡検査を施行してきた。

　ここ20年で大腸の病気の増加は顕著であり，大腸疾患の予防は重要課題となってきている。そこで，臨床医の視点で，食物繊維を中心とする大腸疾患の予防について述べていく。

2　大腸疾患とは

　大腸疾患とは，大別して器質的疾患と機能的疾患に分類される。器質的疾患としては，大腸癌，大腸ポリープ（大腸腺腫），炎症性腸疾患（潰瘍性大腸炎，クローン病等），大腸憩室（大腸憩室炎）等であり，機能的疾患としては，常習性便秘症，過敏性腸症候群などである。ここでは，代表的な大腸疾患に対しての食物繊維の役割について論じていく。

3　大腸癌と食物繊維

　近年の食生活の欧米化に伴い（特に北アメリカ，北ヨーロッパを中心とする肉食，乳製品を多く摂取する食生活），大腸癌，難治性の炎症性腸疾患（潰瘍性大腸炎，クローン病）などの増加が顕著である。特に大腸癌で死亡する人が急増し，50年前の約10倍といわれている。臓器別で「癌死因」をみると，女性では大腸癌で死亡する人は第1位，男性では第4位（厚生労働省平成18年「人口動態統計」）となっている。特に大腸癌に関しては，以前より食物繊維を含む野菜や果物を摂取することが予防効果につながるとされていたが，最近の研究では，野菜や果物の予防効果を認めないという報告も多数認められるようになってきた。

　以前には，日本では大腸癌死亡率は低率の癌であったが，現在では，大腸癌死亡率は急激に増加し，欧米並みに高率となった。以前より日本人が米国に移住すると，結腸癌の罹患率は著明に

---

　*　Tsuneo Matsuike　松生クリニック　院長

第28章 大腸疾患の予防

上昇するとの報告がされている。このことは結腸癌の発生は環境因子の影響が強いことを示唆しているのだ。1997年に，世界癌研究基金（WCRF）と米国癌研究機関（AICR）は，世界中で行われた疫学的論文を集め，癌と食物，栄養，身体活動との関係を調査した[1]。そして，その関係を，確実，ほぼ確実，可能性あり，証拠不十分の4段階に評価した。その表が表1である。この内容を見ると，身体活動と野菜は大腸癌を防ぐことが確実，アルコールと赤味肉の摂取は大腸癌を促進することがほぼ確実とされていた。

2007年11月になってAICR/WCRFによる報告書の改訂版「食品，栄養，身体活動とがん予防：世界的視野」が提示された[2]。1997年版との違いは，表2に示すとおり，大腸癌のリスク

表1 食品，栄養，身体活動と大腸癌

評価	予防要因	促進要因
確実	身体活動（結腸のみ） 野菜（果物を除く）	
ほぼ確実		赤身肉 アルコール
可能性あり	食物繊維／非澱粉性多糖類 澱粉 カロテノイド	肥満（結腸のみ） 高身長 頻回の食事摂取 砂糖 総脂肪 飽和脂肪酸／動物性脂肪 加工肉 卵 焼きすぎの肉
証拠不十分	消化抵抗性澱粉 ビタミンC ビタミンD ビタミンE 葉酸 メチオニン 穀類 コーヒー	鉄

(World Cancer Research Fund &. American Institute for Cancer Research：1997 より翻訳，一部改変)

表2 大腸がん予防に関するエビデンス—AICR/WCRF報告書—

大腸がん	リスク下げる↓	リスク上げる↑
確実	運動	赤身肉・加工肉，飲酒（男），肥満，腹部肥満，高身長
ほぼ確実	食物繊維を含む食品 にんにく，牛乳， カルシウム	飲酒（女）
可能性あり	野菜，果物，魚，葉酸を含む食品，セレン，ビタミンDを含む食品など	鉄を含む食品，チーズ，動物性脂肪を含む食品，砂糖を含む食品など

を「ほぼ確実に上げる」とされていた「赤味肉・加工肉」が今日の版では，リスクを「確実に上げる」とされた。そして，今回の改訂版では従来のリスクを「確実に下げる」と評価されていた「野菜」は，リスクを「下げる可能性あり」となった。これは，野菜をまったく食べないと，大腸癌のリスクを上昇させることは間違いない。しかし，ある程度食べていれば，リスクは低下するのだが，それ以上にたくさん食べれば食べるほど大腸癌のリスクからさらに低下するわけではないことが，指摘されてきた。そのため，「可能性あり」との評価にとどまったのではないかと考えられる。しかし，1997年のAICR/WCRFの報告（表1）では，リスクを「低下させる可能性がある」とされていた食物繊維が2007年の改訂版（表2）では，リスクを「ほぼ確実に下げる」にランク・アップしているのだ。これは「野菜」の評価と相反する結果となっている。ところで大腸癌の原因は，いまだ不明であるが，環境因子と素質因子が関与しているといわれており，中でも環境因子として食事因子が大きく関わっているといわれている。大腸癌の発生は，図1に示すように，誘発（イニシエーション），促進（プロモーション），発育（プログレッション）の三段階に分かれていると考えられている。促進因子の一部は次第に判明してきている。動物実験で判明しているのが，二次胆汁酸（脂肪の消化吸収のために肝臓から分泌されている胆汁のある成分が腸内で二次胆汁となり，その中のある成分に発癌作用の可能性があるといわれている。ちなみに，動物性の脂肪を摂りすぎると胆汁の量が増加することがわかっている）や多価不飽和脂肪酸の一つであるn-6系のリノール酸などである。プロモーションを抑制する因子として，n-3系の脂肪酸の一つであるα-リノレン酸や，食物繊維等の因子が指摘されている。ところで，最近，食物繊維をとっても大腸癌の予防にならないという報告がみられるようになっているが，2003年のヨーロッパ10カ国52万人の大規模な調査では，平均食物繊維摂取量が1日13gの群に対して，女性では32g，男性では36gの群で，明らかに大腸癌の発生の危険が減少しているという結果もでている[3]。さらに，大腸癌に対して食物繊維の新たなデータが発表された。2005

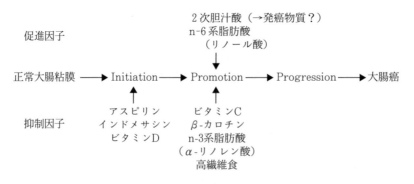

図1　大腸癌の発癌モデル

第28章 大腸疾患の予防

年，ハーバード大学の前向きのコホート研究である。アメリカの女性看護師76,947人と男性保健職（歯科医や薬剤師など）47,279人を対象に行われた。自己回答の調査票を使って，100項目以上の食物の摂取頻度をたずね，その解答をもとに食物繊維の一日あたりの摂取量を計算している。この食事調査を，女性看護師には1984年から4年間隔で4回行い，男性保健職には86年から4年間隔で3回行っている。その後，2000年までの追跡調査を施行したところ，男女合わせて1,596例の大腸癌の罹患を確認した。この大腸癌の罹患例に対して二通りの多変量解析を行っている。年齢，身長，体重，脂質からのエネルギー摂取量，脂質以外からのエネルギー摂取量などの交絡因子のみを補正した場合，食物繊維摂取量が5g多くなるごとに大腸癌リスクは0.91倍ずつ，有意に低下した。ところが，上記の因子に加えて喫煙，運動，健診受診歴，趣向を含めた他の栄養素など多数の交絡因子をもって補正した場合に，大腸癌のリスクは低下しなかったとしている[4]。

以上，相反する二つの論文を紹介したが，大腸癌に対する食物繊維のもつ予防効果は，疫学的調査では，「ない」とする結果が次第に増加してきている。しかし，一日の食物繊維摂取量が6g以下と著明に低い摂取量の人では，大腸癌のリスクが高くなることも指摘されている[5]。

大腸癌の発生する占拠部位を見ると，肛門から約40 cm，つまり便が貯留しやすい直腸からS状結腸にかけての位置に，大腸癌のうち約70%が存在する。その意味から，老廃物を早く外に排出することが，大腸癌予防のポイントであるとも現時点では考えられる。その観点からすると，通常量（1日15〜20 g）を摂って，老廃物を早く外に排出することが大腸癌予防にもつながってくることは，完全には否定できない。

以上の結果，現在時では大腸癌の原因が不明であるので，癌の原因が明確になった時点で，食物繊維の大腸癌への効果の有無が明確になると考えられる。

4 炎症性腸疾患

近年，難治性炎症性腸疾患である潰瘍性大腸炎やクローン病が図2に示すように増加の一途をたどっている。日常診療で大腸内視鏡検査を施行していると，潰瘍性大腸炎やクローン病を目にすることが非常に多くなってきた。潰瘍性大腸炎やクローン病は，原因不明であるが，20歳前後をピークに若い人たちに急増しており，食生活の欧米化の関与が指摘されている。現時点では，原因不明であるので根本的な治療法が見つかっていないため，厚生労働省の特定疾患に指定されている。

潰瘍性大腸炎は，大腸にできた炎症によって，頻回な下痢，腹痛，粘血便がおこる疾患である。炎症は直腸から始まり，重症化すると大腸全体に炎症が及ぶことがある。ほとんどの患者は薬物

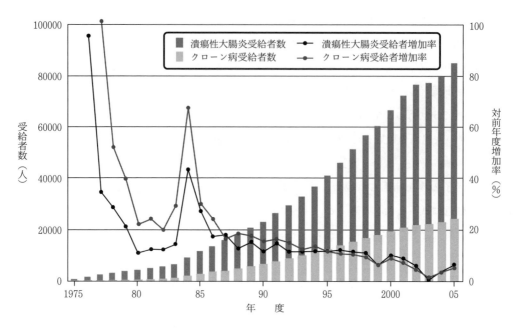

図2 クローン病,潰瘍性大腸炎特定疾患医療受給者証交付数の変遷(1975〜2005)
(厚生労働省難治性疾患克服研究事業のデータより作成)

療法(5-ASA製剤,ステロイド剤)などの抗炎症剤で炎症が改善するが,中には再然・緩解を繰り返すものもあり,注意が必要である。現在の食事指導では,炎症が活動期の時期には,低残渣食(食物繊維の少ない食事)が勧められているが,炎症が緩解期では,特別な食事制限は必要とされていない。ただし,炎症をひきおこすメディエイターとなる多価不飽和脂肪酸であるリノール酸は,緩解期でも必要最低限にすべきである。

クローン病は,口から肛門までの消化管のどの部位にも炎症がおこり(あるいは部分的,たとえば,小腸のみ,大腸のみがあるが多くは小腸・大腸の両者),下痢や激しい腹痛,体重減少,発熱,血便などの症状が出現する。軽症のクローン病は炎症所見が発見されにくく,過敏性腸症候群と間違われることもあるので要注意である。潰瘍性大腸炎との違いは,大腸以外にも小腸等までも炎症がおこること,腸管の潰瘍所見が深く,場合によっては腸管に瘻孔(ろうこう)が形成されることがある点だ。最近の研究では,クローン病では自己免疫反応がおこっていることがわかってきたが,完全なる原因は解明されていない。クローン病の治療は,食事療法(たんぱく質と脂肪を主に控える)と薬物療法(5-A5A,免疫抑制剤)などである。

では次に,潰瘍性大腸炎とクローン病に関する食物繊維にかかわる研究について述べていく。吉野らは,炎症性腸疾患発症関連因子である食物因子と生活環境因子に関して次のように指摘している[6]。表3のごとく,野菜,果物は潰瘍性大腸炎,クローン病とも発症のリスクを低下させ

第28章　大腸疾患の予防

表3　炎症性腸疾患発症関連因子—とくに食物因子と生活環境因子について

食物因子	
野菜・果物	UC↓CD↓
砂糖・砂糖食品	CD↑
マーガリン	UC↑
ファーストフード	UC↑CD↑
生活環境因子	
幼児期の衛生設備の完備	CD↑
虫垂切除歴	UC↓
喫煙習慣	UC↓CD↑

UC：潰瘍性大腸炎，DC：クローン病，↓リスク低下，↑リスク上昇
（古野純典：臨床成人病 29：551-554，1997 より著者作成）

ている。一方，脂肪分の多いファーストフードは，潰瘍性大腸炎，クローン病ともリスクを上昇させてしまう。つまり食物繊維は，潰瘍性大腸炎，クローン病発症のリスクを低下させていると示唆される。また穀物に含まれる炭水化物はレジスタンス・スターチの発酵による酪酸増加を介して大腸の細胞増殖抑制効果をもつ可能性があることも考えられている。さらに食物繊維は，腸内細菌叢に変化を与えることにより，粘膜上皮へのエネルギー供給，粘膜の免疫機構の制御，消化管の蠕動運動，血流の改善に関与しているとされているので，潰瘍性大腸炎やクローン病の発症予防に大きく関与していると示唆される。最近，潰瘍性大腸炎に対して germinated barley foodstuff（GBF）が開発された。GBFはプレバイオティクスのひとつである。プレバイオティクスは，ヒトの消化管内で消化吸収されずに宿主のもつ腸内細菌叢のうち有益とされる細菌叢の成長や活動度を選択的に刺激する因子と定義され，具体的には食物繊維やオリゴ糖などが含まれる。その作用機序は，摂取したプレバイオティクスが下部消化管（小腸・大腸）に到達し，特定の有益な腸内細菌の増殖を刺激し，結果として酪酸などの短鎖脂肪酸産生が亢進し，炎症により脆弱となった粘膜防御機構が改善すると考えられている。GBFは2000年7月より潰瘍性大腸炎患者用の食品として厚生労働省より表示許可を受けて発売された。GBFの主成分はヘミセルロースに富む不溶性食物繊維とグルタミンに富む不溶性タンパク質である。*In vitro* の検討では，GBFから大腸内で産生された酪酸が大腸炎の抑制に強く関与し，またこの酪酸がエネルギー源として抗炎症作用を発揮，さらにはグルタミンも腸上皮細胞の重要なエネルギーとして炎症の改善に関与していることが指摘された。実際，GBF 20～30 g/日を連続28日間同様に摂取した軽症から中等症までの潰瘍性大腸炎の患者では，薬剤服用はそのままで経過観察したところ，病変を問わず臨床症状や内視鏡所見の有意な改善が認められ，投与終了後しばらく経つと再度臨床症状の増悪が認められたと報告されている。このことはGBFが潰瘍性大腸炎に有用であると考えられる[7]。

　その他の食材としては，小麦ふすま，サイリウム等の潰瘍性大腸炎に対する臨床応用が検討されているが，有意な臨床的改善効果を得るまでには至らなかった。

5 便秘

　便秘の明確な定義はない。日本消化器病学会等の共通概念として2～3日に1回排便があり，自覚症状がなければ便秘とはいわないとされている。ただし，一般的には，3，4日以上の期間に1回の排便しかなくて，かつ腹部膨満感や腹痛などの自覚症状を便秘という。平成10年国民基礎調査によると，便秘の有訴者は20～50代までは圧倒的に女性の方が多いが，高齢になるにしたがって男性にも増加を認める。高齢者になると，大腸機能の加齢による変化，つまり，大腸壁の弾力性の減弱，アウエルバッハ神経叢（腸壁の蠕動運動に関与する）の神経細胞数の低下，腸内細菌叢の変化などが認められる。また20～50代までの女性の便秘に大きく関わっているのは，月経に伴う内分泌系の変化，つまりは月経前緊張症（PMS）などの関与，無理なダイエット（炭水化物抜きダイエット，欠食など）が関与していることが多い。したがって便秘の原因を見極めてから治療を施行しないと効果が認められないこともあるので要注意である。便秘は，急性便秘（一過性のもの）と慢性便秘に分類されるが，問題となるのは慢性便秘である。慢性（機能性）便秘は，①弛緩性便秘（大腸が弛緩性であるため便の移送が遅れておこる），②直腸性便秘（S状結腸から直腸に便が移送された時に排便刺激がおこるが，これに対する直腸の排便運動を抑制することが習慣となっておこる），③痙攣性便秘（腸管の過緊張により過剰な分節運動がおこり，便の移送が遅れるために起こる）などに分類されてきた。日常診療でよく認められるのは，①か②，もしくは①と②が合併した病態である。このような便秘の分類では，不明瞭な点もあるため，便秘の原因となるような障害を起こす部位を中心に表4のような分類を提示した。このように小腸，結腸，直腸・肛門，消化管内容物，ストレスの5つの要素に分類し，それぞれに対応する治療法を分類した方がより明確である[8]。たとえば，従来の書籍を見ると，便秘には食物繊維を多く摂るようにという一言で片づけられていた。ところが，表3に示すように，小腸，結腸等が障害をうける手術後の腸管癒着症の患者に海藻類等を多く摂取させると，未消化となった海藻等で癒着のポイントで閉塞をおこし，イレウスをおこす可能性がある。また，センナ・大黄・アロエ等の長期連用者に認められる大腸メラノーシスでは，腸管運動低下などで弛緩性便秘症となっている可能性があり，この場合，玄米等を毎日摂取していると，玄米は未消化になりやすいので，腹部膨満感を高めることがある。このように，腸管の障害部位，あるいは摂取する食物繊維の種類の差によっても，問題が生じることがあるので注意を要する。

　玄米，海藻類等の未消化になりやすい食物繊維は，手術後の患者に対しては，量を多く摂った場合，イレウス等の原因になることがあるので注意を要するのだ。では，どのような食物繊維の摂り方が，排便にとって有効なのであろうか。便の素材となる食物繊維には，不溶性食物繊維と水溶性食物繊維が存在する。不溶性食物繊維を多く摂った場合，水分を比較的多く摂らないと便

第28章　大腸疾患の予防

表4　新しい便秘の分類（試案）

障害部位	原因	治療
小腸	①術後腸管癒着症 ②炎症性腸疾患（クローン病等） ③薬剤性	①塩類下剤：硫酸マグネシウム，酸化マグネシウム，芒硝（硫酸ナトリウム） ②ヒマシ油，オリーブ・オイル ③漢方製剤（大建中湯）
結腸	①弛緩性便秘症（下剤長期連用による二次的障害か） ②大腸メラノーシス（アントラキノン系下剤長期連用による二次的障害か） ③術後腸管癒着症 ④薬剤性 ⑤加齢による腸管機能低下	①大腸刺激性下剤 i, アントラキノン系下剤：センナ，大黄，アロエ ii, フェノールフタレン系：フェノバリン，ヒサコジール iii, その他：ピコスルファートナトリウム ②塩類下剤：酸化マグネシウム，芒硝（硫酸ナトリウム） ③微温湯（腸洗浄） ④漢方製剤（防風通聖散等）
直腸・肛門	①直腸反射の消失 ②肛門反射の消失 ③腸管切除後	①腸管刺激性下剤 i, 浣腸剤：グリセリン ii, 新レシカルボン坐剤®
消化管内容物	①偏食（食物繊維摂取量の減少） ②加齢による食事量の減少	①食物繊維 i, 不溶性食物繊維：セルロース等 ii, 不溶性食物繊維：難消化性デキストリン，Polydextrose等 ②水分
ストレス	①心理的ストレス ②物理的ストレス ③月経前症候群（PMS）	①薬物療法（トランキライザー，漢方製剤等） ②音楽療法（γ-リノレン酸） ③食事療法

注）塩類下剤やオリーブ・オイル等は，消化管内に残ることで作用するので，消化管内容物とまたがることも考えられるが，一応消化管内容物として食物繊維を主体と考えた。
注）ただし，結腸癌，直腸癌などによる便秘は除外する。

の性状が硬便となり，ますます排便しづらくなることがある。そこで，必要となってくるのが水溶性食物繊維である。以前に検討したところ下剤の減量が困難であった常習性便秘症の患者に，水溶性食物繊維の一種であるポリデキストロースを含有した飲料水を摂取させたところ，排便の状況，便の性状（硬便）の改善を認めた。ポリデキストロースは，グルコース，ソルビトール，およびクエン酸を高温，真空化して重合させた多糖類の一種で，排便促進効果を指摘されている水溶性食物繊維である。また，糞便量および糞便水分含有量が増加することも指摘されている。大腸内視鏡検査で大腸メラノーシスを認めた常習性便秘症23例にポリデキストロース6gを含有している飲料水を30日間毎日摂取して調査したところ，表5に示すように排便状況の改善を認めた。さらに図3に示すように，酸化マグネシウムを服用していた症例を対象とし，ポリデキストロース摂取前後の酸化マグネシウム服用量の変化を比較したところ，ポリデキストロース摂取前には酸化マグネシウムの服用量は2.5 ± 0.1 g/日であったのが，摂取後には有意（$p<0.001$）に酸化マグネシウム服用量が2.0 ± 0.7 g/日へと減量が可能になった（図3）[9]。以上の結果から，

表5 大腸メラノーシスを伴う常習性便秘症に対するポリデキストロースの効果

	有症状の例数	改善された例数	改善された比率（％）
便秘（排便障害）	23	13	56.5
硬便	20	17	85.0
排便回数（1日1回以下）	16	13	81.3

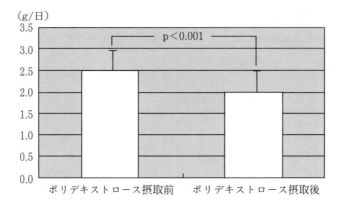

図3 大腸メラノーシスを認める常習性便秘症に対するポリデキストロースの効果（酸化マグネシウム服用量に関して）
注）服用中の下剤（酸化マグネシウム）の量をメルクマールとして検討した。

排便状況を改善させるためには，不溶性食物繊維ばかりでなく水溶性食物繊維をバランスよく（おおよそ2：1程度）摂取することが望ましいと考えられる。食物繊維の多い食事を摂取すると，糞便量が増加し，食物の消化管内通過時間を早めるので，排便が容易となり，便秘の改善や便秘の予防効果が期待できるとされてきた。また，この効果は，セルロースなどの不溶性食物繊維では大きいが，ペクチンやガム質などの水溶性食物繊維では小さいとされてきた。しかし臨床の場面で，玄米・根野菜等の不溶性食物繊維を過剰に摂取させるとかえって硬便をまねき，排便困難感を増加させることもまた事実である。特に腹部の開腹手術の既往歴をもつ慢性便秘症の患者に対して不溶性食物繊維を過剰に摂取させることは，イレウス（腸閉塞）をまねく危険性もあるため，十分な水分摂取などを行うなどの注意を要する。ただやみくもに排便を良好にするために不溶性食物繊維を摂取させるのではなく，水溶性食物繊維をバランスよく摂ることが便秘の臨床所見の改善につながることを忘れてはならない。

6　過敏性腸症候群

　過敏性腸症候群は，腹痛と便通異常が慢性的に持続する機能的疾患である。世界共通診断としてローマⅢ基準においては，過敏性腸症候群は，「腹痛あるいは腹部不快感が，最近3ヵ月の中の1ヵ月につき，少なくとも3日以上は生じ，その腹痛あるいは腹部不快感が，①排便によって改善する，②排便頻度の変化で始まる，③便形状（外観）の変化で始まる，の3つの便通異常の2つ以上の症状を伴うもの」と定義された。日本を含む先進国では，ストレス社会を反映して，およそ10～15％に過敏性腸症候群を認めるとされている。治療に関しては，生活指導，薬物療法が主体であるが，食事指導も重要なポイントとなってくる。これまで食物繊維に関して明らかな有用性を示した報告はないが，下痢型，便秘型に限らず一般的には高繊維食が推奨され，一日25～30g以上の摂取が目標とされている[10]。ただし，不溶性食物繊維は腸内細菌で分解されてガスが産生され，腹部膨満感を生じることがあるため，そのような訴えの患者では水溶性食物繊維を摂取することが好ましい。これは，特に便秘型の過敏性腸症候群のタイプのもので気をつけるべきである。また生野菜などは生で食べるのではなく，煮たり蒸したりの加熱調理を行うと食物繊維が柔らかくなり腸への負担が軽減されるなど，毎日の生活の中での注意をしていくことが治療につながっていくことになる。

7　ファイバー・インデックス法

　近年，肥満症やメタボリックシンドロームの増加を指摘されているが，この肥満症やメタボリックシンドロームが大腸癌のリスクファクターとなることが指摘されており，食事指導の重要性も高まっている。しかし，一方で医療現場において，メタボリックシンドロームや肥満症に対する食物繊維などの食材を用いた食事療法が軽視されていることもまた事実である。そこで食物繊維の量と質を具体的にすることを目的として私が考案したFiber Index値（F・I値）及びワン・カップ法について述べる。
　数年前にグリセミック指数（GI値）という言葉が流行したのは，記憶に新しいところである。これは，カナダのジェンキンス博士らが，同量の糖質でも，その食品の種類や調理法，精製度などによって，食後の血糖値の上昇の度合が異なることを応用して，これを食品群に数値化したものをグリセミック指数（GI値）とした。このGI値は，食品を摂取した後，一定の時間間隔をおいて血糖値を測定して，この値の総和（血糖曲線下面積）を，同一エネルギーのブトウ糖を摂取した後の血糖値の総和で割った数値（％）で求めるというものであった。
　では，私の考案したF・I値はというと，これは，食材100gのエネルギー数を，この食材100

g 中に含有される食物繊維量（g）で割った値である。F・I 値＝100 g 中のエネルギー（kcal）／100 g 中の食物繊維量（g）

つまり，F・I 値が低いものほど低エネルギーで，食物繊維が豊富な食品ということがいえるのだ。表6は主要な穀類・めん類を「五訂日本食品標準成分表」（可食部，100 g あたり）より抜粋して，F・I 値を示した表である。まず日本人の多くが主食としている精白米（めし）の項をみると，一般的に炊いた白米 100 g 中の熱量は 168 kcal で，ここに含有される食物繊維量は 0.3 g である。そこで，F・I 値を求めると，100 g 中の熱量（kcal）／100 g 中の食物繊維量（g）＝560 という値が計算される。同様にゆでたそばは，100 g 中の熱量は 132 kcal，精白米と大きく値が変わらないが，含有される食物繊維が 2 g なので，F・I 値は 66 と精白米と比較して低値となるのだ。このように穀類，めん類，野菜・いも類，豆類，果物，きのこ・海藻類と分類した時に，F・I 値を用いることで，食物繊維含有量が多く，なおかつエネルギー量が少ない，あるいは多い食材を選択するのに有用なのである（表6）。

また，F・I 値は，各料理に関しても算出が可能である。たとえば野菜のミネストローネでは，具材 100 g 中のエネルギー量は 59 kcal，食物繊維量は 1.5 g で，F・I 値は 3 g と計算できるのである。ここが GI 値と大きく異なる点である。

次にワン・カップ法について紹介する。我々，臨床医には，食物繊維といっても，実際の分量がまったく目に入ってこない。そこで，この食物繊維量をおおよそ簡単にわかる方法がないかと考えて，試みたのがワン・カップ法である。たとえば，玉ねぎをみじん切りにして 200 ml のカップの中を満たすと，105 g のみじん切り玉ねぎが入るのだ。105 g の玉ねぎを食品分析表を用いて計算するとエネルギー量は 39 kcal，食物繊維量は 1.7 g となり，F・I 値 23 ということになる。つまりワン・カップ 200 ml 中の玉ねぎみじん切りの食物繊維量は 1.7 g と明確にわかるのだ（表7）。

200 ml 入るカップや水を計るカップは一家に一個位はあると思うので，ワン・カップの食材含有量中の食物繊維含有量（どのようにカットしたかということまでも分類）の一覧表さえ作成すれば，家庭内での調理の段階で，より明確に食物繊維量を意識することが可能なのだ。つまり，食物繊維量が目に見えてくるといえよう。F・I 値やワンカップ法を利用することで肥満，メタボリックシンドロームの予防，強いては大腸癌等の予防につながってくるので，今後，F・I 値，ワンカップ法を用いた具体的な食事指導を試みていきたいと考えている。

以上，食物繊維による大腸疾患予防の現況と食物繊維の具体的な指標について述べた。

第28章 大腸疾患の予防

表6 おもな食材のFI値

	食品名	エネルギー (kcal/100 g)	食物繊維量 (g/100 g)	FI値
野菜・イモ類・豆類	ホウレンソウ	25	3.6	6.9
	ブロッコリー	27	3.7	7.3
	ナス	19	2.1	9.0
	ゴボウ	58	6.1	9.5
	レタス	12	1.1	10.9
	キュウリ	14	1.1	12.7
	キャベツ	23	1.8	12.8
	ダイコン	18	1.4	12.9
	ニンジン	39	3.0	13.0
	カボチャ	60	3.6	16.7
	トマト	19	1.0	19.0
	タマネギ	37	1.6	23.1
	大豆（ゆで）	180	7.0	25.7
	レンコン	66	2.3	28.7
	トウモロコシ	99	3.1	31.9
	サツマイモ	131	3.8	34.5
	ジャガイモ	84	1.8	46.7
果物	イチゴ	34	1.4	24.3
	リンゴ	54	1.5	36.0
	グレープフルーツ	38	0.6	63.3
	バナナ	86	1.1	78.2
	メロン	42	0.5	84.0
	ブドウ	59	0.5	118.0
キノコ・海藻類	寒天（戻し）	3	1.5	2.0
	角寒天（粉寒天）	154	74.1	2.1
	キクラゲ（ゆで）	13	5.2	2.5
	モズク	4	4.4	2.9
	ワカメ（戻し）	17	5.8	2.9
	ところてん	2	0.6	3.3
	本シメジ（生）	14	3.3	4.2
	生シイタケ	20	4.7	4.3
	マッシュルーム	16	3.3	4.8
	エノキダケ	22	4.5	4.9
穀物・めん類	ライ麦パン	264	5.6	47.1
	そば（ゆで）	132	2.0	66.0
	パスタ（ゆで）	149	1.5	99.3
	食パン	264	2.3	114.8
	玄米	165	1.4	117.9
	うどん（ゆで）	105	0.8	131.3
	精白米（めし）	168	0.3	560.0

（五訂日本食品標準成分表より作成）

ルミナコイドの保健機能と応用－食物繊維を超えて－

表7 切り方別の食物繊維量＆カロリー目安表

食材	切り方1	1カップあたり	カロリー	食物繊維	切り方2	1カップあたり	カロリー	食物繊維
ごぼう	乱切り	80g	52 kcal	4.6 g	みじん切り	85g	55 kcal	4.8 g
玉ねぎ	1cm角切り	92g	34 kcal	1.5 g	みじん切り	105g	39 kcal	1.7 g
にんじん	乱切り	90g	36 kcal	2.4 g	みじん切り	115g	43 kcal	3.1 g
ジャガイモ	さいの目切り	115g	87 kcal	1.5 g	みじん切り	130g	99 kcal	1.7 g
カボチャ	一口大	95g	47 kcal	2.7 g	みじん切り	110g	54 kcal	3.1 g
しいたけ	薄切り	45g	8 kcal	1.6 g	みじん切り	80g	14 kcal	2.8 g
こんにゃく	ちぎったもの	115g	6 kcal	2.5 g	みじん切り	130g	7 kcal	2.9 g
ホウレンソウ	3〜4cm長さ切り	25g	5 kcal	0.7 g	みじん切り	40g	8 kcal	1.1 g
キャベツ	せん切り	45g	10 kcal	0.8 g	みじん切り	65g	15 kcal	1.2 g
ねぎ	小口切り	70g	20 kcal	1.5 g	みじん切り	90g	25 kcal	2.0 g
セロリ	せん切り	65g	10 kcal	1.0 g	みじん切り	90g	14 kcal	1.4 g
ピーマン	乱切り	45g	10 kcal	1.0 g	みじん切り	90g	20 kcal	2.1 g
トマト	くし形切り	120g	23 kcal	1.2 g	みじん切り	176g	33 kcal	1.8 g

第28章 大腸疾患の予防

文　献

1) World Cancer Research Fund & American Institute for Cancer Research : Food, nutrition and the prevention of cancer : a global perspective Washington, 1997
2) World Cancer Research Fund & American Institute for Cancer Research, Food, Nutrition, Physical Activity and the Prevention of Cancer, 2007
3) Sheila A Bingham *et al.*, Dietary Fiber in food and protection against colorectal cancer in the European Prospective Investigation into Cancer and Nutrition (EPIC) : an observational study. *The Lancet*, Vol.361. (May 3), 1496-1501 (2003)
4) Karin B. Michels *et al.*, Fiber Intake and Incidence of Colorectal cancer amony 76.947 Women and 47.279 Men. *Cancer epidomiol Biomarkers Prev.* **14**(4), 842-849 (2005)
5) Tetsuya Otani *et al.*, Dietary fiber intake and subsequent risk of colorectal cancer : The Japan Public Health Center-Based Prospective Study Int. *J.Cancer*, **119**, 1475-1480 (2006)
6) 阪本尚正, クローン病の疫学, モダンフィジシャン, **27**(7), 905-910 (2007)
7) 日比紀文他, 食品による生体機能調節と腸管炎症, 臨床消化器内科, **19**(13), 1731-1738 (2004)
8) 松生恒夫他, 便秘症に関する一考案, 日本医事新報, No.4101, C-1 C 6 (2002)
9) 松生恒夫他, 大腸メラノーシスを認める常習性便秘症に対するポリデキストロースの効果, 日本食物繊維学会誌, (6)2, 55-60 (2002)
10) 三島義之他, 日常生活指導（特集・過敏性腸症候群）, 日本臨床, **64**(8), 1511-1515 (2006)

第29章　がん予防

江頭祐嘉合[*]

1　はじめに

　がん発症後にこれを食事で治すことは期待できない。しかし食事とがんの発症には関連性がある。その為どのような食事をどれだけ摂取すればがんの発症を防ぐことが出来るか知ることができれば，食事によるがんの予防を期待できる。

　厚生労働省が発表した人口動態統計によると，近年の我が国の死因の1位はがん，2位は心疾患，3位は脳血管疾患となっている[1]。日本に限らず先進国ではがんによる死因は上位を占める。このような背景により世界がん研究基金と米国がん研究所が共同で国際的な立場からがん予防の提言を行うための委員会を1994年に設立し，がんと食事の関係についての研究の調査を行った。そして1997年に出版された報告書「Food, Nutrition and the Prevention of Cancer; a global perspective」によると，野菜の摂取は大腸（結腸，直腸）がん予防に関して「確実にリスクを減少させる」としているが，食物繊維のがん予防に関しては，膵臓がん，乳がん，大腸がんに対して「リスクを減少させる可能性がある」という結論にとどめている（表1参照）[2]。これは食物繊維とがん予防に関する疫学研究では否定的な論文と肯定的な論文が混在し，結果が一致していないためである。とくに前向きコホート研究に関しては否定的な報告が多い[3]。そこで，この章では食物繊維のがん予防に関する最近の知見を取り入れ，動物実験，ヒト対象の臨床試験，分析疫学研究について検討した。筆者は2005年に食物繊維とがんに関する総説を報告している[3]。

表1　食物繊維とがんの関連

	食物繊維	野菜	果物	穀物
肺		●	●	
胃		●	●	○
膵臓	○	◎	◎	
大腸	○	●		
乳房	○	◎	◎	

●確実，◎ほぼ確実，○可能性あり
文献2）より作表

---

[*] Yukari Egashira　千葉大学大学院　園芸学研究科　応用生命化学領域　教授

第29章　がん予防

本章ではその中で重要なものを抽出し，そして新しい論文を追加してまとめた。論文はNational Center for Biotechnology Information（NCBI）の文献検索システムのPub Medで系統的に検索した。

2　動物実験

2.1　動物実験における食物繊維のがん予防・がん抑制

食物繊維，難消化性オリゴ糖の生理作用として，血糖上昇の抑制，血清コレステロール低下，便秘改善，腸疾患の改善，プレバイオティク効果，ミネラル吸収促進作用が知られている。さらに，がんの予防が期待できる作用として有害物質の毒性阻止と体内蓄積低下，感染防御，免疫調節作用が挙げられる。ラットやマウスを用いた動物実験では，食物繊維のがん予防やがん抑制に関する数多くの研究が報告されている。

（1）大腸がん・腫瘍

1,2-ジメチルヒドラジンやアゾキシメタン（AZM）などの発がん物質を実験動物に投与すると大腸がんのモデルを作成できる。これらのモデル動物に各種食物繊維を摂取させがん抑制を調べた研究が多い。小麦フスマ，セルロース，イヌリン，レジスタントスターチ，メチルセルロース，ペクチンの摂取によるラットの大腸がん・腫瘍の抑制などの報告がある[3]。一方，これらの食物繊維のがん抑制に否定的な論文もいくつか報告されていた[3]（表2参照）。レジスタントスターチに関しては，AZMの投与時期により作用が異なるという報告がある（2008年）[4]。レジスタントスターチ投与3週間後にAZMを投与するとaberrant crypt foci（ACF）の発生が促進され，AZMを投与後にレジスタントスターチを与えると投与量に応じACFの発生が抑制された[4]。他に大腸がん・腫瘍を抑制する素材としてココナツファイバー，ブラックグラムのファイ

表2　動物実験（ラット）における食物繊維摂取によるがん抑制作用の有無

	抑制効果あり	抑制効果なし
大腸がん・腫瘍	小麦フスマ，セルロース，イヌリン，レジスタントスターチ，メチルセルロース，ココナツファイバー，ブラックグラムファイバー，ライブラン，コーヒーファイバー，レッドビートファイバー，ペクチン	小麦フスマ，セルロース，レジスタントスターチ，リグニン，シュガービートファイバー，グアガム，ペクチン
乳がん	小麦フスマ，小麦フスマ＋サイリウム混合摂取	セルロース，リグニン

1995年-2009年の原著論文をまとめた。National Center for Biotechnology Information（NCBI）の文献検索システムのPub Medで系統的に検索した。

バー，ライブラン，コーヒーファイバー，レッドビートファイバーが報告されている[3]。全体的に有効とする論文が多い。

(2) 乳がん

ラットに N-nitrosomethylurea を投与すると乳がんを発症する。軟質白色小麦のフスマを飼料中 9, 12, 15, 18％レベルで高脂肪食に添加しラットに投与後，N-nitrosomethylurea で乳房に腫瘍を誘発した。その結果 9％添加群で腫瘍の発生を有意に抑えた[5]。Vucenik らは，小麦フスマ中に含まれるイノシトール-6-リン酸が 7,12-dimethylbenz[a]anthracene 誘発性の乳がんの抑制に関与しているのではないかと推察している[6]。他に乳がん抑制作用のある食物繊維として小麦フスマ＋サイリウム混合摂取の報告がある[7]。一方，セルロース，リグニンによる抑制効果はみられなかった[3]。

2.2 がん予防機構の諸説

食物繊維による大腸がん予防の機構を図1に示した。これは仮説として次のように考えられている。①食物繊維の発がん関連物質の吸着による吸収抑制や腸内容物の滞留時間を短縮することにより消化管と発がん関連物質との接触の機会を低下させ，これががん抑制につながる。②食物繊維の摂取により腸内細菌叢が変化し，短鎖脂肪酸の生成が増加して大腸腔内の pH が低下する。これが直接的あるいは間接的に発がん関連物質の生成を抑え大腸における発がんを抑制する。③腸内環境の変化による腸内細菌由来のある種の酵素活性の変動，発がんプロモーター作用がある二次胆汁酸の生成の減少も大腸がん発生を抑制する要因と考えられている[8]。

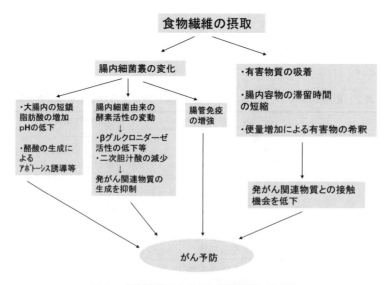

図1 食物繊維によるがん予防機構（仮説）

第29章　がん予防

　具体的には，食物繊維の摂取により腸内環境が変わり腸内細菌の代謝が変化し発がんに関与するβ-グルクロニダーゼ活性が低下することや酪酸の生成によるアポトーシスの誘導が報告されている。Nakanishira らは高アミロース澱粉（レジスタントスターチ）の摂取により発がん物質 AZM で誘導した aberrant crypt foci の発生の減少と腸内容物のβ-グルクロニダーゼ活性の減少を示した[9]。β-グルクロニダーゼは AZM の代謝産物を加水分解し直接的に発がん物質として作用するメチルアゾキシメタノールを生じる。そのためβ-グルクロニダーゼ活性の低下は発がん物質の生成を減少させることになる。一方，Le らは高アミロース澱粉（レジスタントスターチ）を飼料に 10, 20, 30 ％添加したものをラットに 4 週間投与後，AZM を単回投与し大腸上皮の DNA にダメージを与えた。そして 6 時間後に AZM に対する急性アポトーシス反応をみた。その結果 20 ％と 30 ％高アミロース澱粉群は大腸の急性アポトーシス応答が有意に上昇したと報告している[10]。また高アミロース澱粉の飼料中の添加量が増えるほど盲腸と糞中の pH が減少し，さらに盲腸の短鎖脂肪酸（酪酸を含む）は有意に上昇した。急性アポトーシス反応と糞中の短鎖脂肪酸と pH の間には関連が見られ，発酵産物が急性アポトーシス反応に関与している可能性を示唆した。このグループは小麦フスマ（飼料中 10 ％）を用いてほぼ同様の研究を行い，小麦フスマの抗がん作用は，小麦フスマの摂取により腸内の酪酸が上昇しこれが急性アポトーシス応答を増強させ，腫瘍のイニシエーション期の抑制にはたらくと結論している[11]。Pajari らは小麦フスマ（飼料中 10 ％添加）の摂取は，結腸粘膜のプロテインカイネースＣの活性を低下させることを示し，これが大腸がん抑制メカニズムの一因と考えている[12]。

　飼料中 15 ％のコーンコブファイバーを含む食餌を摂取させたラットに発がん物質 1,2-ジメチルヒドラジン（DMH）を投与し結腸がんを誘発したところ腫瘍の発生を抑制しなかった[13]。しかし，コーンコブファイバーを微生物処理した標品を投与した群は腫瘍の発生が有意に抑えられ，同時に p 53 タンパク質の活性化とアポトーシスが観察された。p 53 遺伝子はがん抑制遺伝子として知られ，薬剤や放射線により DNA が障害を受けた細胞の細胞周期を一時的に止め，障害を受けた DNA の修復を行う遺伝子の働きを活発にしたり，アポトーシスを促進する機能を持っている。

　バイオブラン／MGN-3 は米糠ヘミセルロースに担子菌の酵素を作用させて得られたもので抗腫瘍作用，免疫賦活作用など様々な生理機能を有することが報告されている。Badr ら（2008）は乳がん細胞であるエールリッヒの腹水がん細胞を移植したマウスに MGN-3 を腹腔内投与したところ，対照群に比し腫瘍の容量と重さが減少し，アポトーシスを誘導することを示した。MGN-3 の投与により，血漿中の TNFαとインターフェロンγの増加がみられ，免疫抑制サイトカインである IL-10 を低下させた。また，MGN-3 を正常なマウスに投与すると NK 活性が上昇した[14]。MGN-3 の抗腫瘍活性のメカニズムは免疫賦活作用によるものと思われる。

3　臨床研究-がん危険因子の改善-

動物実験の結果から大腸がんの発症に関してはβ-グルクロニダーゼ活性，腸や糞便中のpH，酪酸濃度の関与が，乳がんの発症においては性ホルモンの関与が示されている。このような背景により臨床研究（Clinical Trial）では，食物繊維の発がん予防を目的とした上記項目を測定した論文がいくつか報告されている。

Johnsonら（2006）は，Lupin kernelファイバー（LKファイバー）を含む高食物繊維食（17-30 g fiber/day）を1カ月間健康な38人の男性に投与し，大腸（結腸）がんのリスクファクターと予想される糞便中の因子を検討した（無作為化，クロスオーバー試験）。その結果，LKファイバー群は対照食群と比し，有意な糞便回数と量の増加，トランジットタイムの減少，糞便中のpHの低下，糞便中の酪酸の増加，糞便中のβ-グルクロニダーゼ活性の低下が観察された。LKファイバーの摂取は，腸の機能を向上させ，糞便中の大腸ガンのリスク因子を改善すると報告している[15]。

Muirらは大腸がんの家族歴のあるボランティア20人に，対照食，小麦フスマ食（12 g fiber/day）（WB群），小麦フスマとレジスタントスターチ食（12 g WB fiber/day plus 22 g RS/day）（WBRS群）をそれぞれ3週間投与した。試験は無作為化，クロスオーバー試験で行った。その結果，WB群は対照群より有意な糞便量の増加，トランジットタイムの減少が観察された。WBRS群において対照群より有意な糞便量の増加，トランジットタイムの減少，糞便中のpHの低下，糞便中の酢酸と酪酸の増加，糞便中の短鎖脂肪酸に対する酪酸の割合の増加，糞便中の総フェノール，アンモニアの減少がみられた。小麦フスマとレジスタントスターチの同時摂取は小麦フスマ単独摂取より効果が有り，腫瘍が生じやすい結腸の腸内環境改善に有益と結論している[16]。

Rockらは乳がんの病歴のある女性291人を対象に，介入群には1年間高食物繊維（29 g/day vs 22 g/day），低脂肪食を投与し，エストラジオール，エストロン，テストステロンなどのステロイドホルモンの濃度を測定した。その結果，介入群は体重の減少がなく，血清エストラジオール濃度が減少した。食物繊維摂取の増加は，血清エストラジオールの減少に独立して関連していることを示唆した[17]。

4　分析疫学研究

（1）胃がん

MAMら（2007）は穀類の食物繊維が胃腺がん発症のリスクを減少させる可能性を示唆した[18]。

第29章 がん予防

Europian Prospective Investigation into Cancer and Nutrition (EPIC) study に参加した25〜70歳の435,000人を対象に6.7年間追跡調査したところ312人に胃腺がんが発症した。摂取した食事とがん発症に関して解析したところ，総食物繊維摂取や野菜や果物由来食物繊維ではなく，穀類由来の食物繊維の摂取と胃腺がん発症のリスクの減少に関連性がみられた。穀類由来の食物繊維は特にびまん性タイプの腫瘍に効果があるようである。

（2） 大腸がん

石川ら（2005）は，過去に少なくとも大腸から2個の腫瘍を除去した398人の日本の男女を，小麦フスマ，*Lactobacillus casei*，小麦フスマ＋*Lactobacillus casei*，無投与（対照）の4つのグループに無作為に分けた（介入研究）[19]。そして，2または4年後に新しい腫瘍の有無を確認した。その結果，オッズ比(OR)は対照に比し小麦フスマ摂取で1.3と上昇し，*Lactobacillus casei* 摂取で0.76と減少した。4年間の小麦フスマの摂取は腫瘍の数が有意に増えた。*Lactobacillus casei* の摂取は非定型性の大腸腫瘍の発症を抑制した。

Michels ら（2005）は男性47,279人，女性76,947人を対象とした大規模な調査を行った（観察研究）[20]。女性は Nurses' Health Study 参加者，男性は Health Professionals Follw-up Study の参加者で，参加当時がんを発症していない者を対象に，男性は14年間，女性は16年間の追跡調査を行った。その結果，食物繊維の給源の違い（穀類由来，果物由来，野菜由来）および食物繊維の摂取量の増加による大腸がん発症への影響は見られなかった。

一方，大腸がんの発症に食物繊維の関与が示唆された報告もある。Bingham ら（2003）[21]は，調査対象を遺伝的にもまた食生活週間も異なるヨーロッパ8カ国（フランス，イタリア，スペイン，UK，オランダ，ドイツ，スウェーデン，デンマーク）とし，519,978人の25〜70歳の男女を対象とした大規模なコホート研究を行った（EPIC study）。その結果，食物繊維摂取量が12.8 g/day（男性），12.6 g/day（女性）の集団に比し，22.0 g/day（男性），20.9 g/day（女性）以上の集団で大腸がんの発症が23％ほど減少し，男女とも25-26 g/day以上の摂取では24％程度の減少が観察された。そして，食物繊維の摂取と大腸がんの発症は逆相関の関係にあり，食物繊維の摂取は大腸がんの予防に有効であると結論している。

以上，食物繊維の摂取と大腸がん発症の関係については疫学研究の結果が一致していない。コホート研究に関しては全体的には否定的な報告が多い[22]。

（3） 前立腺がん

Pelucchi らは（2004），11年間イタリアで前立腺がんの病歴のある1,294人の男性と1,451人の対照者の症例対照研究（case-control study）を行った[23]。その結果，総食物繊維の最小摂取の群と最大摂取の群の OR は0.93，水溶性食物繊維に関して OR は0.89，セルロースに関して OR は0.88，野菜由来の食物繊維に関して OR は0.82であった。野菜由来の食物繊維の摂取が

前立腺がんの予防に好ましいと結論した。

Suzukiら（2009 Int. J. Cancer）は前立腺がんのリスクと食物繊維摂取の関連について検討した[24]。EPICに参加した142,590人の男性について8.7年の追跡調査をした。その結果，2,747人が前立腺がんと診断された。前立腺がんのリスクと食物繊維摂取（総食物繊維，穀類由来食物繊維，果実由来食物繊維，野菜由来食物繊維）との間に関連性は見られなかったと報告している。

5 プールド・アナリシス

食物繊維とがんに関するプールド・アナリシスを行った最近の研究を紹介する。

Parkら[25]は食物繊維と大腸がんに関して調べるために13の前向きコホートを合わせてプールド・アナリシスを行った。その結果，交絡因子である年齢を合わせて解析したモデルでは食物繊維の摂取と大腸がん発症に関しては逆の関係が認められたが，他の因子で合わせた後解析したところ有意な差は認められず影響はないと結論した。一方，食物繊維と大腸腺腫の発症に関してJacobsらは2つの介入試験（the wheat bran trial とthe polyp prevention trial，計3,209人）をまとめたプールド・アナリシスを行った[26]。そして男性の介入群は大腸腺腫の再発のオッズ比が0.81と低下したが，女性では有意な低下はみられず，性差の関与を示唆した。

6 メタ・アナリシス

食物繊維とがんに関するメタ・アナリシスを行った研究を表3に示す。

（1）子宮がん

Banderaら（2007）は，子宮内膜がんのリスクと食物繊維摂取の関連について検討した。9の症例対照研究（case-control study）のメタ・アナリシスを行った。その結果，症例対照研究結果を統合すると食物繊維の摂取と子宮内膜がんのリスクは逆の関係が示唆された[27]。

表3 食物繊維とがん予防に関するメタ・アナリシス研究

報告者（年）	項目	メタ・アナリシスの対象研究	結論
Bandera et al. (2007)	子宮内膜がん	9の症例対照研究	子宮内膜がんのリスクを減少させる可能性有り。
Asano T et al. (2002)	大腸がん	5の無作為割付比較試験（Controlled trial）	食物繊維摂取による大腸がん発症への影響はなし。
Trock B et al. (1990)	大腸がん	16の症例対照研究	食物繊維摂取量の増加による大腸がん発症抑制は確定できない。

（2）大腸がん

食物繊維と大腸がんに関してのメタ・アナリシス研究では，食物繊維の高摂取が大腸がん発症リスクの低下に影響しないことが示されている[3]。

7 おわりに

Barkitt が提唱した食物繊維の摂取増加は大腸がんの発症を抑えるという「繊維仮説」が契機となり食物繊維の摂取とがん発症に関して，多くの研究がなされている。最近の論文をもとに検証したところ，動物実験に関しては，大腸がん・腫瘍，乳がんに関する研究が検出された。がんの発症抑制のある食物繊維素材としては小麦フスマなど不溶性のものの報告が多かった。動物実験ではネガティブデータは報告になりにくいこともあり，全体的には抑制作用があるという報告が多かった。一方，興味深いものとしてコーンコブファイバーを微生物処理した試料の抗腫瘍作用[13]や，バイオブラン／MGN-3 のように米糠ヘミセルロースに担子菌の酵素を作用させたものの抗腫瘍作用[14]が挙げられる。食物繊維素材をさらに処理，加工することにより免疫系に作用して抗腫瘍作用が示されることは興味深い。

臨床研究に関しては，ある種の食物繊維の摂取は腸内環境を改善し，糞便中の pH の低下，糞便中の短鎖脂肪酸の増加，糞便中の β-グルクロニダーゼ活性の低下などがんリスク因子を改善させるという報告がある。コホート研究に関しては，食物繊維の摂取と大腸がん予防，前立腺がん予防に関しては否定的な報告が多い。しかし，最近のメタ・アナリシス研究で食物繊維の摂取により子宮内膜がんのリスクが減少することが示唆されている。食物繊維のがん予防に関してはがんの発症部位にもよるが議論が分かれるところである。しかし，食物繊維の摂取は腸内環境を改善することは明らかであり，がんのリスクを上げるという報告もほとんどない。さらに，食物繊維の摂取は 2 型糖尿病，心疾患，脂質異常症，便秘，十二指腸潰瘍などの予防に有効であると介入試験，コホート研究において多数の報告がある[22]。それ故，疾病予防のためにも食物繊維の摂取は重要であり意識して摂取する必要があると思われる。

文　献

1) 厚生労働省，平成 18 年人口動態統計（2007）
2) World Cancer Research Fund and American Institute for Cancer Research Food,

Nutrition and the Prevention of Cancer : a global perspective, 436 (1997)
3) 江頭祐嘉合ほか, 日本食物繊維学会誌, **9**, 1 (2005)
4) Liu R *et al.*, *Food Chem Toxicol.*, **46**, 2672 (2008)
5) Cohen LA *et al.*, *Carcinogenesis*, **17**, 45 (1996)
6) Vucenik I *et al.*, *Nutr Cancer*, **28**, 7 (1997)
7) Cohen LA *et al.*, *J Natl Cancer Inst*, **88**, 899 (1996)
8) 宮田富弘ほか, 食物繊維, p.222, 第一出版 (1995)
9) Nakanishi S *et al.*, *Microbiol Immunol*, **47**, 951 (2003)
10) Le Leu RK *et al.*, *Carcinogenesis*, **24**, 1347 (2004)
11) Compher CW *et al.*, *J Parenter Enteral Nutr*, **23**, 269 (1999)
12) Pajari AM *et al.*, *Br J Nutr*, **84**, 635 (2000)
13) Zusman I *et al.*, *Anticancer Res*, **17**, 2105 (1997)
14) Badr El-Din NK *et al.*, *Nutr Cancer*, **60**, 235 (2008)
15) Johnson SK *et al.*, *Br J Nutr*, **95**, 372 (2006)
16) Muir JG *et al.*, *Am J Clin Nutr*, **79**, 1020 (2004)
17) Rock CL *et al.*, *J Clin Oncol*, **22**, 2379 (2004)
18) MAM *et al.*, *Int J Cancer*, **121**, 1618 (2007)
19) Ishikawa H *et al.*, *Int J Cancer*, **116**, 762 (2005)
20) Michels KB *et al.*, *Cancer Epidemiol Biomarkers Prev*, **14**, 842 (2005)
21) Bingham SA *et al.*, *Lancet*, **361**, 1496 (2003)
22) 江頭祐嘉合ほか, 食物繊維－基礎と応用－, p.214 (2008)
23) Pelucchi C *et al.*, *Int J Cancer*, **109**, 278 (2004)
24) Suzuki R *et al.*, *Int J Cancer*, **124**, 245 (2009)
25) Park Y *et al.*, *JAMA*, **294**, 2849 (2005)
26) Jacobs ET *et al.*, *Am J Clin Nutr*, **83**, 343 (2006)
27) Bandera EV *et al.*, *Am J Clin Nutr*, **86**, 1730 (2007)

第30章　糖尿病への応用 −食物繊維の機能性と生活習慣病への応用−

土井邦紘[*]

1　はじめに

　近年，腹腔内脂肪の蓄積による動脈硬化性病変の進行とそれに付随して糖尿病の有病率が上昇することが注目されている。同時に糖尿病の治療においても従来の最小血管障害から大血管障害へと重点がシフトされつつある。2型糖尿病の発症の大きな原因の一つである肥満は同時に動脈硬化性疾患の原因でもあり，その共通した成因から動脈硬化性疾患をターゲットしてメタボリックシンドロームという概念が提唱されるようになった。その定義については，各国とわが国とでは差異が若干あるところもあり，まだまだ，異論のあるところではあるが，昨今，国民の生活習慣病の改善あるいは予防対策の1つとして意外と国民の間に定着しつつあり大きな役割と果たす様相である。このように，腹腔内脂肪を伴った肥満は今やヒトの生命を脅かす疾患へとつながる可能性が大きく，そこで，運動とともに食事療法による減量の重要性が再びクローズアップされるようになった。

　これまでこの研究の多くは欧米を中心としたものであったが，いまでは，インスリン分泌が低い我が国では如何かという研究が報告されるに至っている。昨今上述のように我が国では戦後急速に食生活が欧米化するとともに糖尿病は増え，一方では肺結核など感染症が急速に減少した。そして現在少し遅すぎたが国民栄養調査の結果から厚生省（現厚生労働省）は栄養不足の改善を促した時代から栄養過多を戒めた時代へと変換した。日本糖尿病学会の食品交換表委員会なども同じスタンスすなわち低栄養，偏った食品の摂取の是正から，今や如何に摂取エネルギー量を抑えるかの時代に入っている。その意味では，現在の日本糖尿病学会が勧めている食品交換表に沿った食事摂取は今のところ我々日本人にとって望ましい食品構成と思われる。残された問題点は「質」である。米国ではいち早く脂肪の質へのアプローチがなされていることはご存じのとおりである。炭水化物については砂糖，果糖など単純糖質は血糖値の上昇のみならず動脈硬化の点からも望ましくないことは周知の事実となったが，複合糖質に関しては食物繊維の研究に端を発して難消化性多糖類，グライセミック・インデックス，難消化性でんぷん，さらに糖質ではないが難消化性タンパク質など消化管からの吸収をテーマとした研究が相次いでいる。

---

　[*]　Kunihiro Doi　医療法人社団紘仁会　土井内科　理事長

このような背景から，近年糖尿病の食事療法の一つとして重要な位置を占めるようになった食物繊維が糖尿病の治療のみならず，その予防の観点からも見直されてきた。

2　食物繊維の糖尿病治療への歴史[1~6]

食物繊維の糖尿病治療への応用は非常に古く，約2千年前に遡るという。インドの医師むけの実地診療マニアルに糖尿病の治療に全粒穀類や豆類などからなる高繊維食を推奨している[6]。さらに，少し期間をおいて紀元前5世紀すでにHippocratesは「全粒パンは腸管をきれいに洗ってくれる。一方，白パンは栄養素としてはいいが糞便量は少なくなる」と述べている。しかしながら，その後長い間，食物繊維は注目されることはなかった。それでもこの時代にも少数ながら，食品はできるだけ自然のものを接収することが望ましいとする者がいたが，それが2世紀のAretaeusのカラス麦，オートミールの推奨であり，1585年のStaubesの褐色パンの健康長寿説であり，1837年のSylvester Grahamの全粒パンすなわち「グラハムパン」の製造などであった。19世紀に入ると，フスマを食べると便秘が解消することがFuntusにより説明された。そして，現代の成人病との関係に気がついたのが20世紀に入った1956年のCleaveの報告である。しかし，食物繊維が再び広く脚光を浴びるようになったのはごく最近のことである。最初の頃はデンプン食品によって食後の血糖反応が異なることが実験から明らかにされたのに始まった。そしてこの事実は健常者でも糖尿病者でも同様に観察され，その作用として，消化管での食品の消化率に違いがあることが明らかにされた。そして，食後の血糖反応の観察がデンプン類から他の食品へと広がり，常食である炭水化物も摂取量のみならずその消化率が摂取後の血糖値を決めている事実が次々と報告されたのであった。この炭水化物の消化に大きく影響を与えている1つが食物繊維である。そこで，この作用を応用して糖尿病患者の食後の血糖上昇を抑えて血糖のコントロールを試みた結果，有用であるとする報告が相次いだ。わが国の食物繊維の研究に火をつけたのは，Jenkinsらの報告であった[6~7]。ペクチンやグアーガムを食物繊維として登場させてきたのであった。グアーガム（galactmannan）はインド産のマメ科の種子から取られたものであり，粘度が高く，当然それまでの食物繊維より効果は出やすく，食後の血糖上昇を見事に抑えたものであった。実は，この発表以前に，疫学的な調査から文明病が欧米人に比較してアフリカ人に少なく，食べ物に起因することを一冊の本にしたBurkittの報告があった[8~9]。Burkittは本来腫瘍学者であり，腫瘍の研究中に食物繊維が腫瘍ばかりではなく，糖尿病をはじめとした文明病（現生活習慣病）にも食物繊維は有効であることを述べていた。しかし，これを実験的に証明するためには従来の食物繊維では困難であった。そこへJenkinsらが粘度のあるグアーガムを用いて科学的に食物繊維の持つ作用を次々と精力的に研究を進め，証明し報告したので，一挙に

第30章　糖尿病への応用―食物繊維の機能性と生活習慣病への応用―

研究が展開されたのであった。当時著者らは，galactmannan と化学構造上類似したコンニャクの原料であるグルコマンナン（glucomannan：konjac mannan）に注目して研究をはじめていた[10]。

一方，食物繊維が食後の高血糖を抑え同時にインスリン分泌も抑えることや，同じ食物の中にも摂取後血糖の上昇率が違うことをすでに Otto[11]，Crapo[12]等が認めていたが，Jenkins らはそれを数字で表そうとして Glycemic Index なる概念を打ち立てた[13]。そして，前述のようにここに来て食物繊維は糖尿病の治療のみならず予防の面から，さらに動脈硬化の進展の予防の面からも注目されるようになった。食物繊維は現在その定義は諸外国によって異なっており，採用している食物繊維の測定法も異なっている[14,15]。したがって，食物繊維を扱う場合はこれらを承知した上で文献を読むべきである。

3　我が国の食物繊維の受け止め方と機能性を重視した新しい概念の提案「ルミナコイド」[15〜18]

このように，食物繊維は測定法も違えば定義も時代によってあるいは各国によって異なっており，dietary fiber について提唱した Trowell の定義は次々と修正された。一方，我が国においてはキチン，キトサンなど甲殻類に含まれる物質にも生理作用が認められることなどから植物性起源に限定せずに，動物性起源も含められ，ここに，著者は Dietary fiber の用語に「食物繊維」という訳語はもはや不適当であり，医学用語で用いられている食物「線維」を用いるのが字も簡単であり，妥当であると考え長い間使用してきた。もっとも 1979 年桐山は「食物センイ」を提案したが受け入れられなかったという経緯はあった。しかしながら，それだけではなく，さらに難消化性多糖類の部分加水分解物や合成多糖類（ポリデキストロース）や，さらにはレジスタントスターチや難消化性オリゴ糖類も含めるようになってきた。このような混沌とした中で日本食物繊維学会から出されたのが「ルミナコイド（Luminacoid）」という呼称である。

4　食物繊維の生理作用

生理作用上から食物繊維は可溶性と不溶性とに分けられる。そして，その作用としては[19]，1）食後の血糖上昇抑制，2）血清脂質，特にコレステロールの低下，3）食後の消化管通過時間の短縮―便通は粘度の高いものほど優れており，可溶性繊維に効果が著しい。一方，3），4）の作用は腸内細菌によっても分解されにくい繊維，すなわち，不溶性繊維に効果が優れている。5）については両者の間にはほとんど差はみられない（表1）。ちなみに，現在の食物摂取量を国民

表1 食物繊維の腸管内における作用

①胃内停滞時間の延長（水溶性）
②小腸通過時間の短縮（不溶性＞水溶性）
③消化管の通過時間の短縮（不溶性＞水溶性）
④排便回数の増加と排便量の増加（不溶性＞水溶性）
⑤保水性（不溶性＜水溶性）
⑥拡散率の減少（不溶性＜水溶性）
⑦特定物質との吸着，排泄（不溶性＜水溶性）
⑧その他（臓器，消化酵素）

表2 我が国の食物繊維の摂取基準（g/日）[18]

年齢	男性		女性	
	目安量	目標量	目安量	目標量
18〜29歳	27	20	21	17
30〜49歳	26	20	20	17
50〜69歳	24	20	19	18
70歳以上	19	17	15	15

栄養調査の結果を参考にして算出した場合，主食からの平均摂取量が 4.53（2.26〜8.76）g，副食からは 15.07（8.34〜28.85）g で 1 人 1 日の食物繊維の摂取量は 19.6（15.69〜31.81）g となって（住本ら[20]）いるが，現実にはもっと少量という報告もある。適量については，男女，年齢によって異なるが（表2）[18]，日本では 25 g/日，米国では 20〜35 g/日あるいは 10〜13 g/1000 kcal を推奨している。なお FDA は排便が毎日あるためには 25 g/2000 kcal が望ましいとしている。

以上のような作用点の中でも食後血糖の上昇を抑制する作用に注目して，他の食品と比較検討している過程から glycemic index へと研究が展開した。

5 食物繊維の生活習慣病，糖尿病治療への応用

過去 20 数年間，食物繊維に以上のような作用があれば，当然糖尿病をはじめとした生活習慣病の予防あるいは治療に有効であることが考えられ，2 型糖尿病の食事療法として注目された[16]。さらに，食物繊維摂取により血糖以外に血清コレステロールや血圧などの低下や体重の減量も可能であり，糖尿病ばかりか動脈硬化性疾患やある種の癌の予防あるいは消化管の機能の改善などにも有効ではないかと期待された。その頃の糖尿病を対象とした食物繊維の報告 53 篇をまとめたレビューがあるが[21]，それによると 36 篇すなわち 67% は血糖の改善をみたが，12 篇（22%）は変化がなく，6 篇は記載がなかった。同時に血清脂質は 53 篇中 36 篇（67%）に食物繊維によ

第30章　糖尿病への応用―食物繊維の機能性と生活習慣病への応用―

表3　食物繊維の長期間にわたる糖尿病治療への応用

報告者	年	食物繊維の種類	期間	対象	効果
Mirand	1978	粗繊維（3 g）	10 日間	8人1型糖尿病	血糖降下，ときに低血糖
Rivellese	1980	自然食物繊維（54 g）	10 日間	8人2型糖尿病	血糖，コレステロール低下
Jenkins	1980	グアーガム	6ヶ月～1年間	2型糖尿病	空腹，食後血糖低下
Aro	1981	グアーガム（21 g）	3ヶ月間	11人2型糖尿病	血糖低下
Kay	1981	高繊維食	14 日間	5人2型糖尿病	血糖，インスリン低下
Monnier	1981	小麦ふすま 1 g/15 g糖質	?	17人1型糖尿病	空腹時不変　食後血糖低下
Simpson	1981	高繊維食（96.6 g）	6 週間	18人2型糖尿病 9人1型糖尿病	血糖，コレステロール低下
Gardner	1984	ペクチン（5 g）	3ヶ月間	―	HbA_{1c} 不変
Sctt	1985	自然食物繊維（35 g）	26 週間	33人2型糖尿病	血糖上昇，コレステロール不変
Anderson	1985	高糖質，高繊維食	2～3ヶ月間	25人（肥満）インスリン治療者	血糖，コレステロール，体重低下
Doi	1987	グルコマンナン（7.8 g）	16 週間	117人2型糖尿病	血糖，コレステロール低下

（文献 23）より引用改変）

り低下したと報告している。

　一般に，食後の血糖上昇作用は粘度の高い食物繊維に効果があるとされている[22]。事実，短期間の観察では効果が見られるが，長期間の観察では報告者によって結果は異なっている（表3）。一方，これまでにも，不溶性繊維でも長期間使用すると効果を認めるとする報告があり，これについては，最近多少大量ではあるが穀物（不溶性繊維を白パンにして 31.2 g/日）を過体重のヒトに与えるとインスリン感受性が改善されるという発表があり[23]，これも1つの効果がある理由かもしれない。食物繊維の使用にあたっては，特定の効果を期待する場合は期待するものによって繊維の種類あるいは投与法を工夫する。例えば，糖尿病者は一般に便秘が多く，これを解消するために使用する場合は，不溶性繊維を使用する。なかでもリグニンの含有量の多い食品（ヒジキ，ゴボウ，フスマなど）などを多く取り入れるとよい。また血中コレステロールの降下を期待するためには，その作用が優れている水溶性繊維か，あるいは不溶性の中でもリグニンの含有量の多い食物繊維をとると良い，などである。

6　食物繊維の糖尿病発症予防ならびに動脈硬化性疾患に対する効果

　従来から食物繊維は糖尿病の治療法として効果があることが認められてきたが，最近は2型糖

尿病の予防さらには動脈硬化にも効果があるのではとする報告が相次いでいる。すなわち，1997年にSalmeronら[24,25]は40歳から75歳の男性42,759名を6年間にわたり観察したところ，食物繊維の中でも穀類の摂取量が多い群ほど2型糖尿病の発症率が低いことを認めており（表4），その後，同様の報告がMeyer, Tevens, Fung, Parillo, Schulze[26〜30]など相次いでおり，しかもSalmeronらの報告と同じく水溶性食物繊維を多く含む果物や豆類ではなくて，トウモロコシや小麦など不溶性食物繊維を多く含む穀類であった（表5）。一方，動脈硬化症に対する研究として，Kingら[31]は糖尿病，高血圧，肥満などが重なるとC-RPが上昇するが，食物繊維の摂取量が増量するにしたがってC-RPが減少することを観察している（表6）。さらに，Qi[32,33]は糖尿病者において炎症所見を示すとされるC-PRI，CAM-1やTNF-R2について食物繊維との関係を観察しているが，やはり繊維の摂取量が多いほどこれらのマーカーが低下していた（表7）。その上，血中アディポネクチンの濃度も上昇することが観察されている[34]。このように食物繊維は動脈硬化症にも予防効果があることを示唆した報告があり，年々穀類の摂取量が減少し，それとともに糖尿病をはじめとした生活習慣病が増加している我が国にとっても，それらの発症予防のためにも穀類の摂取を推奨すべきであろう。

表4 エネルギー調整した食物繊維，炭水化物の摂取量と2型糖尿病発症の相対的危険率
（対象 40〜75歳の男性 n＝42,759名 観察期間6年間）

項目	分類					P
	1	2	3	4	5	
総繊維，RR（95%CI）	1.0	0.98 (0.75-1.29)	1.08 (0.83-1.42)	0.87 (0.65-1.17)	0.98 (0.73-1.33)	0.33
中間摂取量（g/日）	13.4	17.1	20.0	23.5	29.7	
NIDDM（n）	114	109	118	92	90	
穀類，RR（95%CI）	1.0	1.14 (0.89-1.46)	0.95 (0.73-1.25)	0.91 (0.69-1.20)	0.70 (0.51-0.96)	0.007
中間摂取量（g/日）	2.5	3.8	5.0	6.8	10.2	
NIDDM（n）	127	136	102	95	63	
野菜，RR（95%CI）	1.0	1.12 (0.85-1.49)	1.22 (0.93-1.61)	1.10 (0.83-1.46)	1.12 (0.84-1.49)	0.65
中間摂取量（g/日）	3.5	4.9	6.3	7.9	11.3	
NIDDM（n）	96	104	118	103	102	
果物，RR（95%CI）	1.0	1.01 (0.76-1.34)	0.89 (0.67-1.19)	1.14 (0.86-1.51)	1.01 (0.76-1.36)	0.68
中間摂取量（g/日）	1.2	2.8	3.8	5.3	8.3	
NIDDM（n）	106	104	95	119	101	
総炭水化物，RR（95%）	1.0	0.88 (0.67-1.14)	0.93 (0.71-1.22)	0.88 (0.66-1.17)	0.85 (0.62-1.15)	0.33
中間摂取量（g/日）	182	213	234	255	288	
NIDDM（n）	132	112	107	93	79	

※諸因子：年齢，BMI，摂取エネルギー，運動量，タバコ，他9因子 （Salmeron., J. et al., Diabetes Care, 1997)[25]

第30章 糖尿病への応用―食物繊維の機能性と生活習慣病への応用―

表5 エネルギー調整した食物繊維の摂取量と2型糖尿病発症の相対的危険率

(対象 22～44歳の女性 n＝91,249名 観察期間8年)

項目	分類					P
	1	2	3	4	5	
総繊維						
範囲	<14.2	14.2-16.5	16.6-18.8	18.9-22.0	>22.0	
n	198	162	136	123	122	
年齢調整	1.00	0.77(0.63,0.95)	0.64(0.51,0.79)	0.55(0.44,0.68)	0.53(0.42,0.67)	<0.001
年齢とBMI調整	1.00	0.84(0.68,1.03)	0.73(0.59,0.91)	0.68(0.54,0.85)	0.78(0.62,0.98)	0.008
諸因子調整	1.00	0.94(0.76,1.17)	0.87(0.68,1.11)	0.84(0.65,1.10)	1.00(0.75,1.34)	0.80
穀類						
範囲	<3.8	3.8-4.7	4.8-5.7	5.8-7.3	>7.3	
n	219	162	151	132	77	
年齢調整	1.00	0.71(0.58,0.87)	0.65(0.53,0.80)	0.54(0.44,0.68)	0.32(0.25,0.41)	<0.001
年齢とBMI調整	1.00	0.79(0.65,0.97)	0.78(0.63,0.96)	0.72(0.58,0.90)	0.54(0.42,0.70)	<0.001
諸因子調整	1.00	0.84(0.69,1.04)	0.86(0.69,1.07)	0.81(0.64,1.03)	0.63(0.47,0.85)	0.004
野菜						
範囲	<4.2	4.2-5.4	5.5-6.7	6.8-8.6	>8.6	
n	168	140	136	156	141	
年齢調整	1.00	0.77(0.62,0.97)	0.73(0.58,0.91)	0.82(0.66,1.02)	0.74(0.59,0.92)	0.042
年齢とBMI調整	1.00	0.84(0.67,1.05)	0.82(0.66,1.03)	0.94(0.76,1.17)	0.87(0.69,1.09)	0.50
諸因子調整	1.00	0.95(0.75,1.19)	0.99(0.78,1.25)	1.16(0.92,1.46)	1.12(0.87,1.44)	0.175
果物						
範囲	<1.6	1.6-2.4	2.5-3.4	3.5-4.8	>4.8	
n	198	171	133	123	116	
年齢調整	1.00	0.80(0.65,0.98)	0.61(0.49,0.76)	0.55(0.44,0.69)	0.50(0.40,0.63)	<0.001
年齢とBMI調整	1.00	0.87(0.71,1.07)	0.72(0.58,0.89)	0.70(0.56,0.87)	0.70(0.56,0.88)	<0.001
諸因子調整	1.00	0.94(0.76,1.15)	0.81(0.64,1.01)	0.79(1.62,1.00)	0.82(0.63,1.06)	0.086

※諸因子：BMI, 摂取エネルギー, 運動量, タバコ, 他9因子 (Schulze. et al. Am. J. Clin Nutr 2004)[30]

表6 糖尿病, 高血圧, 肥満の何れかを伴う場合のCRP値[31]

食物繊維量 (g/日)	成人	健常人±	何れか1つ	2つ以上
≤8.8	2.39±0.11*	1.36±0.09*	3.59±0.30*	4.54±0.49*
8.9-13.5	2.23±0.08*	1.270±0.09*	3.35±0.20*	4.58±0.33*
13.6-19.9	2.05±0.10*	1.37±0.10*	2.65±0.14	4.08±0.52
≥20	1.52±0.07	1.01±0.07	2.32±0.16	3.11±0.28

表7　穀物の種類と摂取量の違いによる，CRP，ICAM-1，Eセレクチン，TNF-R2の炎症反応[32,33]

変化量	分野					
	Q1	Q2	Q3	Q4	Q5	P for trend
全粒(n)	173	179	174	175	172	
平均(range)	4.75(<7.3)	9.82(7.3-12.5)	15.3(12.7-17.9)	22.8(18.0-27.6)	35.4(>27.9)	0.03
CRP(mg/l)	6.60	5.28	5.76	5.59	5.52	0.19
ICAM-1(ng/ml)	316	317	314	312	306	0.96
E-セレクチン(ng/ml)	65.6	67.8	62.6	67.4	65.4	0.017
TNF-R2(pg/ml)	2647	2552	2571	2439	2435	
胚芽	171	178	176	181	167	
平均(range)	1.15(<1.3)	1.37(1.3-1.47)	1.6(1.5-1.7)	1.9(1.72-2.1)	2.6(>2.2)	
CRP(mg/l)	5.96	5.14	6.28	5.62	5.74	0.50
ICAM-1(ng/ml)	305	318	315	316	311	0.66
E-セレクチン(ng/ml)	66.0	64.4	64.7	66.3	67.5	0.80
TNF-R2(pg/ml)	2559	2573	2530	2492	2498	0.28
米ヌカ(n)	183	166	177	176	171	
平均(range)	1.6(<2.2)	2.65(2.2-3.27)	4.07(3.3-4.87)	6.1(4.9-7.97)	10.9(>8.0)	
CRP(mg/l)	6.29	5.61	6.33	5.48	4.96	0.007
ICAM-1(ng/ml)	319	316	323	304	303	0.11
E-セレクチン(ng/ml)	67.2	62.7	69.4	61.1	68.1	0.86
TNF-R2(pg/ml)	2603	2597	2491	2495	2462	0.06

7　Glycemic index（GI）と糖尿病

7.1　Glycemic Index

　食物繊維には上記のように熱量が低く，食後の血糖上昇作用を抑制する作用を兼ね備えていることから糖尿病をはじめとした生活習慣病の治療法の有力な1つとしてその使用が考えられたが，以前から同じ量の炭水化物でも摂取後の血糖上昇率が種類によって異なることが報告されており，これに注目して，ブドウ糖やパンを基準として各種類の食品摂取後に上昇する血糖値の曲線下の面積比を数字で表して比較してこれを食事療法に応用しようとした。そして，これをglycemic indexと称した[13]。

　そして，低GI食品を選択すれば血糖やコレステロールに効果があるという報告が相次いだ[35,36]。しかも豆類を除いてGIの低い食物は食物繊維の含有量が高いものが多いとされた。しかし，一方ではこれは食物繊維にとらわれることなく，同じ食事量であってもその内容あるいは形態によって食後の血糖反応が異なることがあることが報告された。例えば，Colagiuriら[37]によると，表8に示すような3種類の等エネルギー量で食事構成もほとんど変わりのない朝食をインスリン治療中の2型糖尿病の患者8人に与え，血糖，インスリン，C-ペプチドの反応を観察

第30章　糖尿病への応用—食物繊維の機能性と生活習慣病への応用—

表8　試験食の構成

	A	B	C
炭水化物（g）			
総量	54	55	60
でんぷんとデキストリン	24	38	28
糖類	30	17	32
グルコース	10.2	0.2	3.3
果糖	8.9	0.2	3.0
乳糖	1.4	16.2	14.3
砂糖	9.5	0.4	11.4
たんぱく質（g）	21	20	17
脂質（g）	18	19	19
食物繊維（g）	3.6	5.1	5.4
エネルギー（kcal）	470	470	480
トースト（小麦パン）	59 g	45 g	—
トースト（muesli）	—	—	75 g
ビスケット（小麦）	—	30 g	—
ゆで玉子	100 g	—	—
マーガリン	4 g	4 g	—
オレンジジュース	250 mL	—	—
全乳	30 mL	350 mL	—
スキムミルク	—	—	300 mL
コーヒーまたは紅茶	200 mL	200 mL	200 mL

炭水化物48％，脂肪36％，たんぱく質16％

（文献37）より引用改変）

している。その結果，食事Aと食事Bの食後血糖の上昇率はほとんど変わりがなかったにもかかわらず，食事Cは有意に低く，また血中インスリン，C-ペプチド反応も同じような反応を示した（図1）。この理由として彼等は料理法が異なり，また食物繊維の含有量はほぼ3食とも同

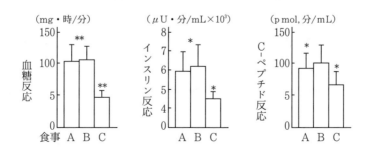

図1　3種類の違った朝食に対する血糖，インスリン，C-ペプチドの反応[37]
$*p<0.05$，$**p<0.02$

量であるがその存在様式が違うことを挙げている。すなわち料理の段階で食事AとBのパンに含まれる小麦デンプンはゼラチン化され，アミラーゼによって分解されやすい。ところが食事Cのmuesliの主成分であるカラス麦のデンプンは熱処理にもかかわらず一部しかゼラチン化されていないのであった。これはデンプンの存在様式の重要性を指摘したものであり，料理されたデンプンが摂取後の血糖上昇率が低いという従来の実験成績を実際に裏付けたものであった。

以上のように，GIは糖尿病の治療法のひとつとして有望視されたが，一方ではこれを疑問視する報告も早くからあったのである[12,38]。その理由としては，食事は単品ではなく，炭水化物，食物繊維以外にたんぱく質や脂肪も含まれ，また料理法も夫々異なっているためGI表どおりにはならないことが考えられる。それ以外にも次の理由が挙げられていた。①GIに対する反応は多くの人達を対象とするためバラツキがある。著者[39]らの成績によると特に健康者および非常に血糖値が高い糖尿病者では効果は認め難い。②報告機関によって成績が必ずしも一致していない。③GIは単品であり，食事として他の食品と混ぜた場合の成績が少ない。

7.2 GIの効果は何がもたらしているのか

すでにCrapo[12]，Colagiuri[37]らが述べているように，食物繊維だけが食後の血糖上昇に関与しているわけではない。難消化性デンプン（resistant starch）[40]も食物繊維と同様の生理作用があり（表9），小腸からの吸収はほとんどなく大腸で分解され吸収されるため食後の血糖値をやはり抑制する。この作用はでんぷん中のアミロースの含有量に比例して高くなる。また同様の作用が熱を加えることなどにより変性した蛋白でも生ずる（図2）。

7.3 GIの血糖コントロールに対する評価

以上のような理由から，その作用は複雑であり，一時非常な関心を集めた食物繊維の作用やGIの糖尿病治療への応用[10]はしばらく熱が冷めたという感じがあった。あまりにも期待が大きかったためと思われる。ところが最近，ヨーロッパ，オーストラリアを中心に低GIは食後に上昇する血糖を抑制するのみならずインスリンの分泌も抑制する事実から糖尿病のコントロールの中でも肥満糖尿病者や1型糖尿病の患者の低血糖防止に対して再び注目されるようになった。

しかし，このGIについては現在ヨーロッパ，オーストラリアでは受け入れられているが，アメリカでは確かに1型糖尿病の低血糖防止には有用であるかもしれないが，糖尿病の食事療法としてGIの有用性を認めるためには更なる研究が必要として，現在は参考として受け止めており，捉え方が国によって異なっているのも以上の理由による。これを受けて我が国に於いても，4年前に「Glycemic Index 研究会」が発足した。図3は2型糖尿病者に低GI食を7日間与えた時とコントロール食との24時間にわたる血糖曲線の比較である[41]。空腹時血糖値のみならず24時

第30章　糖尿病への応用―食物繊維の機能性と生活習慣病への応用―

表9　種々の食品に含まれる難消化性でんぷん（RS）含量（乾物中の重量％）

無視できる含有量の食品（＜1％）
　　煮たじゃがいも（熱い）
　　煮た米
　　パスタ
　　糠の多い朝食穀物
　　小麦粉
低い含有量食品（1.0～2.5％）
　　繊維性パン（朝食穀類）
　　ビスケット
　　パン
　　パスタ（冷や）
　　米飯（冷や）
中等度の含有量食品（2.5～5.0％）
　　朝食用穀類（コーンフレーク，ライスピズ）
　　フライドポテト
　　皮をむいた豆
高い含有量食品（5.0～15.0％）
　　料理した豆（レンズ豆，若いえんどう豆，いんげん豆）
　　えんどう豆
　　生米
　　オートクレーブ，冷やしたでんぷん
　　（小麦，ポテト，とうもろこし）
　　調理した冷凍でんぷん食品
非常に高い含有量（＞15.0％）
　　生のじゃがいも
　　生の豆類
　　アミロ-とうもろこし
　　青いバナナ
　　もとのアミロース

文献40）より引用改変

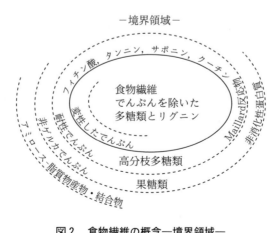

図2　食物繊維の概念―境界領域―

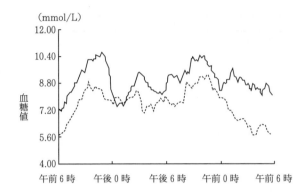

図3　7日間の低 GI 食摂取後（---）と普通食摂取後（—）との 24 時間の平均血糖曲線の比較（$n=11$）[41]

表10　国際グライセミック・インデックス表の一例[42]
GI：パンを 100％とした時

食品名	GI（％）
スパゲッティ（高蛋白含有）（7分間ボイル）	38
白スパゲッティ	
5分間ボイル	52（45,49,63）
15分間ボイル	46,47,48,52,54,59,60,68,71,83
20分間ボイル	83
平均	59
根菜	
ニンジン	101（131,71）
ポテト	
インスタント	118（106,114,123,123,126）
焼きポテト（油なし）	121（80,112,134,158）
マッシュドポテト	100（96,101,104）
フレンチフライ	107
スイートポテト	77（69,84）
豆類	
そら豆	
焼き豆	69（57,80）
乾し豆	40（28,52）
バター豆	44（40,41,51）
さや豆	54（41,43,44,56,84）
いんげん豆	42（27,33,33,36,41,60,66）
グリンピース	42（31,43,53）
レンズ豆	41（40,41）
だいず	25（21,29）
ピーナッツ	21（10,19,33）
砂糖	
蜂蜜	104（124,83）
果糖	32（29,30,34,35）
グルコース	138（122,131,132,137,137,143,143,158）
ショ糖	92（83,84,86,91,93,117）

（　）は各報告者の値であり，（　）の前はその平均

第30章 糖尿病への応用―食物繊維の機能性と生活習慣病への応用―

間にわたる血糖曲線下面積比は低 GI 食を与えた時が有意に低下しており，2 型糖尿病の治療にとって有用であることを報告した。

ちなみに，我が国でも検討されているが[42]，現在国際的に使用されている GI 表を表 10 に示した。食品によって GI 値に差があるものもある[43,44]。

最近，Jennkins らは低 GI 食と穀類繊維高摂取群とを 2 型糖尿病で比較した研究を発表しているが，それによると HbAlc，空腹時の血糖値はともに低 GI 群でわずかな有意差で低下していた。両群出発点では食物繊維の量は同量であったが，6 ヶ月後の試験完了時には低 GI 群のほうが多かった（18.7 g/1000 kcal と 15.7 g/1000 kcal）（表 11）。この試験から Jenkins は GI 食も 2 型糖尿病の治療に効果的であることを改めて示唆した[45]。

表 11 低 GI 食と高穀物繊維食とが，体重，血糖，脂質，血圧に与える効果（値は平均値）[45]

	平均				P 治療間の有意差
	0 週		24 週		
	高穀物繊維食 ($n=104$)	低 GI 食 ($n=104$)	高穀物繊維食 ($n=104$)	低 GI 食 ($n=104$)	
Body weight (kg)	87.8	87.0	86.2	84.5	0.053
HbA_{1c} (%)	7.07	7.14	6.89	6.64	<0.001
Fasting glucose (mg/dL)	141.2	138.8	136.8	127.7	0.02
脂質 (mg/dL)					
総コレステロール	168.4	164.3	168.4	162.6	0.26
LDL-C	101.1	96.9	101.3	95.3	0.14
HDL-C	43.1	41.9	42.8	43.6	0.005
中性脂肪	122.0	128.1	122.2	124.6	>0.99
総コレステロール：					
HDL-C ratio	4.07	4.13	4.06	3.94	0.06
LDL-C：HDL-C ratio	2.45	2.43	2.45	2.31	0.047
CRP (mg/L)	4.59	4.62	2.82	3.02	0.78
血圧 (mm Hg)					
収縮期	127.6	127.4	125.8	124.7	0.52
拡張期	74.5	73.7	73.5	72.1	0.37

文　献

1) 土井邦紘, 食物繊維の歴史と臨床応用, 治療学, **26**(9), 1149-1159 (1992)
2) 土井邦紘, 治療の歴史, 糖尿病の食事療法, 治療学, **39**, 1015-1024 (2005)

3) 土井邦紘, エビデンスから見た糖尿病の食事療法—糖尿病の食事療法と食物繊維, Diabetes Frontier, **16**, 446-454（2005）
4) 土井邦紘, 食物線維—食事・栄養療法と摂取目安量／目標量, プラクテイス, **23**, 61-68（2006）
5) A report of the royal college of physicians, Medical Aspects of Dietary Fibre, p 1-175, Pitman Medical Ltd., London, 1980
6) Jenkins DJA, Lente carbohydrate, A new approach to the dietary management of diabetes. *Dabetes Care*, **5**, 634-641（1982）
7) Jenkins DJA. et al., Effect of pectin, guar gum, and wheat fibre on serum-cholesterol. *Lancet*, **1**, 1116-1117（1975）
8) Burkitt DP. *et al., Dietary Fiber and Disease*. JAMA, **229**, 1068-1074（1974）
9) Burkitt DP., Trowell HC. Eds., Refined carbohydrate foods and disease. Some implications of dietary fibre. London, Academic Press（1975）
10) Doi K. et al., Treatment of diabetes with glucomannan(konjac mannan). *Lancet*, **1**, 987-988（1979）
11) Otto H. *et al.*, Kohlenhydrataustausch nach biologischen aquivalenten. In Diabetik bei Diabetes Mellitus Otto H., Spaethe R. eds. Bern Huber, p.41-50（1973）
12) Crapo PA *et al.*, Postprandial plasma-glucose and insulin responses to different complex carbohydrates. *Diabetes*, **26**, 1178-1183（1977）
13) Jenkins DJA. *et al.*, Glycemic index of foods, a physiological basis for carbohydrate exchange. *Am. J. Clin. Nutr.* **34**, 362-366（1981）
14) 森文平, 食物繊維の定量法—その定義との関係を巡って—, 日本食物繊維研究会雑誌, **3**, 1-11（1999）
15) Kiriyama S, Ebihara K. *et al*, Searching for the definition, terminology and classification of dietary fiber and the new proposal from Japan. 日本食物繊維学会誌, **10**, 11-24（2006）
16) Trowell. HC, Ischemic heart disease and dietary fiber. *Am. J. Clin. Nutr.*, **25**, 926-932（1972）
17) 桐山修八, 池上幸江, 印南敏, 海老原清, 片山洋子, 竹久文之, 日本における Dietary fiber の定義・用語・分類をめぐる論議と包括的用語の提案まで, 日本食物繊維研究雑誌, **7**, 39-49（2003）
18) 奥恒行, 日本人の食事摂取基準（2005年）の考え方と食物繊維の摂取基準, 日本食物繊維学会誌, **8**, 71-81（2004）
19) 土井邦紘, 食物繊維の糖代謝に及ぼす栄養機能, 日本臨床栄養学会誌, **20**, 45-48（1996）
20) 住本健夫ほか, モデル献立方式とマーケットバスケット方式による食物繊維の摂取量の推定, 食品衛生学会誌, **30**, 425-437（1989）
21) Anderson, JW, Smith, BM, *et al.*, Health benefits and practical aspects of high-fiber diets. *Am. J. Clin. Nutr.* **59**(5 suppl.), 1242 S-1247 S（1994）
22) Doi, K, Nakamura, T. *et al.*, Metabolic and nutritional effects of long-term use of glucomannan in the treatment of obese diabetics. Progress in obesity research 1990.

England, John Libbey & company Ltd. 507-514 (1990)
23) Weickert, MO, Mohlig, M. *et al.*, Cereal fiber improves whole-body insulin sensitivity in overweight and obese women. *Diabetes Care.* **29**, 775-780 (2006)
24) Salmerón J, Manson JE, Stampfer MJ, *et al.*, *Dietary Fiber*, glycemic load, and risk of non-insulin-dependent diabetes mellitus in women. JAMA, **277**, 472-477 (1997)
25) Salmerón J, Ascherio A, Rimm EB *et al.*, *Dietary Fiber*, glycemic load, and risk of NIDDM in men. *Diabetes Care*, **20**, 545-550 (1997)
26) Meyer KA, Carbohydrate, dietary fiber, and incident type 2 diabetes in older women. *Am. J. Clin. Nutr.* **71**, 921-930 (2000)
27) Stevens, J, Dietary fiber and glycemic index and incidence of diabetes in African-American and white adults. *Diabetes Care*, **25**, 1715-1721 (2002)
28) Fung, TT, Whole-grain intake and the risk of type 2 diabetes, a prospective study in men. *Am. J. Clin. Nutr.* **76**, 535-540 (2002)
29) Parillo, M, and Riccardi, G, Diet composition and the risk of type 2 diabetes, epidemiological and clinical evidence. *Br. J. Nutr.* **92**, 7-19 (2004)
30) Schulze MB, Liu S, Rimm EB *et al.*, Glycemic index, glycemic load, and dietary fiber intake and incidence of type 2 diabetes in younger and middle-aged women. *Am. J. Clin. Nutr.* **80**, 348-356 (2004)
31) King, DE, Mainous, AG, Egan, BM. *et al.*, Fiber and C-reactive protein in diabetes, hypertension, and obesity. *Diabetes Care.* **28**, 1487-1489 (2005)
32) Qi, Lu, van Dam, RM, Liu, S. *et al.*, Whole-grain, brain, and cereal fiber intakes and markers of systemic inflammation in diabetic women. *Diabetes Care.* **29**, 207-211 (2006)
33) Qi, Lu, Rimm, E, Lui, S. *et al.*, Dietary glycemic index glycemic load, cereal fiber, and plasma adiponectin concentration in diabetic men. *Diabetes Care.* **28**, 1022-1028 (2005)
34) Qi, Lu, Meigs, JB, Liu. S. *et al.*, Dietary fibers and glycemic load, obesity, and plasma adiponectin levels in women with type 2 diabetes. *Diabetes Care.* **29**, 1501-1505 (2006)
35) Jenkins DJA. *et al.*, Starchy foods and glycemic index. *Diabetes Care*, **11**, 149-159 (1988)
36) 土井邦紘, Glycemic index と糖尿病の治療, プラクティス, **20**, 424-430 (2003)
37) Colagiuri S. *et al.*, Comparison of plasma glucose, serum insulin and C-peptide responses to three isocaloric breakfasts in non-insulin-dependent diabetic subjects. *Diabetes Care*, **9**, 250- (1986)
38) Hollenbeck CB. *et al.*, Glycemic effects of carbohydrates, a different perspective. *Diabetes Care*, **9**, 641-647 (1986)
39) 土井邦紘, 食後過血糖抑制手段としての食事療法, シンポジウムⅢ 血糖の管理と食事, 第5回日本病態栄養学会年次学術集会, 1月13日, 2002
40) 早川享志, 拓殖治人, デンプンの摂取と健康―難消化性デンプンの生理機能―, 日本食物繊

維研究会誌, **3**, 55-64（1999）

41) Brynes AE. *et al.*, A low glycemic diet significantly improves the 24-h blood glucose profile in people with type 2 diabetes, as assessed using the continuous glucose minimed monitor. *Diabetes Care*, **26**, 548-549（2003）

42) 若木陽子ほか, 米飯と酢, 大豆, 牛乳, 乳製品の組み合わせのグリセミック・インデックス, Health Sci. **17**, 133-142（2001）

43) Wolever, TMS., The Glcemic index, Bourne, GH.(ed):Aspects of some vitamins, minerals and enzymes in health and disease. *World Rev. Nutr. Diet. Basel*, Karger, **62**, 120-185（1990）

44) Foster-Powell, K. and Miller, JB, International tables of glycemic index, *Am. J. Clin. Nutr.* **62**, 871 S-893 S（1995）

45) Jenkins DJA, Kendall CWC *et al.*, Effect of a low-glycemic index or a high-cereal fiber diet on type 2 diabetes. JAMA, **300**, 2742-2753（2008）

第31章 メタボリックシンドロームの予防

森 豊[*]

1 メタボリックシンドロームと糖尿病

1.1 糖尿病予備軍としてのメタボリックシンドローム

　最近，インスリン抵抗性を基盤に多数の動脈硬化危険因子が集積した動脈硬化易発症病態であるメタボリックシンドロームが心血管疾患発症のリスクとして注目されている。さらに，メタボリックシンドロームは，冠動脈疾患の危険因子として重要視されるだけではなく，近年では糖尿病発症の予備群として注目されている。Satterらの報告[1]によると，WOSCOP (West of Scotland Coronary prevention Study)のサブ解析にてNCEP-ATP III基準にて評価されたメタボリックシンドロームの各因子の合併数が増加するにしたがい，冠動脈疾患の発症のみならず，2型糖尿病の発症リスクも増加することが示された。またLorenzoらの報告[2]をはじめ，メタボリックシンドロームの有無と糖尿病新規発症を検討した研究で，メタボリックシンドローム症例の糖尿病の新規発症は非メタボリックシンドローム症例の約3倍であることが報告されている。以上のことから，メタボリックシンドローム症例は糖尿病発症リスクが高いことは明らかであり，糖尿病予知マーカーとしてメタボリックシンドローム予備群を含め糖尿病の一次予防の対象として介入する必要がある。

1.2 境界型とメタボリックシンドローム

　一方，メタボリックシンドロームを耐糖能の面から検討すると，耐糖能が「境界型」を示す症例が多々見受けられる。境界型とは，75 gOGTTで「糖尿病型」にも「正常型」にも属さない血糖値を示す群であり，WHO分類でのIGT（耐糖能障害）とIFG（空腹時高血糖）がこの群に相当する[3]。境界型の中には，糖尿病の発症過程または改善過程にある症例が混在する。その病態として，インスリン分泌障害が主たるものと，インスリン抵抗性の増大が主たるものがあり，後者にはメタボリックシンドローム（内臓脂肪蓄積）を呈するものが多い。某企業健康管理センターにて75 gOGTTが施行された男性症例のうち耐糖能がIGT（耐糖能障害）を呈した症例を対象に糖負荷後のインスリン応答の違いからメタボリックシンドロームの頻度を検討した成績[4]

---

[*] Yutaka Mori　東京慈恵会医科大学附属第三病院　糖尿病・代謝・内分泌内科　准教授

では，高インスリン応答を示す（インスリン抵抗性を伴う）IGT症例は低インスリン応答を示す（インスリン分泌障害型の）IGT症例と比較して，内臓脂肪が蓄積しており，アディポネクチンが低く，1症例当たりの危険因子の平均保有数が多く，メタボリックシンドロームの頻度が高かった。おそらく日本人のIGTには，従来日本人に特徴的とされていたインスリン分泌障害型のIGT症例と内臓脂肪蓄積を伴いメタボリックシンドロームに直結するインスリン抵抗性を伴うIGT症例が存在するものと推察される。

2 食後高血糖管理における食物繊維の担う役割

2.1 食物繊維の生理作用とわが国における摂取量

食物繊維は，生理作用上水溶性と不溶性に分けられ，特に水溶性食物繊維は高粘性による消化管内での通過時間の遅延と大腸内で発酵しやすい特徴がある。食物繊維の肥満や糖尿病に対する作用は，以下のように要約される。①食物繊維そのものはエネルギー源になりにくい。②他のエネルギー源となる栄養素の消化・吸収を一部阻害する。③唾液・胃液の分泌を促進し，満腹感をもたらす。④胃・小腸の通過時間を緩やかにして糖や脂肪の吸収を遅らせる。⑤血中インスリン，血糖，中性脂肪のレベルの上昇を抑制する。これらの総合的な効果として，食餌摂取量の減少，体重増加の抑制，体脂肪の減少がもたらされる。また，大腸発酵によって生じる短鎖脂肪酸が血糖調節に関与している可能性も示されている。食物繊維の「日本人の食事摂取基準（2005年版）」は，18～29歳では目安量1日1人当たり男性で27g，女性で21gであるが，現実の摂取量は少なく，目標量は目安量と摂取量の平均をとって，男女それぞれ20g，17gである。国民健康・栄養調査では，食物繊維の摂取量は国民1人1日平均で近年14gを下回っており，メタボリックシンドロームに有効とされる水溶性食物繊維は同じ調査で3.5gを下回っている。さらに，某企業健康管理センターにて糖負荷試験で新規に「IGT」または「糖尿病型」と診断された41名の男性を対象に行った食事調査[5]では，肥満者，非肥満者いずれも1人1日の食物繊維の摂取量は10g前後であり，糖尿病における食物繊維摂取量の多寡がこの病気の発症と深く関わっていることが推察される。

2.2 食物繊維による糖毒性の解除と糖尿病発症予防

加齢とともにインスリン分泌が徐々に低下する非肥満でインスリン分泌不全型の自然発症2型糖尿病モデルであるWBN/Kobラットにおいて，糖尿病発症前からの高食物繊維食の摂取は2型糖尿病への進展を遅延させた（図1）[6]。さらに，このような食物繊維による糖尿病発症遅延効果がどのようなタイプの食物繊維によってもたらされるのかを検討したところ，ペクチン，グ

第31章 メタボリックシンドロームの予防

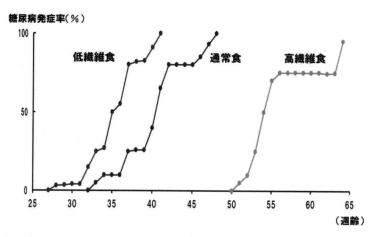

図1 食物繊維の摂取量の違いがインスリン分泌不全型の自然発症2型糖尿病 WBN/Kob ラットの糖尿病発症に及ぼす影響
生後9週齢ラットを高食物繊維食，通常食，低食物繊維食の3種類の飼料を用いて飼育した際の累積糖尿病発症率を示す．糖尿病の発症は，随時尿等2＋以上をもって判定した．高食物繊維食，通常食，低食物繊維食の食物繊維含有量は，各々22.8%，14.3%，10.4%．

ルコマンナンなどの水溶性食物繊維にその効果が強く，不溶性食物繊維であるセルロースは効果が弱かった[6]．豊富な食物繊維の摂取はIGTにみられる食後高血糖がもたらす糖毒性を解除し，膵β細胞機能保持の方向へと働き，2型糖尿病の発症予防に益することがこの動物実験データから示唆される．

　従来から，食物繊維は糖尿病の治療法として有用であることが認められていたが，最近，臨床的にも食物繊維に2型糖尿病の発症を抑制する作用があるという報告が相次いでおり，食物繊維と糖尿病発症の関係が注目されるに至っている．すなわち，Salmeronらは，40歳から75歳の男性42,759名を6年間にわたり観察したところ，食物繊維の中でも穀類の摂取量が多い群ほど2型糖尿病の発症率が低いことを報告している[7,8]．その後，同様の報告がMeyer，Stevens，Fung，Parillo，Schizeなど[9〜13]相次いでおり，しかもSalmeronらの報告と同じく水溶性食物繊維を多く含む果物や豆類ではなく，トウモロコシや小麦など不溶性食物繊維を多く含む穀類であった．先の水溶性食物繊維が効果を示した動物実験成績とは異なるが，これらの臨床成績から，年々穀類の摂取量が減少し，それとともに糖尿病をはじめとした生活習慣病が増加している我が国にとっても，それらの発症予防のためにも穀類の摂取を推奨すべきと考えられる．

2.3 メタボリックシンドロームの予防対策としての食物繊維の有用性

　一方，加齢とともに初期インスリン分泌が徐々に低下し遅れてインスリンが過剰に分泌される（遅延過剰型インスリン分泌を呈する）ようになる内臓脂肪型肥満を伴ったインスリン抵抗性型

の自然発症2型糖尿病モデルで，ヒトのメタボリックシンドロームと類似の病態を示すOLETFラットにおいても，糖尿病発症前からの高食物繊維食の摂取は2型糖尿病への進展を抑制した[14]。すなわち，OLETFラットを2群に分け，1群には高食物繊維食を摂取させ，他群には低食物繊維食を摂取させて22週間観察したところ，高食物繊維食群では明らかに体重増加の抑制，体脂肪蓄積の抑制（体脂肪重量の低下），耐糖能低下の軽減（図2），空腹時インスリン値の低下（図2），膵臓のランゲルハンス島の線維化の抑制，血清脂質の改善を認めた。

IGT〜2型糖尿病のインスリン分泌の特徴である初期インスリン分泌の低下は，食後高血糖を引き起こすのみならず，遅延過剰型のインスリン分泌動態をもたらす。運動習慣のある例では分泌されたインスリンによりブドウ糖が積極的に筋肉に取り込まれるものの，運動不足例ではインスリンが脂肪細胞特に，内臓脂肪組織の脂肪細胞にブドウ糖や脂肪を取り込ませ，結果として肥満，内臓脂肪蓄積を惹起する。さらに，インスリン作用が低下し食後血糖値がより上昇すると，食後血糖の上昇に刺激されて分泌されたインスリンにより，ますます肥満が助長されるといった悪循環を形成することとなる。一方，食物繊維の食後血糖値への効果については，グアーガムとペクチンを用いたJenkinsらの一連の研究があげられる。2型糖尿病患者にグアーガムとペクチンを添加した食事を摂取させると，健常人と同様食後血糖値の上昇が抑制され，同時に食後イ

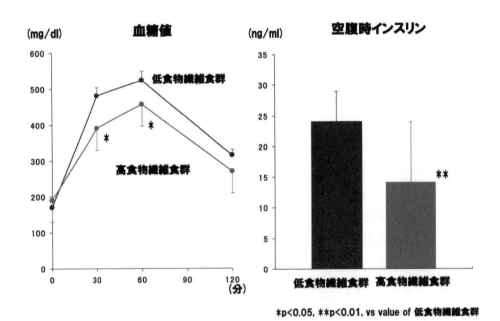

図2　食物繊維の摂取量の違いが内臓脂肪型肥満を伴ったインスリン抵抗性型の自然発症2型糖尿病OLETFラットの2g/kg経口ブドウ糖負荷試験における耐糖能，空腹時インスリン値に及ぼす影響

第31章　メタボリックシンドロームの予防

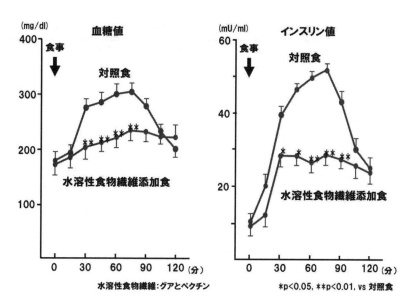

図3　2型糖尿病患者における食後の血糖上昇，インスリン分泌に及ぼすグアーガムとペクチン単回投与の効果

ンスリン値の上昇も抑制される成績（図3）が報告されている[15]。特に，食後にインスリンの過剰分泌を示すIGT症例や2型糖尿病患者においては，高食物繊維食を単回摂取した場合，食後の血糖上昇が軽度であるため，インスリンの過剰分泌も抑制されると考えられる。すなわち，高食物繊維食による食後高血糖の改善は，糖毒性を解除するのみならず，結果としてインスリンの過剰分泌も抑えられるため，長期的にみた場合，内臓脂肪の蓄積や動脈硬化進展をも抑止する方向へ働くものと推察される。特に食物繊維とインスリンの関係について，食物繊維によって遅延過剰型のインスリン分泌が軽減されることによって，食間〜食前の血糖低下が予防され，食前の空腹感の軽減に繋がり，この結果食事摂取量の減少，体重増加の抑制，体脂肪の減少がもたらされるといった一連の流れが推察できる。我々は，持続血糖モニター機器を用いて，経管栄養療法施行中の2型糖尿病患者の24時間の血糖変動について，高炭水化物の標準濃厚流動食と低炭水化物濃厚流動食の効果を同一カロリー摂取の条件下で比較した。その結果，低炭水化物濃厚流動食は高炭水化物の標準濃厚流動食と比較して食後の血糖上昇が少ないだけでなく，食間〜食前の血糖低下が明らかに軽度であった[16]。

すなわち，インスリンが遅れて過剰に分泌されるIGT〜初期の2型糖尿病症例では，食間〜食前にかけての血糖低下が空腹感の増強につながる可能性があるのに対し，食物繊維は，低炭水化物濃厚流動食と同様に，食後の血糖上昇を抑制することによりインスリンの遅延過剰分泌をも抑制し，この結果食間〜食前にかけての血糖低下が軽度となり空腹感が軽減され，長期的にみた場合この空腹感の軽減は内臓脂肪蓄積を予防する方向へ働くものと推察される。

表1 危険因子（糖尿病，高血圧，肥満）の有無からみた食物繊維摂取量と高感度 CRP 値の関係

	全症例	危険因子のない症例	1つ危険因子を有する症例	2〜3つ危険因子を有する症例
食物繊維				
≦8.8 g/日	2.39 ± 0.11*	1.36 ± 0.09*	3.59 ± 0.30*	4.54 ± 0.49*
8.9〜13.5 g/日	2.23 ± 0.08*	1.27 ± 0.09*	3.35 ± 0.20*	4.58 ± 0.33*
13.6〜19.9 g/日	2.05 ± 0.10*	1.37 ± 0.10*	2.65 ± 0.14	4.08 ± 0.52
≧20 g/日	1.52 ± 0.07	1.01 ± 0.07	2.32 ± 0.16	3.11 ± 0.28
食物繊維				
≦8.8 g/日	1.53 (1.29〜1.80)	1.38 (1.04〜1.84)	1.51 (1.12〜2.03)	2.25 (1.38〜3.67)
8.9〜13.5 g/日	1.53 (1.31〜1.80)	1.43 (1.10〜1.87)	1.48 (1.12〜1.96)	2.62 (1.54〜4.44)
13.6〜19.9 g/日	1.41 (1.17〜1.69)	1.61 (1.22〜2.11)	1.12 (0.83〜1.51)	1.49 (0.90〜2.46)
≧20 g/日	1 (1)	1 (1)	1 (1)	1 (1)

上段は高感度 CRP（C-reactive protein：C 反応性蛋白）の中央値 ± SE を，下段はオッズ比（95% CI）を示し，*は食物繊維摂取量の最も多い群と比較した有意差（$p<0.05$）を表す。データは，すべて年齢，人種，性，喫煙の有無，アルコール摂取量，運動，治療薬，心疾患の既往，総コレステロール値，摂取カロリーなどで補正し解析した。 （文献17）より引用）

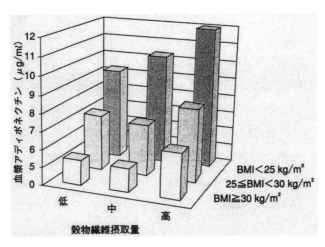

図4 BMI 別にみた穀物繊維摂取量と血漿アディポネクチン値の関係

902名の2型糖尿病の女性患者を対象とし，データはすべて年齢，喫煙の有無，アルコール摂取量，運動習慣，アスピリンの使用の有無，HbA1c値，高血圧症や高コレステロール血症の既往の有無，閉経後のホルモン療法の有無などで補正し解析した。

臨床的にも動脈硬化に対する研究として，King ら[17]は，糖尿病，高血圧，肥満などが集積する症例において観察される CRP の上昇が，食物繊維の摂取量の増加に伴って減少することを報告している（表1）。さらに，Qi ら[18,19]は，糖尿病患者において炎症所見のマーカーである CRP，ICAM-1 や TNF-R2 と食物繊維の関連を解析し，食物繊維摂取量が多いほどこれらの炎症マーカーが低下する成績（表2），アディポネクチンが上昇する成績[20]（図4）を報告している。食物繊維がどのようなメカニズムを介してこれらの動脈硬化のバイオマーカーを変化させたのかは

第31章　メタボリックシンドロームの予防

表2　穀類，胚芽，フスマの摂取量の違いによる炎症マーカーの変化

項目	食物繊維摂取量区分					P for trend
	Q1	Q2	Q3	Q4	Q5	
穀類（n）	173	179	174	175	172	
中間値(幅)	4.75 (<7.3)	9.82 (7.3〜12.5)	15.3 (12.7〜17.9)	22.8 (18.0〜27.6)	35.4 (>27.9)	
CRP (mg/l)	6.60	5.28	5.76	5.59	5.52	0.03
ICAM-1 (ng/ml)	316	317	314	312	306	0.19
E-セレクチン (ng/ml)	65.6	67.8	62.6	67.4	65.4	0.96
TNF-R2 (pg/ml)	2,647	2,552	2,271	2,439	2,435	0.017
胚芽(n)	171	178	176	181	167	
中間値(幅)	1.15 (<1.3)	1.37 (1.3〜1.47)	1.6 (1.5〜1.7)	1.9 (1.72〜2.1)	2.6 (>2.2)	
CRP (mg/l)	5.96	5.14	6.28	5.62	5.74	0.50
ICAM-1 (ng/ml)	305	318	315	316	311	0.66
E-セレクチン (ng/ml)	66.0	64.4	64.7	66.3	67.5	0.80
TNF-R2 (pg/ml)	2,559	2,573	2,530	2,492	2,498	0.28
フスマ (n)	183	166	177	176	171	
中間値(幅)	1.6 (<2.2)	2.65 (2.2〜3.27)	4.07 (3.3〜4.87)	6.1 (4.9〜7.97)	10.9 (>8.0)	
CRP (mg/l)	6.29	5.61	6.33	5.48	4.96	0.007
ICAM-1 (ng/ml)	319	316	323	304	303	0.11
E-セレクチン (ng/ml)	67.2	62.7	69.4	61.1	68.1	0.86
TNF-R2 (pg/ml)	2,603	2,597	2,491	2,495	2,462	0.06

CRP：C-reactive protein：C反応性蛋白（高感度）
TNF-R2：tumor necrosis factor R2；腫瘍壊死因子 ｝動脈硬化促進因子
ICAM-1：intercellular adhesion molecule I；細胞間接着分子－I
（文献18）より引用）
データは，すべて年齢，BMI，喫煙の有無，アルコール摂取量，運動習慣，アスピリンの使用の有無，HbA1c値，高血圧症や高コレステロール血症の既往の有無，閉経後のホルモン療法の有無，グライセミックインデックス，マグネシウムなどで補正し解析した。

明らかではないが，動脈硬化性疾患の発症予防の観点からも食物繊維の摂取を推奨すべきと考えられる。薬物と異なり食品の効果はマイルドで緩徐であり，治療よりも予防が食物繊維の本質的な機能であろう。

文　　献

1) Satter N, *et al*., Metabolic syndrome with and without C-reactive protein as a predictor of coronary heart disease and diabetes in the West od Scotland Coronary Prevention Study. *Circulation*, **108**, 414-419 (2003)
2) Lorenzo C, *et al*., The metabolic syndrome as a predictor of type 2 diabetes: San Antonio heart study. *Diabetes Care*, **26**, 3153-3159 (2003)
3) 糖尿病治療ガイド 2008-2009, 日本糖尿病学会編, 文光堂, 東京 (2008)

4) Mori Y, et al., Japanese IGT subjects with high insulin response are far more frequently associated with the metabolic syndrome than those with low insulin response. *Endocrine*, **29**, 351-355 (2006)
5) 森豊, 村川祐一, 川上洋子ほか, 耐糖能低下例にみる内臓脂肪蓄積と食餌因子の関与, 肥満研究, **3**, 47-52 (1997)
6) Mori Y, Ikeda Y. Role of dietary fiber in experimental diabetes mellitus. In Food factors for cancer prevention (Ohigashi H, et al., Eds.), pp. 660-664, Springer-Verlag, Tokyo (1997)
7) Salmeron J, et al., Dietary fiber, glycemic load, and risk of non-insulin-dependent diabetes mellitus in women. *JAMA*, **277**, 472-477 (1997)
8) Salmeron J, et al., Dietary fiber, glycemic load, and risk of NIDDM in men. *Diabetes Care*, **20**, 545-550 (1997)
9) Meyer KA, Kushi LH, Jacobs DR Jr, et al., Carbohydrates, dietary fiber, and incident type 2 diabetes in older women. *Am J Clin Nutr*, **71**, 921-930 (2000)
10) Stevens J, Ahn K, Juhaeri, et al., Dietary fiber intake and glycemic index and incidence of diabetes in African-American and white adults: the ARIC study. *Diabetes Care*, **25**, 1715-1721 (2002)
11) Fung TT, Hu FB, Pereira MA, et al., Whole-grain intake and the risk of type 2 diabetes in older women. *Am J Clin Nutr*, **76**, 535-540 (2002)
12) Parillo M, Riccardi G, Diet composition and the risk of type 2 diabetes: epidemiological and clinical evidence. *Br J Nutr*, **92**, 7-19 (2004)
13) Schulze MB, Liu S, Rimm EB, et al., Glycemic index, glycemic load, and dietary fiber intake and incidence of type 2 diabetes in younger and middle-aged women. *Am J Clin Nutr*, **80**, 348-356 (2004)
14) 森豊, 畑章一, 池田義雄, 食物繊維摂取の肥満の進展, 耐糖能・インスリン分泌能に及ぼす影響－OLETFラットを用いた検討－, 日本食物繊維誌, **2**, 115 (1998)
15) Jenkins DJ, Goff DV, Leeds AR, et al., Unabsorbable carbohydrates and diabetes; decreased post-prandial hyperglycemia. *Lancet*, **2**, 172-174 (1976)
16) 諸星美湖, 森豊, 太田照男ほか, 持続血糖モニターで評価した経管栄養療法施行中の2型糖尿病患者における高脂肪・低炭水化物濃厚流動食の効果, 糖尿病, 52(Suppl 1), S-264 (2009)
17) King DE, et al., Fiber and C-reactive protein in diabetes, hypertension, and obesity. *Diabetes Care*, **28**, 1487-1489 (2005)
18) Qi Lu, et al., Whole-grain, brain and cereal fiber intakes and markers of systemic inflammation in diabetic women. *Diabetes care*, **29**, 207-211 (2006)
19) Qi Lu, et al., Dietary glycemic index, glycemic load, cereal fiber, and plasma adiponectin concentration in diabetic men. *Diabetes Care*, **28**, 1022-1028 (2005)
20) Qi Lu, et al., Dietary fiber and glycemic load, obesity, and plasma adiponectin levels in women with type 2 diabetes. *Diabetes Care*, **29**, 1501-1505 (2006)

ルミナコイド（Luminacoid）はヒトの小腸内で消化・吸収されにくく，健康維持に役立つ食品成分。食物繊維，難消化性オリゴ糖，糖アルコールなどを含む。日本食物繊維学会が世界に発信した新用語。

ルミナコイドの保健機能と応用
―食物繊維を超えて―《普及版》 (B1134)

2009年7月31日 初　版 第1刷発行
2015年8月10日 普及版 第1刷発行

監　修　池田義雄　　　　　　　　　Printed in Japan
発行者　辻　賢司
発行所　株式会社シーエムシー出版
　　　　東京都千代田区神田錦町1-17-1
　　　　電話 03(3293)7066
　　　　大阪市中央区内平野町1-3-12
　　　　電話 06(4794)8234
　　　　http://www.cmcbooks.co.jp/

〔印刷　倉敷印刷株式会社〕　　　　© Y. Ikeda, 2015

落丁・乱丁本はお取替えいたします。

本書の内容の一部あるいは全部を無断で複写（コピー）することは，法律で認められた場合を除き，著作者および出版社の権利の侵害になります。

ISBN978-4-7813-1027-5 C3047 ¥4800E